Hansjörg Schneble
Heillos, heilig, heilbar
Die Geschichte der Epilepsie von den Anfängen bis heute

Hansjörg Schneble

Heillos, heilig, heilbar

Die Geschichte der Epilepsie von den Anfängen bis heute

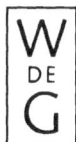

Walter de Gruyter · Berlin · New York

♾ Gedruckt auf säurefreiem Papier, das die
US-ANSI-Norm über Haltbarkeit erfüllt.

ISBN 3-11-017493-6

Bibliografische Information der Deutschen Bibliothek

Die Deutsche Bibliothek verzeichnet diese Publikation in der Deutschen
Nationalbibliografie; detaillierte bibliografische Daten sind im Internet
über <http://dnb.ddb.de> abrufbar.

Printed in Germany
Diskettenkonvertierung: META-Systems GmbH, Wustermark
Druck: Druckerei Gerike GmbH, Berlin
Buchbinderische Verarbeitung: Lüderitz & Bauer Buchgewerbe GmbH, Berlin
Einbandgestaltung: +malsy, kommunikation und gestaltung, Bremen

Dieses Buch ist gewidmet ...

... den Ärzten und Forschern,
die mir ihr Wissen zur Verfügung gestellt haben,

... den Patienten,
die immer meine besten Lehrmeister waren

... und meiner Frau,
die so viel mitgetragen hat.

Inhaltsverzeichnis

Vorbemerkung

> *„Der Blick zurück*
> *ist die erste Orientierung*
> *für den Weg nach vorne."*
> *H. S.*

Kaum eine andere Krankheit lässt sich in der Historie der Medizin und in der Menschheitsgeschichte so weit zurückverfolgen wie die Epilepsie. Man kann davon ausgehen, dass die Epilepsie die Menschheit seit ihrem Beginn begleitet – ja, die Epilepsie ist sicherlich noch weit älter, da auch niedere animalische Lebensformen an Epilepsie erkranken können. „Alles, was Gehirn hat, kann auch epileptisch reagieren".

Beim Blick zurück stoßen wir nicht nur in medizinischen Abhandlungen oder Lehrbüchern auf diese Krankheit; die Epilepsie, die tatsächlich viele Lebensbereiche des Menschen beeinflussen kann, begegnet uns beispielsweise auch in alten Gesetzestexten, Vorschriften und Regelungen, religiösen Schriften oder philosophischen bzw. philosophisch-theologischen Abhandlungen.

Welche Gründe sind für dieses frühe und verbreitete Vorkommen des Epilepsie-Themas in den schriftlichen Zeugnissen der Menschheitsgeschichte maßgebend? Zum einen ist es sicherlich die Häufigkeit dieser Krankheit. Auch heute, im 21. Jahrhundert, gehört die Epilepsie zu den häufigsten chronischen Erkrankungen überhaupt. Nach den Durchblutungsstörungen des Gehirns steht die Epilepsie an zweiter Stelle der Häufigkeit chronischer neurologischer Erkrankungen. Im Kindesalter, das eine besondere Affinität zum epileptischen Geschehen hat, ist die Epilepsie häufiger als so bekannte Krankheiten wie Diabetes mellitus (Zuckerkrankheit) oder Rheumatismus. Der „Fieberkrampf" des Kleinkindes, der seinem Wesen nach ebenfalls epileptischer Natur ist, ist in Mitteleuropa immer noch der häufigste Grund für eine akute stationäre Einweisung eines Kindes ins Krankenhaus [147].

Man geht davon aus, dass in den sog. Ländern der ersten und zweiten Welt, also in den sog. Kulturländern, 0,5–1 % aller Menschen an einer Epilepsie leiden. Nichts spricht dafür, dass die Epilepsie früher seltener war – im Gegenteil: Man muss davon ausgehen, dass es in früheren Jahrhunderten mehr epilepsiekranke Menschen gab als heute, da Krankheiten und andere gesundheitliche Störungen (z. B. Unfälle, Infektionen oder Geburtsschädigungen), in deren Gefolge es zur Ausbildung epileptischer Anfälle kommen kann, früher häufiger waren bzw. schlechter behandelt werden konnten als heute. (Dies ist übrigens auch der Grund dafür, dass heute noch in der sog. Dritten Welt Epilepsien besonders häufig sind − in Zentralafrika zeigt die Epilepsie z. B. eine Prävalenz [Häufigkeit] von etwa 300−400 auf 10 000 Einwohner, also von ca. 3−4 %.) Der Epilepsiekranke, der im Anfall stürzt und durch seine dramatische Symptomatik für Aufregung und Furcht sorgt, gehörte in früheren Jahrhunderten zum Straßenbild wie der Bettler oder Körperbehinderte.

Ein zweiter Grund für die vergleichsweise häufige Präsenz der Epilepsie in schriftlichen Zeugnissen liegt wohl in der Dramatik des epileptischen Geschehens (s. Abb. 1 im farbigen Bildabschnitt am Ende des Buches). Zu allen Zeiten galt der große Anfall, der Grand mal, als Prototyp epileptischer Anfälle; das sichere Wissen, dass es auch „kleine" epileptische Anfälle gibt, die evtl. so mild ausgeprägt sind, dass sie der unbefangene Beobachter gar nicht wahrnimmt, ist vergleichsweise jung (19./20. Jahrhundert). Somit waren in früheren Zeiten „Epilepsie" und „immer wieder auftretende Grand mal-Anfälle" gewissermaßen synonym. Mit anderen Worten: Der Epilepsiekranke war dadurch gekennzeichnet, dass er immer wieder mit einem Schrei zu Boden stürzte, ohne Besinnung war, steif wurde, rhythmisch zuckte, dabei oft einnässte und/oder einkotete und schaumigen Speichel aus dem Mund stieß, der häufig (nämlich dann, wenn der Kranke sich zu Beginn des Anfalls − während der Versteifungsphase − auf die Zunge oder in die Wange gebissen hatte) blutig war. Ein dramatisches Geschehen von etwa 2−5 Minuten Dauer, das beim Beobachter (zumal, wenn er solche Erscheinungen bisher kaum kannte oder noch nie aus der Nähe erlebt hatte) durchaus Angst und Schrecken hervorrufen kann.

Kein Wunder, dass ein solch eindrückliches Szenarium oft seinen Niederschlag in unterschiedlichen schriftlichen Zeugnissen fand − nicht nur in medizinischen Abhandlungen.

Geschichte macht sich in erster Linie an Menschen fest − sie geschieht mit Menschen, an Menschen, durch Menschen. Aus diesem Grund wird auch dieser geschichtliche Abriss der Epilepsie und Epileptologie überwiegend von einzelnen Menschen geprägt sein − von Ärzten und anderen Helfern, von Denkern und praktisch Handelnden, von Förderern und Verhinderern − und von Betroffenen.

1. Die ersten Zeugnisse

1.1. Epilepsie in Ägypten und in Babylonien

Den ältesten Hinweisen auf die Epilepsiekrankheit begegnen wir in alt-ägyptischen Hieroglyphen- und in babylonischen Keilschrifttexten.

1.1.1. Göttlich und gefährlich: Nesejet

Im alt-ägyptischen Papyrus Ebers, der auf den Beginn der 17. Dynastie (ca. 1650–1570 v. Chr., Beginn des Neuen Reiches) datiert werden kann (wobei zahlreiche Passagen bereits Kopien aus Schriften des Alten Reiches [ca. 2685–2180] darstellen), wird ein Krankheitsbild beschrieben, bei dem mit großer Wahrscheinlichkeit die Epilepsie zu diagnostizieren ist: Die Platzierung im Papyrus, die wenigen Symptome, die geschildert werden und vor allem die vorgeschlagenen Behandlungsmaßnahmen (die sich später in der gräko-romanischen Medizin als Epilepsie-„Therapeutika" wiederfinden) lassen kaum Zweifel an der Epilepsiediagnose [57].

„Nesejet" wird die Krankheit im Papyrus genannt, in der alt-ägyptischen Hieroglyphenschrift lautet die Zeichen-Setzung folgendermaßen:

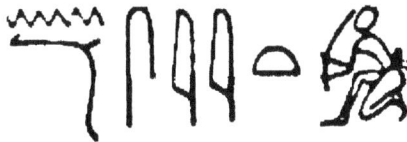

(Wort-Erklärung: Wellenlinie = n, Stoffballen = s, 2 Schilfblätter = j, halber Brotlaib = t; um eine verständliche Artikulierung dieser reinen Konsonantenschrift zu ermöglichen, wird heute beim Sprechen zwischen die einzelnen Buchstaben ein ‚e' eingeschoben: *nesejet*; Weiteres s. Text.)

Interessant in dieser Originalbezeichnung ist die Tatsache, dass das Wort (nesejet) durch die stumme Hieroglyphe „schlagender Mann" () determiniert ist, die Feind, Dämon, Tod bedeutet. Dieses nicht ausgesprochene Determinativum (Deutzeichen) weist darauf hin, dass die alten Ägypter die Epilepsie für eine gefährliche, ja lebensbedrohliche Krankheit hielten, möglicherweise auch für eine von Dämonen hervorgerufene Krankheit (die ggf. von den Göttern geschickt wurde – s. u.); solche krankheitsbringenden Geister versuchte man, mit Hilfe von Beschwörungen wieder zu vertreiben (wie z. B. im Papyrus London beschrieben ist [57]).

Vieles spricht dafür [193; 255], dass die einleitende, ebenfalls stumme Hiero-glyphe „Kobraschlange" (⌐̣) ein Sinnzeichen (Ideogramm) darstellt, das das folgende Wort (nesejet) als Ausspruch eines Gottes kennzeichnet. Dies würde also bedeuten, dass im alten Ägypten die „gefährliche" (s. o.) Epilepsie für eine „göttliche Krankheit", für ein von den Göttern gesandtes „heiliges Leiden" gehalten wurde (eine Anschauung, der wir auch in späteren Epochen begeg-nen werden).

Verschiedene Hinweise in den Papyri (Ebers, Hearst) weisen darauf hin, dass die ägyptischen Ärzte die nesejet-Krankheit gelegentlich in Verbindung mit „Augen- und Magensymptomen" sahen: Ein bestimmtes Heilmittel muss nese-jet „aus den Augen" oder „aus dem Magen vertreiben"; es ist denkbar, dass damit epileptisches Geschehen gemeint war, das mit optischen Erscheinungen (z. B. visuelle Halluzinationen) oder gastrischen Symptomen (z. B. gastrische Aura) einherging − eine Anfallssemiologie, die heute aus dem epileptologi-schen Alltag gut bekannt ist.

Die „Heilmittel", die − neben den schon erwähnten Beschwörungen − im alten Ägypten gegen die nesejet-Krankheit eingesetzt wurden, reichten von Li-chen (knötchenförmige Flechten) an den Knien und Hufen von Pferden (Papy-rus Berlin) und von Testikeln und Exkrementen eines Esels (Papyrus Ebers, Papyrus Hearst) bis zum Trinken von Ziegenblut (Papyrus Berlin) − „Behand-lungsformen", die wir in gleicher oder ähnlicher Weise später in der „Dreck-apotheke" der gräko-romanischen Medizin finden werden. Phytotherapeuti-sche Maßnahmen, also Behandlungsversuche mit Pflanzen und Pflanzenteilen, waren im alten Ägypten durchaus bekannt − ob es spezielle „anfallhemmende Phytotherapeutika" gab, ist allerdings nicht überliefert.

Viele Kranke suchten in der alt-ägyptischen Zeit Hilfe bei Priesterärzten in Tempeln und „Heilstätten" der Götter. (So ist folgendes Textbeispiel aus dem Mittleren Reich [ca. 2130−1785] überliefert [das sich allerdings nicht aus-schließlich auf die Epilepsie bezieht]: *„Ich war ein Priester der Sechmet [die löwenköpfige Gattin des Gottes Ptah], einflussreich und kundig in meinem Beruf. Ich habe dem Kranken die Hand aufgelegt und wusste, worum es sich handelte, wusste alles, was sich mit der Hand erkennen lässt [133].)*

Für die ptolomäische Zeit, also für die letzten drei vorchristlichen Jahrhun-derte der ägyptischen Geschichte, ist die „Inkubation", der nächtliche Heil-schlaf im Tempel, belegt. Möglicherweise kam die Heilmethode erst unter grie-chischem Einfluss ins „Nil-Land"; ob solche Maßnahmen auch in der Zeit davor in Ägypten durchgeführt wurden, ist nicht bekannt − ebenso wenig, ob und ggf. wie der sagenumwobene Halbgott Imhotep (der „ägyptische Äsku-lap") epilepsiekranke Menschen behandelte.

Ohne Zweifel gab es im antiken Ägypten „außer Zauberei und Religion" ein gut organisiertes Gesundheitswesen [133] mit einer standesgemäßen Hierarchie und mit Hof- und Volksärzten, die meist auf ganz bestimmte Organerkrankun-gen spezialisiert waren (vom Augenarzt über den Spezialisten für Unterleibser-krankungen bis zum „Hüter des Afters"). Auch wenn die ägyptischen Ärzte schon genaue Kenntnisse über die Anatomie des Gehirns besaßen (verschiedene Schädelknochen, Hirnhäute und Liquor waren bekannt), muss doch angenommen werden, dass den damaligen Ärzten der zerebrale Ausgangspunkt der Epilepsie unbekannt war.

1.1.2. „Garantieklausel": bennu (benu, bênu)

Eine der ältesten schriftlichen Hinweise auf die Epilepsie findet sich im Codex Hammurabi, jener Gesetzessammlung, die im 17. Jahrhundert v. Chr. im Zweistromland in Keilschrift gehauen wurde. (Der Dioritblock mit dem Gesetzestext wurde 1902 in Susa gefunden und steht jetzt im Pariser Louvre.)

Paragraph 278 der insgesamt 283 Paragraphen umfassenden Gesetzessammlung lautet folgendermaßen:

„Wenn jemand einen Sklaven [oder eine Sklavin] kauft und vor Ablauf eines Monats die benu-Krankheit ihn [sie] befällt, soll er ihn [sie] dem Verkäufer zurückgeben und der Käufer das Silber, das er gezahlt, zurückerhalten" [90; 94; 193; 220;].

Dass das Wort *bennu* in Verbindung mit dem „Bewegungsapparat" des Menschen zu sehen ist, steht für Kenner der akkadischen Sprache außer Zweifel — so kann man gelegentlich den Ausdruck „Gelenk-Krankheit" für „bennu" finden [186]; bedeutsam ist in diesem Zusammenhang jedoch, dass als Synonym für „bennu" das sumerische Wort *miqtu* (aus dem akkadischen *mqt*) gebraucht wird, das die Bedeutung von „Stürzen, Fallen" oder „Neigung zum Fallen" hat [220; 226].

Auch die Tatsache, dass für „bennu" mehrfach das Ideogramm „BAD" verwendet wird, das die Bedeutung von „hinfällig" hat, spricht dafür, dass das alt-babylonische Wort „bennu" mit Epilepsie gleichzusetzen ist.

Aus diesen Begriff-Vergleichen, aus dem Paragraphentext, dem Vergleich mit anderen (auch späteren) babylonischen sowie sumerischen und akkadischen Texten geht für den Medizinhistoriker Sudhoff eindeutig hervor, dass mit der bennu-Krankheit nur die Epilepsie gemeint sein kann [220]. Auch Temkin [226] unterstützt die Sudhoff'sche These und weist ergänzend darauf hin, dass das sumerische Wort *antašubbû* gleichbedeutend mit dem babylonischen „bennu" gebraucht wurde. In einem ebenfalls aus dem Zweistromland stammenden (akkadischen) Text wird ein Kranker beschrieben, der „den Kopf nach links wendet, dessen Hände und Füße verkrampft und dessen Augen weit geöffnet sind, aus dessen Mund Schaum fließt und dessen Bewusstsein verloren gegangen ist" [226]. Die Diagnose dieser Erkrankung, die ganz offensichtlich wesentliche Symptome eines epileptischen Anfallgeschehens aufweist, wird im Text mit dem erwähnten „antašubbû" angegeben.

1.1.3. Der Fund

In den 80iger Jahren des 20. Jahrhunderts wurde im Londoner Britischen Museum eine Texttafel „wiederentdeckt" und in ihrer Bedeutung neu erkannt, die

aus einer undatierten Ausgrabung in Babylon stammt. Dieser in neu-babyloni-
scher Sprache geschriebene Text hat unser Wissen über das Epilepsieverständ-
nis in babylonischer Zeit deutlich erweitert und uns zu ganz neuen Erkenntnissen bezüglich des „epileptologischen Wissens" der Babylonier geführt – in einer Epoche also, die 3.000 Jahre vor der unsrigen liegt! Diese Schriftquelle
stammt aus der Mitte des 1. vorchristlichen Jahrtausends; ihre Entdeckung ist
dem Assyrologen James Kinnier Wilson zu verdanken [119], dem Sohn des
berühmten Neurologen und Epileptologen Samuel A. Kinnier Wilson, der u. a.
als erster den nach ihm benannten „morbus Wilson" (eine erbliche Kupfer-
Stoffwechselerkrankung) beschrieben hat.

Bei dem Fund handelt es sich um die bis dahin verschollene Tafel (Nr. 25/26)
einer Serie von 40 Tafeln, die unter den Namen *Sakikku* („alle Krankheiten")
in ihrer Gesamtheit ein babylonisches medizinisches Lehrbuch darstellen. Jede
dieser 40 Tafeln ist dabei einem abgeschlossenen Kapitel in einem modernen
Lehrbuch vergleichbar; und diese jetzt wieder entdeckte Tafel beinhaltet exakt
das Kapitel über „antašubbû", also über die Epilepsie.

Die Schrifttafel aus dem Londoner Museum korrespondiert übrigens mit einer
1951/52 bei Ausgrabungen in Sultantepe (Südtürkei, in der Nähe von Urfa)
gefundenen Tafel. Der Text auf dieser (jetzt im Archäologiemuseum in Ankara
aufbewahrten) Tafel ist in neu-assyrischer Sprache geschrieben und wahrscheinlich ein oder zwei Jahrhunderte älter als der babylonische Text aus dem
Britischen Museum. Beide Texte sind wahrscheinlich Kopien einer gemeinsa-
men Quelle: Die erste Fassung von „Sakikku" wurde um 1050 v. Chr. geschrieben.
    Das „Epilepsiekapitel" aus diesem babylonischen Lehrbuch stellt somit
wohl die älteste bekannte zusammenhängende Abhandlung über das Krankheitsbild der Epilepsie dar. 60 „Bemerkungen" über die Epilepsie sind als Text
eingetragen, von denen 55 sehr gut zu entziffern sind. Sie beschreiben eine
breite Palette epileptischer Phänomene, die auch noch in den heutigen Klassifikationen – mit entsprechenden modernen Begriffen – wesentliche Momente
epileptischen Geschehens kennzeichnen: tonisch-klonische Anfälle, Absencen,
Jackson-Anfälle, komplex-partiale, Schlaf-, Wach- und sogar gelastische Anfälle (Lach-Anfälle).
    Auch Prodromi, Auren, post-paroxysmale Zustände, Provokationsfaktoren,
epileptische Staten, interiktale psychische Verstimmungen und prognostische
Aspekte werden beschrieben.
    Für den Autor dieses babylonischen Lehrbuchs besteht an der übernatürli-
chen Ursache der Epilepsie kein Zweifel: Dämonen und böse Geister führen
die Anfälle herbei, wobei es für verschiedene Anfallsformen verschiedene Geis-
terwesen als Krankheitsbringer gibt, die zum großen Teil namentlich bekannt
sind.

Einige Beispiele aus den 60 Eintragungen mögen die damals bekannte Anfallssemiologie und ihre vermuteten Verursacher dokumentieren:

„Wenn ein Epilepsie-Dämon ihn angefallen hat und er schreit, ‚da ist er wieder!'
so ist er von einem bennu-Dämon besessen, der ihn festhält. Er wird davon-
kommen."

„Wenn ihn ein Epilepsie-Dämon oftmals anfällt, ihn 2 oder 3 mal am Tag
überwältigt und die Krankheit chronisch wird, dann wird er in einem lang-dauern-
den Anfall sterben." (Kein Zweifel, dass mit dem ‚langdauernden Anfall' ein
‚status epilepticus' aus dem heutigen epileptologischen Vokabular gemeint ist!)

„Wenn er während des Anfalls für lange Zeit laut lacht und seine Arme und
Beine unaufhörlich gebeugt und gestreckt sind, so ist das die Hand (schrift) des
Epilepsie-Dämons „Lilû".

„Wenn er während seines Anfalls das Bewusstsein verliert und aus seinem
Mund Schaum kommt, so ist das miqtu."

„Wenn die gestürzte Person seitwärts blickt oder das Weiße ihrer Augen zur
Seite gewandert ist und Blut aus dem Mund fließt, dann ist das für weibliche
Patienten (der männliche [!] Epilepsiedämon) *Lilû und für männliche Patienten*
(der weibliche [!] Epilepsiedämon) *Lilîtu."*

Die obige Beispielauswahl zeigt deutlich, dass die klinische Beobachtung der Ärzte im Zweistromland als präzise, mitunter auch als akribisch bezeichnet werden kann, dass aber im Gegensatz zu dieser objektiven Betrachtungsweise bei den ätiologischen Überlegungen, bei der Deutung der Krankheitsursachen, der religiöse Faktor, die Beziehung zwischen Mensch und Göttern, die beherrschende Rolle spielt.

Für die Mesopotamier galt Krankheit als Strafe der Götter, als sichtbares Zeichen des göttlichen Zorns über menschliches Fehlverhalten. Moralische Befleckung zog eine körperliche Konsequenz (Krankheit oder Tod) nach sich [254]. Die Krankheit bennu oder miqtu, also die Epilepsie, konnte direkte Folge der Gottesstrafe sein; sie konnte aber auch „indirekt" dadurch entstehen, dass die Gottheit dem Menschen ihren Schutz entzog und dadurch epilepsiebringenden bösen Geistern (z. B. Lilû, Lilîtu, Labasu, bennu- oder miqtu-Dämon) Gelegenheit bot, den Schutzlosen im wahrsten Sinne des Wortes „anzufallen". (Die Namen der Epilepsiedämonen wurden übrigens häufig synonym zu der Krankheit selbst gebraucht [z. B. miqtu, bennu, Labasu [109; 193].)

Diese Vorstellung über die Verursachung der bennu-Krankheit hatte selbstverständlich auch Auswirkungen auf das therapeutische Vorgehen. Drei Behandlungsformen standen zur Verfügung: Gebete zu bestimmten Göttern, Opfer und Magie.

Schon in der babylonischen *Götterwelt* gab es „Spezialisten", die für bestimmte Krankheiten zuständig waren. So konnten Mondgötter oder -göttinnen (deren wichtigste Ischtar [alttestamentlich: Astarte] war) sowohl die Krankheit selbst (als Strafe) bringen, aber auch vor ihr schützen [78; 193; 216].

So bestürmten die babylonischen Epilepsiekranken mit ihren Gebeten wohl in erster Linie den Hauptgott Marduk, aber auch die Mondgöttin Ischtar.

Das *Opfer* war einerseits Sühnegabe an die beleidigte Gottheit, andererseits sollte der Opfergegenstand oder das Opfertier die Strafe anstelle des Frevlers übernehmen.

Die *Magie*, durch einen Exorzisten ausgeübt, sollte die Epilepsiedämonen vertreiben. Hierzu hatten die Magier im Verlauf der Zeiten ihre Austreibungsrituale, die sie mit wortgewaltigen Beschwörungsformeln begleiteten [254], immer weiter differenziert und „spezialisiert".

Als zusätzliche *medizinische* Behandlungsmaßnahmen wurden im Zweistromland Mineralien, tierische Produkte (Eingeweide, Exkremente) und Pflanzen (-Teile) eingesetzt. Ob die in der späteren gräko-romanischen Zeit als „Antiepileptica" verwendeten Pflanzen Nieswurz und Opium, die auch in Mesopotamien als Phytotherapeutika bekannt und in Gebrauch waren, tatsächlich gegen die bennu-Krankheit eingesetzt wurden, ist nicht belegt.

Die Therapien wurden überwiegend von Priesterärzten vorgenommen; offensichtlich gab es keine nicht-religiösen Ärzte, allenfalls Barbiere, die für chirurgische Eingriffe und Zahnextraktionen zuständig waren.

1.2. Alt-indische Medizin

Kenntnisse über die alt-indische Medizin vermitteln uns vor allem die Anspielungen in den Samhitas, den Sammlungen von religiösen Liedern und Sprüchen im Weda, dem ältesten Teil des Sanskrit. Sie werden ergänzt durch die ebenfalls im Weda zusammengefassten Brahamanen-Texte (Prosa, die die heilige Handlung beschreibt und erläutert) und die Upanischaden (Geheimlehren). Die Entstehungszeit des Weda reicht zumindest bis auf die zweite Hälfte des 2. Jahrtausends v. Chr. zurück [149].

Im 6. Jahrhundert v. Chr. entstand die medizinische Schrift Caraka-Samhita (auch Tscharaka-Samhita genannt); sie ist eines der Hauptwerke des Ayurweda („das Wissen über das lange Leben"), der sich gegen Ende der Wedischen Zeit als zusammenhängende Lehre herausgebildet hatte [149].

Innerhalb von 3000 Jahren (4500−1500 v. Chr.) wurde dieses medizinische System, das im Ayurweda niedergelegt ist und als das älteste der Welt gelten kann, entwickelt, immer weiter differenziert und erweitert [143].

1.2.1. apasmâra

In der Caraka-Samhita ist von der Krankheit *apasmâra* die Rede, mit der offensichtlich die Epilepsie gemeint ist [217; 243]. Der Wortteil *smâra* bedeutet dabei „Bewusstsein, Erinnerung", während die Vorsilbe *apa* den Verlust, die Negation des anschließenden Wortteils bedingt − apasmâra heißt also nichts anderes als Bewusstlosigkeit, Vergesslichkeit [114; 143]. Auch in anderen Teilen des Ayurweda ist die apasmâra-Krankheit erwähnt.

Die alt-indische Medizin unterscheidet vier apasmâra-Variationen oder -Abarten [193], je nachdem, welche der drei bekannten „doshas", d. h. Körperflüssigkeiten bzw. Körpersubstanzen, deren Gleichgewicht die Gesundheit des Menschen garantiert, gestört ist:

Für ein gesundes Nervensystem und für normale Bewegungsabläufe war die ‚vata'-Flüssigkeit besonders wichtig (vata = Wind). Vata rogas, Vata-Krankheiten, wurden die neurologischen und psychischen Erkrankungen in der altindischen Medizin genannt. Ein epilepsiekranker Mensch wurde im Sanskrit ganz allgemein als „vatagrasta" bezeichnet, „vom Wind erfasst". „Vata rogas" sind also, wörtlich übersetzt, „Windkrankheiten", zu denen neben der Epilepsie z. B. auch Schlaganfall oder Gicht gehörten [172] – eine Zusammenstellung sehr unterschiedlicher Krankheiten also, die deshalb bemerkenswert erscheint, weil viele Jahrhunderte später, im europäischen Mittelalter, eben diese Krankheitsbilder unter dem Begriff der „Spasmodischen Krankheiten" gleichfalls synoptisch zusammengefasst werden [193].

Die *Vataja- (oder Vatika-)*Variation der Epilepsie, die ihren Namen eben von dieser Körpersubstanz „Vata" (Wind, Luft) ableitet, war offensichtlich durch die Symptomatik des großen Anfalls gekennzeichnet: Ohnmacht, Zittern, Knirschen mit den Zähnen, Atemnot, Schäumen. Nach dem Anfall klagte der Patient in der Regel über Kopfschmerzen.

Die Körperflüssigkeit „Pita" (= Galle) war für alle physiko-chemischen („metabolischen") Vorgänge im menschlichen Körper verantwortlich, einschließlich Wärme- und Energie-Haushalt. War sie pathologisch verändert, so resultierte die *Pattaja- (oder Pattika-)Variation* (Abart) der apasmâra-Krankheit (Epilepsie). Sie war gekennzeichnet durch hochgradige Erregung des Kranken, durch Durst, „Körperhitze", schwaches Zittern der Gliedmaßen, Schweißausbruch und Ohnmacht, oft begleitet von Stöhnen, gelbem Ausfluss und Sturz.

Bei einer Störung der Körperflüssigkeit „Kapha" (= Schleim), die für die Festigkeit und Kraft des Körpers zuständig war, resultierte die Epilepsieform *Kaphaja-Abart*, bei der der Anfallsbeginn verzögert ablief und häufig durch (später so bezeichnete) Aura-Erscheinungen eingeleitet wurde (z. B. Kälte- und Schweregefühl, visuelle Störungen [z. B. in der Art, dass die gesamte Umgebung für den Kranken weiß erschien]). Im weiteren Anfallsverlauf kam es zum Erschauern, zu Übelkeit, weißlichem Schaumauswurf und Sturz mit ausgestreckten Gliedmaßen.

Schließlich war in der *Semipataja- (oder Sannipatika-)Variation* die gesamte Symptomatik der bereits beschriebenen drei Abarten vereinigt. Diese Epilepsieform, die vor allem bei älteren Menschen auftrat, galt als unbehandelbar und führte zur völligen Auszehrung [143; 193].

Unabhängig von diesen vier Spielarten der apasmâra-Krankheit wurden folgende Anfallssymptome in der alt-indischen Medizin beschrieben: Optische Halluzinationen, Zuckungen im Bereich der Zunge, der Augen und der Augenbrauen, impulsive (werfende) unwillkürliche Bewegungen der Hände und Füße, Konvulsionen, Version der Augenbulbi, extreme Hypersalivation und unterschiedliche Anfallsankündigungen (Aura-Erscheinungen), die *apasmâra poorva roopa* genannt wurden (Geräusche, Wahnvorstellungen, Dunkelwerden, Schwindel, traumartiger Zustand, Engegefühl in der Brust, Geifern, Körperschmerzen, Zittern). Auch Veränderungen im Verhalten der Kranken vor einem Anfall, die von der Umgebung des Patienten registriert werden können, wurden bereits beschrieben: Schwermut, „dummes Aussehen", Schlaflosigkeit − Erscheinungen, die man in der modernen Epileptologie als „Prodromi" klassifizieren würde.

Nach einem Anfall erwacht der Patient wie aus einem tiefen Schlaf [209].

Bezüglich der Krankheitsdynamik wurden intervallartige Verläufe der Anfälle beschrieben: Die Anfälle konnten 12 Tage, 2 Wochen, einen Monat oder auch andere Zeitintervalle auseinanderliegen.

Auch kindliche Epilepsieformen waren bekannt − ein besonderer Epilepsie-Dämon, „graha", war für Krampfanfälle im Kindesalter verantwortlich. Möglicherweise leitet sich die ebenfalls im Sanskrit gefundene Epilepsiebezeichnung *grahâmaya* von dem Namen dieses Dämons ab [172].

1.2.2. „Gott ist der beste Arzt": Ursache und Behandlung

Bezüglich der Ätiologie der Epilepsie wurden im alten Indien endogene und exogene Faktoren vermutet. Als exogene Faktoren galten hohes Fieber, ungestümer Geschlechtsverkehr, innere Blutungen, körperliche Überanstrengung durch Schwimmen, Rennen, Springen oder Hüpfen, Verzehr verdorbener Nahrung, unhygienische Maßnahmen oder extreme psychische Aufregung (Sorgen, Furcht, Zorn, Gier). Als endogene Faktoren wurde insbesondere eine Disharmonie der o. g. Körperflüssigkeiten (-substanzen) angenommen. Mitunter wurde die Epilepsie auch als eine Folge anderer Krankheiten vermutet [143]. Selbstverständlich spielten auch die Götter in Bezug auf die Krankheiten eine wichtige Rolle: Sie konnten Leid und Krankheit bringen, aber auch beseitigen − Anschauungen, die insbesondere in den alt-wedischen Schriften, also bereits vor dem Ayurweda, bekannt waren: „Er (der Gott) *hat sie herbeigeführt, er möge sie wieder von mir nehmen, denn er ist der beste Arzt"* [149].

Die medizinische Behandlung der therapierbaren Epilepsieformen sollte − so ist es in den Schriften vermerkt − durch die Ärzte behutsam erfolgen, mit entleerenden Maßnahmen und mit Beruhigung. Wenn als Ursache ein exogener Faktor in Verbindung mit einer Disharmonie der Körpersubstanzen (endogen) vermutet wurde, so verschrieb der Arzt im Allgemeinen Mittel, das den exogenen Faktor lindern sollte; zusätzlich sollte mit einem spezifischen Medikament die Störung im Gleichgewicht der Körpersäfte korrigiert werden. Prinzip der Therapie war es, nicht ein einzelnes Symptom sondern sowohl den physischen und mentalen als auch den seelischen Bereich des Menschen zu behandeln.

Wichtig war, im Anfall (als „Akuttherapie"!) zunächst die Bewusstlosigkeit mit drastischen Maßnahmen zu beseitigen – je nachdem, welche Epilepsieform vorlag: Bei der Vataja-Variation wurde ein Klistier eingesetzt, bei der Pittaja-Form ein Abführmittel und bei der Kaphaja-Abart ein Brechmittel. Die für die Behandlung schwierigste Epilepsieform war die Semipataja-Variation (die ja – s. o. – häufig zum Tode des Patienten führte).

Nach der Akutbehandlung, wenn der Patient wieder bei Bewusstsein war, wurden verschiedene Substanzen zur weiteren (Dauer-)Therapie eingesetzt. In den Schriften sind z. B. Schwefel, Butterfett und verschiedene Kräuter erwähnt (unter letzteren z. B. Holanthena antidysenterica und Ficus [Feige]). Für die Zubereitung der Pflanzen (-Teile) waren bestimmte Präskriptionen vorgegeben. Auch diätetische Maßnahmen, z. B. Nahrung oder Hygiene betreffend, wurden empfohlen. Entsprechend der Annahme, dass auch die Götter und Dämonen bei der Krankheitsentstehung „ihre Hand im Spiel hatten" (s. o.), wurden vor allem in der vor-ajurwedischen Zeit auch Gebete, Zaubersprüche und magische Praktiken als „antiepileptische Maßnahmen" angewandt.

Im Alltag wurde darauf geachtet, epilepsiekranke Menschen von potenziell gefährlichen Situationen fernzuhalten (Wasser, Feuer, Absturzgefahr).

Insgesamt wurde im alten Indien – zumindest in der Zeit des Ayurweda (also in den 6 bis 7 Jahrhunderten vor der christlichen Zeitrechnung) – die Epilepsie als eine langwierige, aber prinzipiell behandelbare Krankheit angesehen.

1.3. Alt-chinesische Medizin

Erst in jüngster Zeit ist die (alt-)chinesische Medizin Forschungsobjekt westlicher Medizingeschichte geworden. Vor allem das Interesse, das die von chinesischen Ärzten bereits in vorchristlichen Jahrhunderten entwickelte und bis in die moderne Zeit in großem Umfang angewandte Akupunktur in den letzten Jahrzehnten auch außerhalb Chinas gefunden hat, hat zur Beschäftigung mit chinesischer Medizin und Medizingeschichte geführt. *„Trotzdem ist"*, wie Ming Wong in seiner Abhandlung über die alt-chinesische Medizin schreibt [251], *„die Geschichte der chinesischen Medizin noch immer wenig bekannt. Die klassischen Werke sind selbst für die Sinologen schwer zu deuten und beinhalten eine Menge bisher ungelöster Fragen. Die schriftliche Überlieferung befindet sich bisweilen in Widerspruch zu den archäologischen Entdeckungen, die die Praktiken des chinesischen Altertums erhellen."*

1.3.1. Die Quellen

Was nun speziell das Thema „Epilepsie" („Dian Xian") anbelangt, so sind monographische Darstellungen in der traditionellen chinesischen Medizin nicht bekannt, nicht einmal in umfangreicheren Lehrbüchern gibt es spezielle Epilepsiekapitel [130]. Anmerkungen zur Epilepsie sind nur verstreut in unterschiedlichen Schriften zu finden.

Die ersten Epilepsiebeschreibungen sind in einer Schrift nachzulesen, die in der Zeit der sog. östlichen Tschou-Dynastie (770–221 v. Chr.) wohl von einer Gruppe von Ärzten verfasst worden war („Huang Di Nei Jing" *); sie wurden unter dem Titel „The Yellow Emperor's Classic of Internal Medicine" ins Englische übertragen [130; 232]. Dieses frühe chinesische Medizin-Werk ist als Dialog zwischen Qi Po und Huang Di (Yellow Emperor) abgefasst; in diesem fiktiven Gespräch wird eine Theorie über die Gesundheit und Krankheit des Menschen und die Rolle der Medizin im Allgemeinen erörtert. In beiden Bänden des Buches (Shu-Wen und Ling-Shu) wird jeweils die Epilepsie erwähnt: Im Shu-Wen-Band wird beschrieben, dass ein Kind deshalb eine Epilepsie entwickeln könne, weil die Mutter während der Schwangerschaft einen schweren emotionalen Schock erlitten hat. Im Ling-Shu-Band wird sehr detailliert und anschaulich ein epileptisches Geschehen beschrieben, das deutlich an einen tonisch-klonischen Grand mal erinnert.

Im ersten Band (Shu-Wen) wird außerdem die Dynamik einer Epilepsie thematisiert: *„Zu Beginn kommt es einmal jährlich zu einem Anfall; wenn keine Behandlung einsetzt, erscheinen die Anfälle monatlich; wenn auch dann nicht behandelt wird, 4–5 mal pro Monat. Wenn es soweit gekommen ist, nennt man die Krankheit „Dian"".* Neben dem Krankheitsbegriff *Dian* (Sturz-Anfälle, „Fallsucht") finden sich als weitere Bezeichnungen für epileptische Anfälle die Begriffe *Xian* (Konvulsionen), *Jian* und *Dian-Jian.*
  In einer medizinischen Schrift, die wahrscheinlich zur Zeit der Han-Dynastie um 200 v. Chr. entstanden ist und möglicherweise von dem damals berühmten Arzt Bian-Que stammt, heißt es: *„Wenn das epileptische Geschehen sich entwickelt, ist die Stimmung des Kranken unglücklich, er liegt auf dem Boden und blickt starr vor sich hin"* [173].
  In anderen alt-chinesischen Schriften werden als weitere epileptische Symptome tonisch-klonische Bewegungen, Schäumen, Zungenbiss, Lautgebung, Bewusstseinsverlust, Einnässen und Einkoten erwähnt. Als charakteristisch werden auch das wiederholte Auftreten der Anfälle, ihr plötzlicher Beginn und ihr spontanes Ende aufgeführt [130; 240].
  Ein Status epilepticus wird in der chinesischen Medizin erst viel später beschrieben, nämlich von Shen Jin Ao in seinem Buch „Shen Shi Zun Sheng Shu", das 1773 n. Chr. in der Tsing-Dynastie publiziert wurde. Dort heißt es: *„Während der epileptischen Anfälle gibt der Patient ungewöhnliche Geräusche von sich und schäumt aus dem Mund, gerade, wenn der Kranke wieder wach zu werden beginnt, kommt es erneut zum epileptischen Anfall, und dieser Kreislauf beginnt immer wieder aufs Neue und hört nie auf ..."* [210]

---

*) Die chinesischen Namen und Begriffe wurden nach dem „Hanyupinyin-Transkriptions-System" übertragen.

Dass auch Aura-Erscheinungen bekannt waren, geht aus einer Beschreibung Fang Xian's in seiner Schrift „Qi Xiao Liang Fang" aus dem Jahre 1470 (Ming-Dynastie) hervor: „*Der Kranke sieht plötzlich eine Geist-artige Person und nimmt einen scheußlichen Geruch wahr, fällt dann zu Boden, die Fäuste geballt, die Gliedmaßen werden kalt und er verliert das Bewußtsein*" [65]. Ohne Zweifel handelt es sich hier um einen fokal beginnenden (optische und olfaktorische Aura!), sekundär generalisierenden Anfall.

In den verschiedenen Schriften, die epileptisches Geschehen beschreiben, finden sich keine Hinweise auf Absencen oder andere non-konvulsive epileptische Anfälle. Wahrscheinlich wurden, wie in anderen frühen Epochen auch, solche Phänomene nicht als epileptisch erkannt.

1.3.2. Erste Klassifikationsversuche

Ein früher Epilepsie-Klassifikationsversuch findet sich in der Schrift „Zhu Bing Yuan Hou Lun" des Autors Cao Yuan Fang aus dem Jahr 610 n. Chr. (Sui-Dynastie). Zunächst nimmt er eine altersabhängige Einteilung vor und unterscheidet epileptische Anfälle, die vor, und solche, die nach dem 10. Lebensjahr beginnen; er nennt die ersteren *Jian,* die letzteren *Dian.* Anschließend schlägt er fünf Epilepsiearten vor, die er folgendermaßen nach der klinischen Symptomatik und/oder nach der vermuteten Ursache beschreibt [41]:

- *Yang Dian* (Yang-Epilepsie = Sonnen-Epilepsie): „*Während des Anfalls erscheint der Patient wie tot, ist inkontinent und kommt innerhalb kurzer Zeit wieder zu sich".*
- *Yin Dian* (Yin-Epilepsie = Erd-Epilepsie): „*Eine Epilepsie, die durch mehrere Bäder in der Neugeborenenzeit, bevor der Nabel ganz abgeheilt war, hervorgerufen wird".*
- *Feng Dian* (Feng-Epilepsie = Wind-Epilepsie): „*Während des Anfalls sind die Augen starr, die Gliedmaßen verharren in tonischer Kontraktion und ein „ziegen-artiger" Laut (Meckern?) wird ausgestoßen; in wenigen Augenblicken sistiert das Geschehen; hervorgerufen wird es, wenn man verschwitzt dem Wind ausgesetzt ist oder wenn man sich exzessiver Sexualität oder dem Alkohol hingibt …"*
- *Shi Dian* (Shi-Epilepsie = Nässe-Epilepsie): „*Frontale Kopfschmerzen, Schweregefühl des Körpers … verursacht durch Kopfwäsche ohne anschließendes Trocknen der Haare; demzufolge kann der Hirnschweiß (Feuchtigkeit) den Schädel nicht verlassen".*
- *Lao Dian* (Lao-Epilepsie = Anstrengungs-Epilepsie): „*Während des Anfalls drehen sich die Augen nach oben, der Mund ist zugepresst, Arme und Beine verharren in tonischer Kontraktion und der Körper fühlt sich heiß an."*

Eine andere interessante, ganz ungewöhnliche Klassifikation schlägt Sun Si Miao in seiner Schrift „Qian Jin Yao Fang" aus dem Jahre 652 n. Chr. (Tang-Dynastie) vor:

Er unterscheidet die einzelnen Epilepsieformen nach den Lauten der Patienten im Anfall und benennt die einzelnen Epilepsievariationen mit dem Namen des Tieres, dessen spezifische Lautgebung den Tönen am ähnlichsten ist, die der Epilepsiekranke im Anfall von sich gibt (Schrei, Ächzen, Stöhnen).

So unterscheidet Sun Si Miao sechs verschiedene Epilepsiearten: „Yang Dian" (Ziegen-Epilepsie [wort-gleich mit ‚Sonnen-Epilepsie' – s. o.]), „Ma Dian" (Pferde-Epilepsie), „Zhu Dian" (Schweine-Epilepsie), „Niu Dian" (Kuh-Epilepsie), „Qi Dian" (Hühnchen-Epilepsie) und „Gou Dian" (Hunde-Epilepsie) [224].

Der selbe Autor schlägt in seinem Buch eine alternative Klassifikation vor, die sich nach den Körperorganen richtet, die als Ausgangspunkt des epileptischen Geschehens angesehen werden. Auch hier unterscheidet Sun Si Miao sechs verschiedene Epilepsieformen: „Xin Xian" (Herz- Epilepsie), „Gan Xian" (Leber-Epilepsie), „Pi Xian" (Milz-Epilepsie), „Fei Xian" (Lungen-Epilepsie), „Shen Xian" (Nieren-Epilepsie) und schließlich „Chang Xian" (Darm-Epilepsie) [224].

Bei dieser Einteilung ist interessant, dass zum einen drei dieser Epilepsieformen der knapp 900 Jahre später vorgenommenen Einteilung von Paracelsus entsprechen (Herz-, Leber- und Darm-Epilepsie), und dass es andererseits eine Gehirn-Epilepsie nicht gibt, dass das Gehirn also nicht als Ursprungsort einer Epilepsie-Variation angesehen wurde (im Gegensatz zu der erwähnten Paracelsischen Klassifikation).

1.3.3. Fernöstliche Kombinationsbehandlung

In ätiologischer Hinsicht werden in den alt-chinesischen Schriften kongenitale Faktoren (wobei wahrscheinlich sowohl anlagebedingte als auch intrauterin erworbene Störungen gemeint sind), eine Störung im Gleichgewicht der Körperflüssigkeiten und der fünf Grundsubstanzen (Metall, Holz, Wasser, Feuer, Erde) sowie ein Ungleichgewicht zwischen der Yang- (Sonnen-) und Yin- (Erde-) Energie als Ursache der Epilepsie erwähnt [74; 130].

Das Prinzip der Therapie musste also logischerweise darin bestehen, die Disharmonien und Ungleichgewichte in den oben skizzierten Systemen zu beseitigen oder auszugleichen und die ursprüngliche Ordnung wieder herzustellen.

Eine solche Behandlung schloss auch Phytotherapie (z. B. Bilsenkraut [193]) und Akupunktur ein (evtl. auch als „Kombinationstherapie": Einbringen von Kräuterflüssigkeit in die Akupunkturstellen!).

Die vier Empfehlungen an den behandelnden Arzt, die sich in einer alt-chinesischen Schrift finden, könnte sich auch ein Epileptologe unserer Tage für seine Arbeit zu Herzen nehmen [253]:

- *Der Arzt soll die Epilepsiekranken so oft wie möglich sehen;*
- *durch einen (zuverlässigen) Beobachter soll sich der Arzt eine Anfallsbeschreibung geben lassen;*

- *die Ärzte sollen an eine Umstellung der Therapie denken, wenn Anfälle immer wieder rezidivieren;*
- *die Ärzte sollen nach den Faktoren und Umständen fahnden, unter denen die Anfälle rezidiviert sind.*

1.4. Die alt-iranische Medizin

1.4.1. Die Geschichte des Awesta

Die Gesamtheit religiöser Vorstellungen, Praktiken, Regelungen und Vorschriften, die den Alltag und das menschliche Miteinander bestimmten, die Erkenntnisse über naturhafte Vorgänge und nicht zuletzt das medizinische Wissen und Handeln der alt-iranischen Kultur war im Awesta niedergelegt.

Nach persischer Überlieferung soll der Gott Ahura Mazda im 7. vorchristlichen Jahrhundert das Awesta dem Reformator der alt-iranischen Religion, Zarathustra, übergeben haben. Etwa um 330 v. Chr. fiel dieses kostbare Sammelwerk den Brandschatzungen Alexander des Großen zum Opfer − nur die Abhandlung über die Astronomie und die Medizin blieben verschont und konnten ins Griechische übersetzt werden [253].

In den folgenden Epochen, insbesondere in der Zeit der Sassaniden-Könige in den ersten nachchristlichen Jahrhunderten, wurden die Reste des Awesta zusammengestellt, rekonstruiert und mit Schriften aus anderen Kulturen ergänzt. Auch dieses Sassanidische Awesta ging bis auf knapp ein Viertel des Umfangs verloren, das dann wieder durch andere, weniger altertümliche Texte ergänzt wurde.

In diesem neuen Awesta ist das Buch „Widewdat" („Wendidad") enthalten, der „Kodex gegen die Dämonen", der wesentliche medizinische Aussagen beinhaltet.

In diesem Text findet sich der älteste iranische Hinweis auf die Epilepsie: Ein Gott macht Zarathustra darauf aufmerksam, dass epilepsiekranke Personen keine Opfer zu Ehren des Gottes darbringen dürfen [71; 231]. Andere Hinweise, die auf epileptisches Geschehen hindeuten könnten, finden sich in dieser Schrift jedoch nicht. Erst in späteren Jahrhunderten, als die Perser zunehmend mit der ägyptischen, hebräischen und griechischen Kultur in Berührung kamen und deren Krankheitstheorien kennen lernten, taucht das Krankheitsbild der Epilepsie wieder in iranischen Texten auf, meist in Anlehnung an hippokratisches Gedankengut.

1.4.2. iblisia

Auch wenn sich im neuen Awesta keine diesbezüglichen konkreten Hinweise finden, ist davon auszugehen, dass nach alt-persischer Anschauung die Epilepsie − wie die anderen 4 332 (!) Krankheiten, die im Awesta aufgelistet sind −

durch den bösen Geist Angra Mainju oder durch ihm unterstellte „bestimmte
Wesenheiten" hervorgerufen wurde. So leitet sich einer der gebräuchlichsten
persischen Epilepsie-Bezeichnungen *iblisia* vom Namen eines bösen Geistes ab,
der einen Menschen mit Epilepsie behaften konnte. (Andere Epilepsienamen,
die teilweise nicht persische Wurzeln aus benachbarten Kulturen hatten, waren
z. B. *„ṣar‘*, *abyâmsâ* oder *alafilsyâ*.)

Auch die „therapeutischen Maßnahmen" dürften denen bei anderen Krankheiten entsprochen haben: Phytotherapie (Urwara) sowie Gebete und Beschwörungsformeln („geheiligte Formeln", Mantra spenta). Unter den Heilpflanzen war die weitaus wichtigste der „weiße Haoma", ein mythisches Gewächs „von goldener Farbe und biegsamen Stengeln, das im Gebirge wächst".
Teile dieser Pflanze waren in der Lage, die krankheitsbringenden Dämonen zu
vertreiben. Als weitere Heilpflanzen werden u. a. Alraunwurzel, Aloe, Hahnen-
fuß und Granatapfelbaum angeführt.

Als zusätzliche wichtige Heilmethode wird das „Ausbrennen" erwähnt; ob
allerdings eine „Schädelkauterisation", wie sie in anderen Religionen und Epochen als „Epilepsietherapie" bei Anfallkranken eingesetzt wurde, ist nicht überliefert.

Nach der islamischen Eroberung im 7. Jahrhundert gerieten die Perser und
die persische Kultur ganz unter arabischen Einfluss; das galt auch für den
Bereich der Medizin. Bis zum 10. Jahrhundert waren es vor allem arabisch-
persische Ärzte, die die „westliche" gräko-romanische Medizin erhalten, ergänzt und später an das christliche Mittelalter zurückgegeben haben. Um die
erste Jahrtausendwende waren es vor allem vier arabisch-persische Ärzte, die
die gräko-romanische mit der arabischen Medizin zu verbinden und durch eigene Erfahrungen und Erkenntnisse zu bereichern wussten, nicht zuletzt auch
auf dem Gebiet der Epilepsie: Haly Abbas, Abulqasim, Rhazes und insbesondere Avicenna. Wir werden diesen vier Autoren später, bei der Besprechung
der Epilepsie am Beginn des Mittelalters, wieder begegnen (s. u.).

1.5. Altes Testament (AT) und Talmud

1.5.1. Der fallende Prophet

Im AT, im 4. Buch des Pentateuch (Numeri), bezeichnet Bileam, ein angesehener Mann aus Petor und mit prophetischen Gaben ausgestattet, sich selbst als
„fallend" [25; 198]. Das entsprechende hebräische Wort lautet *nôphêl*, Partizip
präsens des Verbums *naphal*, das auf Personen angewandt wurde, die im epileptischen Anfall „hinfallen" [68; 178].

In der Einheitsübersetzung der Bibel lautet die entsprechende Stelle im Buch
Numeri: „... der daliegt mit entschleierten Augen".

Aus Sicht der neueren Bibelforschungen stammt diese Textstelle aus dem 6.
vorchristlichen Jahrhundert [68]. Interessanterweise begegnet man dem Begriff

„nôphêl" nochmals an einer Stelle des AT's, die ebenfalls eine Assoziation zur Epilepsie weckt: Im ersten Buch Samuel (XIX. Kapitel) wird der erste israelitische König Saul als „nôphêl" bezeichnet. Luther's Übersetzung dieser Stelle lautet: *„Und der Geist Gottes kam auch über ihn und er ging umher in Verzückung ... da zog ... er seine Kleider aus und war in Verzückung ... und fiel hin und lag nackt den ganzen Tag und die ganze Nacht"*[26].

Auch Saul wird übrigens – wie Bileam – mit einer prophetischen Gabe in Verbindung gebracht, allerdings mit zweifelndem Unterton: Im Anschluss an die eben zitierte Stelle fragt der biblische Autor: *„Ist Saul auch unter den Propheten?"*.

Eine Verbindung „Epilepsie-Prophetie" wurde nicht nur in alt-testamentlicher Zeit diskutiert – diese mögliche Synthese ist bis in die neuzeitliche schöngeistige Literatur zu verfolgen (z. B. bei Dostojewskij, Gertrud von Le Fort oder Isabel Allende [198]). In diesem Zusammenhang ist interessant, dass im alten Rom der Begriff „divinatio" (Weissagung) und noch im neuzeitlichen französischen Sprachraum die Bezeichnung „mal des prophètes" (Propheten-Übel) jeweils für „Epilepsie" standen [193].

Deutet man den oben beschriebenen Zustand Saul's im epileptologischen Sinn, so müsste man von einem mehrere Stunden dauernden „epileptischen Zustand" sprechen, einem status epilepticus.

1.5.2. Der erste Simulant

Eine weitere Stelle im 1. Buch Samuels lässt nochmals den Gedanken an Epilepsie aufkommen. Im XXI. Kapitel wird in den Versen 11–15 beschrieben, wie David vor seinem zeitweiligen Widersacher Saul zu den Feinden Israels, den Philistern, floh. Um dort aber nicht in Gefangenschaft zu geraten, stellte sich David (Zitat:) *" ... vor ihnen irrsinnig und gebärdete sich unter ihren Händen wie ein Rasender. Er trommelte gegen die Torflügel und ließ seinen Speichel in seinen Bart fließen"* [198].

Wenn es sich hier um ein Anfallsgeschehen gehandelt hat, dann war dies sicher kein zerebral-organischer epileptischer sondern ein pseudo-epileptischer, ein simulierter Anfall. Simulation bedingt ein Vorbild – waren dies vielleicht die epileptischen Anfälle Sauls, die der junge David durch sein Harfenspiel vertreiben sollte? [26]. Hier bewegen wir uns aber schon sehr deutlich auf dem Boden der Spekulationen.

Fest steht, dass es im AT (übrigens auch im Neuen Testament – s. später) keinen „Fachausdruck" für Epilepsie gab. *Choli nôphêl* – fallende Krankheit – war zwar bei den alten Hebräern auch eine Bezeichnung für „Epilepsie", aber der Begriff war kein spezifischer Terminus technicus für dieses Leiden, sondern wurde auch für andere Krankheiten mit Positionsverlust oder – im übertragenen Sinne – mit „Befallen-Sein" verwendet [68; 198].

1.5.3. Epilepsie als Strafe und Makel

Im Talmud, dem Hauptwerk des Judentums und in seinen wesentlichen Teilen zwischen dem 2. Jahrhundert vor und dem 7. Jahrhundert n. Chr. in hebräischer und aramäischer Sprache abgefasst, ist die Epilepsie häufiger als im AT erwähnt, schwerpunktmäßig im Hinblick auf ihre Verursachung und Auswirkung auf den sozialen Bereich des Betroffenen.

In talmudischen Texten wird der Epilepsiekranke *nikpheh*, der sich Krümmende, genannt [178]; möglicherweise ist der Name nicht nur symptomatologisch (Versteifung, gekrümmte Körperhaltung) sondern auch so zu deuten, dass der Anfallkranke von einem Dämon „gekrümmt und bezwungen" wird.

Als Ursache der Krankheit wird auffallend häufig ein fehlerhaftes, sündiges Verhalten vor allem im sexuell-sittlichen Bereich angesehen − z.B.: Liegt ein Säugling im selben Raum, in dem seine Eltern Geschlechtsverkehr haben, so wird er epileptisch werden; oder: Durch den „coitus recumbente marito" (Position, bei der der Mann auf dem Rücken liegt) besteht ein erhöhtes Risiko, dass das gezeugte Kind epilepsiekrank werden wird.

Eine nikpheh-Krankheit hatte z. T. recht drastische soziale Auswirkungen: Im Talmud ist z. B. die Vorschrift niedergelegt, dass kein Mann eine Frau „aus fallsüchtiger oder lepröser Familie heiraten durfte" [178]; ein Epilepsiekranker konnte keine höhere berufliche Position erlangen, als Priester war er − auch wenn er nur einen einzigen Anfall erlitten hatte − untauglich; die nach der Heirat offenbar werdende Epilepsie der Frau war für den Mann ein rechtsgültiger Grund, die Ehe aufzulösen; eine Zeugenaussage eines Fallsüchtigen war unzulässig [178], erst bei eingetretener Anfallsfreiheit („und gesundem Geist") ist seine Aussage als Zeuge (wieder) zu verwerten.

2. Griechische Medizin

2.1. Einleitung: Vor-hippokratische Strömungen

Der Medizinhistoriker Erwin Ackerknecht hat Recht, wenn er feststellt [2]: *„Die alte griechische Medizin steht der modernen Medizin unvergleichlich näher als irgendeine andere historische Form der Medizin."*

Die vorhippokratische Zeit, die wir im alten Ägypten und in den alten östlichen Kulturen kennengelernt haben, war in erster Linie eine Priestermedizin: Ursache, Symptomatik und Handlung standen unter einem übernatürlichen, mitunter mystischen Einfluss.

Mit dem Heraufdämmern der klassischen griechischen Epoche kam es gerade im medizinischen Denken zu einer „Kopernikanischen Wende": Zunehmend wurde Krankheit nicht mehr als Ausdruck einer übernatürlichen Erscheinung, als Zeichen oder Strafe einer Gottheit angesehen; Krankheit wurde zunehmend Objekt rationaler und wissenschaftlicher Überlegung.

Diese „naturalistische" Betrachtungsweise der Medizin hat natürlich keine zeitlich exakt zu terminierende Geburtsstunde; der Übergang von der „religiösen Medizin", die von Magie, Mythos und priesterlich-religiöser Therapeutik bestimmt war, vollzog sich etwa im 7. und 6. vorchristlichen Jahrhundert. Der Mensch versuchte, sich vom magischen Denken frei zu machen und die Welt auf ein natürliches, rational fassbares Fundament zu stellen.

Im Geiste dieser naturphilosophischen Strömungen entwickelte sich in Knidos, einer griechischen Siedlung in Kleinasien, im 7. vorchristlichen Jahrhundert eine medizinische Schule — die Knidische Schule —, die sich offenbar vor allem mit dem Problem der Diagnostik bei unterschiedlichen Erkrankungen beschäftigte. Während des 6. Jahrhunderts entstand auf der Insel Kos eine weitere medizinische Schule, deren vornehmliches Interesse der Therapie und Prognose von Krankheiten galt. Aus dieser Schule von Kos ging als bekanntester Arzt der gesamten griechischen Geschichte „der Vater der Medizin" hervor, der noch heute „Schönheit, Wert und Würde der Medizin aller Zeiten" verkörpert [2] — Hippokrates, der um 460 v. Chr. auf Kos geboren wurde und wahrscheinlich 377 in Larissa starb.

2.2. Hippokrates

Mit Hippokrates, der im Arzt „einen Naturbeobachter, einen Philosophen, also einen Freund der Weisheit" sah, betrat der zu seiner Zeit anerkannteste Repräsentant jener neuen naturalistischen bzw. naturphilosophisch orientierten Medizin die geschichtliche Bühne der Heilkunst. Zum heilenden Arzt gesellte sich der forschende Mediziner, der nach objektiven Tatbeständen und nachvollziehen Kausalitätsketten suchte.

Schon vor Hippokrates hatten Männer wie Thales von Milet, Heraklit von Ephesos oder Pythagoras von Samos die „Zeit der griechischen Aufklärung" vorbereitet; trotzdem geriet der Arzt von Kos mit seinen Überlegungen und den für seine Zeit revolutionären Ideen in Konfrontation mit der Gesellschaft und vor allem mit den durch die Religion bestimmten Anschauungen. Zwar war der weltliche Arzt im 5. vorchristlichen Jahrhundert vor allem bei den höheren Bevölkerungsschichten bereits ein angesehener und sehr geschätzter Bürger, der den Ehrennamen „Iatros" – der Heilende – erhalten hatte; seine Dienste waren mehr gefragt als die der Priesterärzte, die im Tempelbereich die medizinisch-religiösen Riten pflegten. Aber gerade bei den Armen und Unheilbaren hatte die religiöse Medizin immer noch den größeren Stellenwert.

Diese Konfrontation zwischen herkömmlicher, vorwiegend religiös-mystisch bestimmter Heilkunst einerseits und der modernen rational ausgerichteten Medizin andererseits wurde vor allem bei der Diskussion über eine Krankheit sichtbar, die durch ihr dramatisches klinisches Bild, die Unkenntnis ihrer Verursachung und nicht zuletzt durch die Erfolglosigkeit bei den therapeutischen Bemühungen der Charakter des Unheimlichen, Schicksalhaften, Gottgesandten anhaftete – eben bei der Diskussion über die Epilepsie.

2.2.1. Lebenslauf-Vermutungen

Nahezu alle Daten und Berichte, die dem Lebenslauf Hippokrates' ein biografisches Gerüst geben sollen, müssen mit einem Fragezeichen versehen werden – sicher ist nur, dass er im 5. Jahrhundert v. Chr. auf der Mittelmeerinsel Kos geboren wurde, dass er ein angesehener Arzt, ein berühmter ärztlicher Lehrer und Mitglied einer Asklepiade war, einer „Ärzte-Gilde", die ihren Stammbaum auf Asklepius zurückführte. „*Wir wissen*" – so der Medizinhistoriker H. E. Sigerist – „*also mehr von Hippokrates als von Homer, aber wenig genug*" [212].

Es gibt Mutmaßungen, die besagen, dass Hippokrates nach einer grundlegenden medizinischen Ausbildung in seiner Heimat noch vor seinem 20. Lebensjahr nach Ägypten gereist sei, sich dort während mehrerer Jahre medizinisch weitergebildet habe, um dann nach Kos zurückzukehren. Nachdem er sich dort um den weiteren Ausbau der Medizinischen Schule gekümmert habe und als ärztlicher Lehrer tätig gewesen sei, habe er ein unstetes Wanderleben begonnen, das durch weite Reisen – immer wieder unterbrochen durch längere Tätigkeit am selben Ort (so z. B. in Athen) – gekennzeichnet gewesen sei. Überall sei er als Arzt überaus erfolgreich gewesen, und man habe ihm allenthalben große Verehrung entgegengebracht. Um 377 v. Chr. soll Hippokrates in der Nähe von Larissa (Thessalien) gestorben sein.

2.2.2. Corpus hippocraticum

„In einer Nacht voller Dunkelheit können wir den wirklichen, den historischen Hippokrates kaum ausmachen. Sein Lehrgebäude jedoch weist uns wie ein Sternbild den Weg" [15].

Was hat es mit diesem Lehrgebäude auf sich? Es wurde von der Nachwelt aus den etwa 70 Schriften errichtet, die man unter dem Namen „Corpus hippocraticum" zusammengefasst hat, und als deren Verfasser man über viele Jahrhunderte Hippokrates vermutet hat. Dass nicht alle, ja wahrscheinlich sogar die wenigsten dieser Schriften von Hippokrates selbst stammen, ist heute wissenschaftlich zweifelsfrei erwiesen [242; 250]. Das Gemeinsame aller „hippokratischen Schriften" ist (neben ihrer einheitlichen Sprache, dem ionischen Dialekt) tatsächlich ihre Entstehungszeit, die zwischen 540 und 350 v. Chr., also in der Zeit anzusetzen ist, in der Hippokrates als Arzt tätig war und seine Zeitgenossen durch sein großes medizinisches Wissen in Erstaunen und Bewunderung versetzte.

Es liegen keinerlei Anhaltspunkte dafür vor, ob und ggf. welche hippokratischen Schriften ihren Namen mit vollem Recht tragen, d. h. den „historischen" Hippokrates als Verfasser beanspruchen dürfen.

Selbstverständlich lässt sich dies auch nicht für das Werk, dem jetzt im folgenden unser besonderes Interesse gilt, sagen, nämlich für die Schrift „Über die Heilige Krankheit" („peri hiëräs nousou"); man muss eher Zweifel hegen, dass sie vom „Ahnvater der Ärzte" selbst stammt. Aber sicherlich ist es berechtigt und sinnvoll, als Verfasser einen „Hippokratiker" anzunehmen, einen Arzt und Wissenschaftler also, der als kompetenter Repräsentant medizinischer Theorien und ärztlichen Wissens in der Zeit der griechischen Hochblüte, im 5. vorchristlichen Jahrhundert, gelten darf, also ein Repräsentant der Epoche, die der antiken Medizin ihren Durchbruch zur wissenschaftlichen Heilkunde brachte.

2.2.3. Das erste Epilepsielehrbuch: „Über die Heilige Krankheit"

Nach der überwiegenden Meinung der Medizinhistoriker ist die Entstehungszeit „unserer Schrift" zwischen 430 und 410 v. Chr. anzusetzen [15]. Dieses Werk, das als Krankheitsbild ausschließlich die „Heilige Krankheit", die Epilepsie, zum Thema hat, also nach heutigem Sprachgebrauch als erste „epileptologische Monographie" überhaupt zu bezeichnen wäre — dieses Werk ist in 18 Kapitel unterteilt. (Bei dieser Zählung richten wir uns nach der um die Mitte des 19. Jahrhunderts von dem französischen Mediziner, Medizinhistoriker, Philosophen und Sprachwissenschaftler Maximilien Paul Emile Littré [1802−1881] publizierten Übersetzung und Bearbeitung des Corpus hippocraticum; sie gilt nach wie vor als eine der besten und anerkanntesten Ausgaben des hippokratischen Sammelwerkes.)

2.2.3.1. „Aufklärer" Hippokrates

Der weitaus größte Teil der Epilepsieschrift ist der medizinischen Problematik gewidmet, wobei schwerpunktmäßig Fragen nach der Ursache und – etwas weniger ausführlich – die Symptomatik der Krankheit besprochen werden; das medizinische Kernstück mit der detaillierten Beschreibung des Anfallsgeschehens und mit eingehenden pathogenetischen Betrachtungen ist dabei im VII. Kapitel, also etwa in der Mitte der Schrift, angesiedelt.

Die ersten eineinhalb Kapitel sowie Teile des XIII. und XVIII. Kapitels setzen sich, z. T. in scharfer Polemik, mit den unrationalen, magischen, mystischen und abergläubischen Anschauungen, die damals über die Epilepsie weit verbreitet waren, auseinander:

„Mit der sogenannten Heiligen Krankheit", heißt es zu Beginn des I. Kapitels [89], *verhält es sich folgendermaßen: „Um nichts halte ich sie für göttlicher als die anderen Krankheiten oder für heiliger, sondern sie hat eine natürliche Ursache wie die übrigen Krankheiten, aus der sie entsteht. Die Menschen sind zu der Ansicht, dass sie göttlich sei, infolge ihrer Ratlosigkeit und Verwunderung gelangt; denn in nichts gleiche sie den anderen Krankheiten ... Ich meine nun: Diejenigen, die als erste diese Krankheit für heilig erklärt haben, waren Leute von dem Schlag, wie es auch jetzt Zauberer, Entsühner, Bettelpriester und Aufschneider gibt, die alle beanspruchen, besonders gottesfürchtig zu sein und mehr als andere zu wissen. Diese Menschen wählten die Gottheit als Deckmantel für ihre Hilflosigkeit; denn sie hatten nichts, mit dessen Anwendung sie helfen konnten; und damit ihre Unwissenheit nicht entdeckt würde, brachten sie auf, daß diese Krankheit heilig sei, und indem sie passende Gründe dafür hinzufügten, stellten sie die Behandlung ganz auf ihre eigene Sicherheit ab. So behandelten sie mit Entsühnungen und Besprechungen und verboten Bäder und viele Speisen, deren Genuss kranken Menschen unbekömmlich ist ..."*

Mit diesem Pamphlet beginnt die Schrift. Nach einer Aufzählung von Speisen, die den Anfallkranken gewöhnlich von den „Entsühnern und Bettelpriestern" verboten werden, fährt der Autor im Kapitel I, 20, weiter fort: *„Dies alles verordnen sie wegen des göttlichen Charakters, als ob sie ein besonderes Wissen hätten, zugleich geben sie weitere Gründe an, damit, wenn der Kranke vielleicht gesund wird, sie den Ruhm der Geschicklichkeit ernten, wenn er aber stirbt, sie sich in Sicherheit verteidigen und einen Grund dafür anführen können, daß nicht sie, sondern die Götter die Schuld haben ..."*

Auch das II. Kapitel beginnt mit dem selben Tenor: *„Diese Krankheit aber scheint mir in nichts göttlicher zu sein als die übrigen, sondern mir scheint, daß, ebenso wie die übrigen Krankheiten eine natürliche Ursache haben ..., auch diese einen natürlichen Grund hat ..."*

Auch wenn sich Hippokrates, den wir im folgenden trotz der erwähnten Zweifel (s. o.) mit dem Autor der Schrift gleichsetzen wollen, hier emphatisch gegen die Einwirkung der Götter beim Entstehen der Epilepsie wendet, so zeigt er doch keinesweges eine atheistische Weltanschauung [250]. Nach seinem Verständnis ist alles, was unter dem Einfluss des Natürlichen entsteht, abläuft und endet, letztlich göttlichen Ursprungs; und so sind auch Entstehung, Verlauf und Ende einer jeden Krankheit (nicht nur der Epilepsie!) tatsächlich göttlich, eben weil sie nach den Regeln und Gesetzen der natürlichen Gegebenheiten (die ihre Existenz dem „theion", dem Göttlichen, verdanken) ablaufen. So kann Hippokrates durchaus als „gläubiger Aufklärer" seiner Zeit gesehen werden, der seine Beobachtungen und die aus ihnen abzuleitenden Konsequenzen auf eine natürliche, rational erklärbare Basis stellt. Im Vergleich zur mehr als 2000 Jahre später einsetzenden europäischen Aufklärung lässt die hippokratische mehr Raum für den überirdischen Einfluss auf menschliches Geschick — doch ist die Ent-Persönlichung der Götterwelt und die mit ihr verbundene Ent-Mythologisierung von Krankheit und Leid im hippokratischen Denken (das bereits durch die vor-sokratischen Denker vorbereitet war) von ihrer Bedeutung her sichtlich nicht weniger revolutionär als die europäische Geistesströmung im 17./18. Jahrhundert [192].

2.2.3.2. Begrifflichkeiten

Zum Zeitpunkt der Entstehung der hippokratischen Monographie gab es offensichtlich noch keine für die Epilepsie spezifische Krankheitsbezeichnung. Auch der Verfasser unserer Schrift benützt keinen bestimmten Krankheitsnamen, das Krankheitsbild wird statt dessen zur genauen Kennzeichnung detailliert und zweifelsfrei beschrieben. Die volkstümlichen Bezeichnungen *heilige* oder *große Krankheit* waren schon in vor-hippokratischen Jahrhunderten bekannt und nicht auf die Epilepsie beschränkt.

Mit *epilepsis* oder *lepsis* wurden bereits vor Hippokrates viele „von Zeit zu Zeit auftretende Anfälle" (auch wenn sie nicht „epileptisch" nach heutigem Sprachgebrauch waren) bezeichnet [192]; in dieser Verwendung taucht der Ausdruck auch in anderen hippokratischen Schriften auf. Die Verbindung des Begriffs „epilepsis" (Substanz des Verbs *epilambanein* [packen, anfallen]) mit dem Krankheitsgeschehen, das wir heute *Epilepsie* nennen, wird in der Schrift „Über die Heilige Krankheit" besonders eng geknüpft; und so verwundert es nicht, dass diese Bezeichnung — nicht zuletzt aufgrund der raschen Verbreitung, die diese Schrift nach ihrem Erscheinen offenbar gefunden hat — bald eine terminologische Verengung erfuhr und sich zum bis heute häufigst gebrauchten „Terminus technicus" für diese Krankheit entwickelte.

2.2.3.3. Säfte und Winde: Ätiopathogenetische Überlegungen

Entsprechend seiner rationalen Denkweise versucht Hippokrates, die Ursache der Epilepsie empirisch aufzuspüren. Aus der Synopsis präziser Einzelbeobachtungen formt sich das Mosaikbild seiner Vorstellung über diese Krankheit. Am zerebralen Ursprungsort der Epilepsie besteht für ihn kein Zweifel: „*In Wirklichkeit aber ist das Gehirn schuld an diesem Leiden ...*", heißt es am Beginn

des 3. Kapitels, und noch mehrfach wird im Verlauf der weiteren Ausführungen
dieser lokalisatorische Hinweis wiederholt.

Nach Hippokrates' Meinung (die u. a. auch die Platons war) beruht die Epilepsie auf einer Störung der „physis" des Gehirns, d. h. auf einer Störung dessen, was das Gehirn als „Sitz des Denkens" charakterisiert und definiert – das
Wesen („physis") der Epilepsie ist eine Sonderform der physis des Gehirns
[160]. Diese epochale Erkenntnis über den Ursprungsort epileptischen Geschehens veranlasste 1960 W. G. Lennox zu dem Ausspruch: „*Diese nachdrückliche
Betonung einer physiologischen Grundlage epileptischer Anfälle (bei Hippokrates) erscheint mir wie ein Turm einer Hängebrücke, deren Zwillingsturm mehr
als zwei Jahrtausende jenseits aufragt: Das 5. Jahrhundert v. Chr. und unser 20.
Jahrhundert sprechen eigentlich die gleiche Sprache: ‚Epilepsie ist hervorgerufen
durch organische Veränderungen des Gehirns'*" [zitiert nach 107].

Eine große Bedeutung hinsichtlich der Ätiologie der „Heiligen Krankheit"
misst Hippokrates der Vererbung zu: „*Ihren Anfang hat sie wie die anderen in
der Vererbung. Denn wenn von einem Phlegma-Typ ein Phlegma-Typ und von
einem Galle-Typ ein Galle Typ abstammt, und von einem Schwindsüchtigen ein
Schwindsüchtiger und von einem Milzkranken ein Milzkranker, was hindert da,
dass eines der Kinder, dessen Vater oder Mutter von dieser Krankheit befallen
war, ebenfalls davon befallen wird? Kommt doch der Samen von allen Teilen des
Körpers, und zwar von den gesunden Teilen Gesunder und von den kranken
Kranker!*"

Bezüglich der Ätiologie war dem Verfasser neben dem genetischen Moment
beispielsweise auch das Schädel-Hirn-Trauma als epilepsieauslösender Faktor
bekannt. In der ebenfalls zu den hippokratischen Schriften zählenden Abhandlung „Über die Kopfverletzungen" wird gar erwähnt, dass rechtsseitige Schä-
delverletzungen zu linksseitigen Konvulsionen (und umgekehrt) führen
können.

Besonders im V. und VIII. Kapitel unserer Schrift geht der Autor auf die
Pathogenese epileptischen Geschehens ein. Nach der hippokratischen humoral-
pathologischen Anschauung kommt es dann zu epileptischen Anfällen, wenn
kaltes Phlegma aus dem Gehirn in das warme Blut der Adern hineinströmt
und den Blutfluss hindert: „*Wenn das (überschüssige) Phlegma ... in die Adern
herabfließt, verliert der Kranke die Sprache und wird gewürgt*" – der epileptische
Anfall beginnt!

Neben einem Zuviel an Phlegma kann auch die Galle epileptische Anfälle
auslösen. Nach der Lehre Hippokrates' können vor allem Schlaf-Anfälle durch
den Zustrom warmer Galle zum Gehirn hervorgerufen werden: „*Nachts aber
ruft und schreit der Kranke, wenn plötzlich das Gehirn erwärmt wird.*"

Hinsichtlich der Auslösung der Anfälle kommt dem Wechsel der Winde eine
besondere Bedeutung zu: „*Er wird dann meistens von dem Leiden befallen, und
zwar besonders bei Südwind, und die Befreiung von den Anfällen ist schwierig;
denn das Gehirn ist dann feuchter als normal und wird vom Phlegma überflutet,
so dass die Herabflüsse (in die Adern) häufiger auftreten ...*"

2.2.3.4. Eine bunte Anfallspalette

„(Der Kranke) verliert die Sprache und wird gewürgt. Schaum fließt aus seinem Mund, er beißt die Zähne aufeinander, die Hände krampfen sich zusammen, die Augen verdrehen sich, und die Kranken sind nicht bei Besinnung. Bei manchen geht auch Kot ab. Diese Erscheinungen treten bald auf der linken Seite auf, bald auf der rechten, bisweilen auf beiden zugleich ... die Hände aber werden kraftlos und verkrampfen sich ... die Augen verdrehen sich ... und zucken ... er schlägt mit den Füßen ..."

Aus diesen Beschreibungen, die sich alle im Kernstück der Schrift, im VII. Kapitel, finden, ist zweifelsfrei zu entnehmen, dass dem Verfasser neben dem heute so genannten Grand mal-Anfall auch Halbseitenanfälle als Ausdruck epileptischen Geschehens bekannt waren.

Auch Aura-Erlebnisse (der Begriff der „Aura" erscheint als epileptisches Phänomen allerdings erst in der antiken römischen Medizin – s. später) sind dem Hippokratiker bekannt; im XII. Kapitel der Schrift heißt es: *„Alle, die schon an die Krankheit gewöhnt sind, merken im voraus, wenn sie einen Anfall bekommen, und fliehen aus der Gesellschaft von Menschen; ist das Haus in der Nähe, nach Hause, sonst an einen verlassenen Ort, wo ihn nur ganz wenige fallen sehen können, und er verhüllt sich sogleich. Das tut er aus Scham wegen des Leidens, und nicht aus Furcht vor dem Göttlichen, wie die Leute glauben. Die kleinen Kinder dagegen fallen zuerst da, wo es sich gerade trifft, weil sie die Krankheit nicht kennen; wenn sie aber erst mehrere Anfälle gehabt haben, dann flüchten sie, sobald sie einen neuen vorausmerken, zu ihrer Mutter oder zu sonst jemand, den sie gut kennen, und zwar aus Angst und Furcht vor dem Anfall. Denn die Scham kennen sie noch nicht."*

2.2.3.5. „Die Natur heilt": Behandlung

Selbstverständlich hängt das therapeutische Vorgehen – dies gilt für die Antike ebenso, wie es für die Jetztzeit gilt – ganz entscheidend von den Vorstellungen ab, die man bezüglich der Verursachung einer Krankheit hegt. Hippokrates, überzeugt von der natürlichen Ursache der „Heiligen Krankheit", war bemüht, auch die Behandlung auf eine natürliche Basis zu stellen. „Die Natur heilt" – und Aufgabe des hippokratischen Arztes war es, die natürlichen Heilkräfte zu unterstützen.

Das Hauptgewicht einer solchen natürlichen Behandlung lag auf der Diätetik, also einer geordneten, vernünftigen Lebensweise. *„Ich will diätetische Maßnahmen zum Vorteil des Kranken anwenden, nach meinem Können und Urteil"*, lautet die therapeutische Devise im hippokratischen Eid. Zwar liegt die Entstehungszeit des Eides mit großer Wahrscheinlichkeit einige Jahrzehnte später als die unserer Schrift [59], aber der medizinische Gehalt der Eidesformes orientiert sich ohne Zweifel an den Grundzügen der hippokratischen Medizin, wie sie bereits im 5. vorchristlichen Jahrhundert praktiziert wurde.

Wenn also der Hippokratiker für seine Patienten ein Therapieschema entwarf, so mussten dabei insbesondere der Schlaf/Wach-Rhythmus, Nahrungsmenge und -zusammensetzung, die körperlichen Ausscheidungen, die Sexualität, die geistige Betätigung und die körperliche Ertüchtigung Berücksichtigung finden. Demzufolge stützte sich die diätetische Therapie auf drei Säulen: Ernährungsvorschriften, Regulierung der Ausscheidungen (Abführen, Erbrechen, Schwitzen) und Heilgymnastik. (Letztere erfolgte vorwiegend in den sog. Gymnasien, in denen man sich allerdings neben den sportlichen Übungen auch dem Studium der Philosophie, Literatur und anderer Wissenschaften hingab.)

Der hippokratische Grundsatz, besser den Kranken zu behandeln als die Krankheit, mutet durchaus modern an! Festgelegte Behandlungsschemata („Standards") gab es bei den Hippokratikern nicht − der einzelne Arzt vertraute in erster Linie seiner eigenen Erfahrung und Intuition und versuchte, seine therapeutischen Empfehlungen individuell zu handhaben [177].

Neben der Diätetik spielten in der hippokratischen Epilepsiebehandlung Heilkräuter als Therapeutika eine untergeordnete Rolle. An einheimischen Pflanzen waren in der vorchristlichen gräko-romanischen Medizin vor allen Nieswurz, Koriander und Baldrian in Gebrauch [192]. Keines dieser „Phytotherapeutika" findet allerdings in unserer hippokratischen Schrift Erwähnung.

2.3. Eponymische Anmerkung

Es wurde bereits darauf hingewiesen, dass es in der medizinischen Fachsprache bis zum Erscheinen der hippokratischen Epilepsieschrift keinen Begriff gegeben hatte, der spezifisch und ausschließlich für diese Krankheit eingesetzt wurde. Allerdings gab es zahlreiche griechische Bezeichnungen, die von den (Priester-) Ärzten zwar nicht sanktioniert, aber im Alltag gebräuchlich waren. Es ist durchaus denkbar, dass sie der Volksmund geschaffen hat. Folgende Begriffe fanden − neben hiëra nosos (nousos) − besonders häufig Verwendung [193]:

- *megalä nosos* (große Krankheit): Der Begriff sollte auf die große Bedeutung, auf die Schwere der Krankheit hinweisen;
- *herakleia nosos* (Herakles-Krankheit): Immer wieder wurde in griechischer, aber auch in nach-griechischer Zeit die Ansicht vertreten, der Halbgott Herakles habe an einer Epilepsie gelitten. Den Vertretern dieser Meinung dient als Beweis das Euripides-Drama „Der Wahnsinn des Herakles", in der eine dramatische Szene geschildert wird, in der Herakles, seiner Sinne nicht mächtig, durch sein Haus rast und Kinder und Ehefrau tötet, ehe er wieder zu sich kommt.
  Einer epileptologischen Analyse kann die Theorie, dass diese Wahnsinnstat als Variation eines epileptischen Geschehens aufgefasst werden könnte, nicht standhalten. Es bietet sich eher die These an, dass diese Krankheit deshalb mit Herakles in Verbindung gebracht wurde, weil die Gewalt eines großen Anfalls sehr gut mit der Stärke und übermenschlichen Kraft des

Halbgottes verglichen werden kann. Der Krankheitsbegriff wurde übrigens bis in den französischen Sprachraum tradiert: *mal d'Hercule*;
- *nosos paidikon* (Kinderkrankheit): Schon im antiken Griechenland war aufgefallen, dass die Epilepsie eine besondere Affinität zum Kindesalter hat;
- *nosos ais-chra* (die hässliche Krankheit): Hier mag wohl die dramatische, Furcht und Schrecken, gelegentlich auch Abscheu auslösende Symptomatik des ausgestalteten großen Anfalls für diese Namensgebung verantwortlich sein.

2.4. Die griechische Medizin nach Hippokrates

2.4.1. Einleitung: Die griechische Medizin breitet sich aus

Griechische Medizin wurde in der Antike nicht nur in Griechenland betrieben. Als Folge der Ausweitung der militärischen und politischen Macht Griechenlands (besonders unter Alexander dem Großen) fanden griechische Philosophie, Wissenschaft und Kunst vom Mutterland ausgehend intensive Verbreitung in den benachbarten Ländern (s. z. B. alt-iranische Medizin).

Ein Zentrum der Wissenschaft und Kunst wurde Alexandria, die von Alexander dem Großen im westlichen Unterägypten gegründete Hafenstadt [250]. Schon ein halbes Jahrhundert nach ihrer Gründung begann sie Athen als Zentrum helenistischen Geistes abzulösen. Die griechische Medizin in Alexandria ist vor allem mit den Namen Herophilos und Erasistratos (s. später) verbunden.

Gegenläufig zu dem Untergang der griechischen Vormachtstellung im Mittelmeerraum (etwa um die Wende vom 3. zum 2. vorchristlichen Jahrhundert) stieg der Stern Roms auf. Zwar konnte Alexandria trotz dieser Kräfteverschiebung seine Stellung als Zentrum der Kultur innerhalb der (abendländischen) antiken Welt noch aufrechterhalten — trotzdem wurde das letzte Kapitel griechischer Medizin in Rom geschrieben.

2.4.2. Athen

Nach dem Tod Hippokrates' etablierte sich in Athen eine Geistesrichtung, die auch die Medizin nachhaltig beeinflusste — die Dogmatik. Ihre Anhänger, die Hippokrates nicht mehr als Autorität anerkannten und die ihr Handeln eher von theoretisch-spekulativen Überlegungen als von exakter Beobachtung abhängig machten, stützten sich vor allem auf die Naturphilosophie Platons (428–347 v. Chr.), der (als Nicht-Arzt) seine medizinischen Schlussfolgerungen — ganz im Gegensatz zu Hippokrates — in Distanz zum Patienten und nicht am Krankenbett zu ziehen pflegte.

Ein Anhänger dieser Platonischen Dogmatik war z. B. Diokles von Karystos, dessen Anmerkungen zur Epilepsie durch den Arzt und Schriftsteller Caelius Aurelianus überliefert sind. In diesen Aufzeichnungen heißt es, dass Diokles die Ursache der Epilepsie auf übermäßigen Genuss von Wein und Fleisch zurückführe, dass er für ihre Entstehung aber auch eine körperliche Anlage für bedeutsam erachte. Therapeutisch habe Diokles Aderlässe, Entfernung des übermäßigen Phlegmas (durch diuretische und Erbrechen auslösende Mittel) sowie pflanzliche und tierische Heilmittel empfohlen (Absinth, Tausendgülden-kraut, Eselsmilch, Räude von Pferden und Maultieren). Kommentierend be-merkt der Überlieferer Caelius dazu, dass es tadelnswert sei, wenn man Kranke mit so widerwärtigen Mitteln behandele [192].

Auch Praxagoras von Kos (ebenfalls Dogmatiker) hat − nach Caelius − offensichtlich zu ähnlichen „verabscheuungswürdigen" Therapeutika gegriffen: Drastische Abführmittel, Setzen von Brandstellen am Kopf, außerdem Genita-lien des Meerkalbes oder des Flusspferdes und Schildkrötenblut.

Auch Aristoteles (384−322 v. Chr.), Schüler Platons und einer der größten Philosophen, Naturwissenschaftlicher und Mediziner der Antike, stand zu-nächst der dogmatischen Denkweise nahe. Er sah enge Zusammenhänge zwi-schen der Epilepsie, dem Lebensalter, der Nahrungsaufnahme und dem Schlaf. In seiner Schrift „Vom Schlafen und Wachen" nahm er dazu Stellung [9; 243]:
„... *deshalb entsteht auch der Schlaf am häufigsten infolge der Nahrung; denn eine Menge Feuchtigkeit, welche sich dann sammelt, ... steigt nach oben. Wenn es nun stille steht, so bewirkt es ein Gefühl der Schwere und macht, daß man einschläft ... ferner ist es so im frühesten Alter, in dem ja die kleinen Kinder viel schlafen, weil alle Nahrung nach oben dringt ... aus diesem Grund entstehen auch epileptische Zustände; denn der Schlaf läßt sich mit der Epilepsie vergleichen, ja, er ist in gewissem Sinne eine Art Epilepsie. Deshalb haben auch viele die ersten epileptischen Anfälle im Schlaf und überhaupt nur im Schlaf, während sie im wachen Zustand davon verschont bleiben; wenn nämlich der Dunst* (Pneuma − erg. durch den Verf.) *in großer Menge sich nach oben bewegt und dann wieder herunterkommt, so füllt er die Adern übermäßig an und drückt den Kanal zusam-men, durch welches das Atmen vor sich geht.*"

Auch der bereits zitierte Dogmatiker Praxagoras von Kos sah − wie sein Zeit-genosse Aristoteles − das wesentlichste pathogenetische Moment für die Epi-lepsie in einer Verstopfung der Adern; Praxagoras unterschied jedoch bereits sorgfältig zwischen Venen und Arterien und war der Meinung, dass letztere normalerweise mit Luft, während des epileptischen Geschehens jedoch mit Schleim gefüllt seien [150].

2.4.3. Alexandria

In der ägyptischen Alexander-Stadt, die im 3. vorchristlichen Jahrhundert Athens Platz als Brennpunkt der Kultur innerhalb der antiken Welt einnahm, waren Theorie und Praxis der Medizin vor allem mit dem Wirken zweier Ärzten verknüpft: Herophilos von Chalkedon und Erasistratos von Keos. Beide grün-deten bedeutende medizinische Schulen (Herophileer bzw. Erasistroteer [250]).

Während von Herophilos, der ein hervorragender Kenner der menschlichen Anatomie war (nicht zuletzt auch der Strukturen des Gehirns, dessen vierten Ventrikel er entdeckte), keine Äußerungen bezüglich der Epilepsie überliefert sind, finden sich in den 61 Büchern des Erasistratos einige Hinweise auf die „Heilige Krankheit"; so empfahl er beispielsweise zur Therapie des Leidens Chameleonhirn, Hasenherz, Seehundlab, Schildkrötenblut und vor allem Castoreum – das Bibergeil, eine harzige Absonderung aus Vorhautdrüsen des Bibers (castor fiber), das in der europäischen Volksmedizin bis ins vergangenen Jahrhundert als Beruhigungsmittel und „Antiepileptikum" Verwendung fand [190; 243].

Neben den beiden Schulen von Herophilos und Erasistratos entwickelte sich in Alexandria eine dritte medizinische Gruppe – die der Empiriker. Unter weitgehendem Verzicht auf Theorie stützte sich diese vorwiegend auf die Beobachtung und das Prinzip der Analogie. Die geringe Bedeutung, die die Empiriker der Theorie zumaßen, lässt sich an einer ihrer wichtigsten Devisen ablesen: *„Es kommt nicht auf das an, was die Krankheit verursacht, sondern auf das, was sie vertreibt"* [177]. Einer der bedeutendsten Vertreter der empirischen Schule, Serapion von Alexandria, der Ende des 3./ Anfang des 2. Jahrhundert v. Chr. lebte, benützte zur Epilepsietherapie wie Erasistratos Chameleonhirn, Hasenherz und Schildkrötenblut, erweiterte aber die antiepileptische Heilmittelpalette durch Wildschweinhoden; außerdem empfahl er den Anfallskranken, sich den Hals mit Weinessig und den Körper mit Rosenöl einzupinseln [150].

2.4.4. Rom

Als das Land am Nil nach der Schlacht bei Aktium (30 v. Chr.) römische Provinz geworden war, hatte Alexandria seine Rolle als Zentrum hellinistischer Kultur endgültig ausgespielt. Im Zuge dieser Umverteilung von Macht und Einfluss waren schon seit dem 3. Jahrhundert zahlreiche griechische Ärzte nach Rom gezogen.(Allerdings hat Alexandria seine Stellung als medizinische Ausbildungsstätte – „Alexandrinische Schule" – noch bis ins frühe Mittelalter halten können.)

2.4.4.1. Asklepiades

Dass in Rom die griechische Medizin, die ihr zunächst von den Römern versagte Anerkennung schließlich doch finden konnte, wird vor allem dem Einfluss des griechischen Arztes Asklepiades (124 v. Chr. in Prusa, Kleinasien, geboren) zugesprochen. Seine therapeutische Devise „tuto, cito, iucunde" („sicher, schnell, angenehm") war bei den pragmatischen, aber empfindlichen Römern sehr beliebt. Bei seinen häufig und gern verordneten Diäten spielt der Wein durchaus eine Rolle – dies hat sicherlich zur Steigerung seiner Beliebtheit bei den trinkfreudigen Römern beigetragen.

Auch bei manchen Epilepsiekranken dürften seine Behandlungsvorschläge gerne aufgegriffen worden sein – empfahl er doch gegen die „Heilige Krank-

heit" als erfolgversprechendes „Therapeutikum" reichlichen Koitus [243]! Als
weitere „Antiepileptica", die Asklepiades eingesetzt haben soll, erwähnt Caelius
Aurelianus rückblickend und gleichzeitig tadelnd Tierräude, Hirn und Galle
des Kamels, Magenlab des Seekalbes, Krokodilkot sowie Testikel des Ebers,
Widders und Haushahns [49]. Schließlich soll sich nach Asklepiades' Ansicht
auch der Verzicht von Fleisch in der Nahrung und artifizielles Fieber günstig
auf den Epilepsieverlauf auswirken [177].

Durch seine Vorgehensweise bereitete Asklepiades den Weg für eine neue
medizinische „Sekte" vor, die der Methodiker, die von einem seiner Schüler,
Themison von Laodikea, um 50 v. Chr. gegründet wurde. Die Methodiker re-
duzierten die Theorien hinsichtlich Krankheitsentstehung und Therapie auf wenige, leicht fassliche Methoden. Die simple Form der Einteilung der Krankheiten in lediglich zwei Gruppen, der Verzicht auf die Erforschung der Krankheitsursachen und das Prinzip der Therapie, stets die dem kranken Körperzu-
stand entgegengesetzten Mittel anzuwenden („contraria contrariis"), kamen
der römischen Neigung zum Formalismus entgegen und begünstigten die Ausbreitung dieser methodischen Denkweise [2; 177].

2.4.4.2. Soranos von Ephesos

Der bedeutendste Vertreter der methodischen Schule, zugleich auch ihr Vollen-
der, war Soranos von Ephesos [177] – er war der „methodicorum princeps",
wie ihn Caelius Aurelianus, der lateinische Übersetzer seiner (größtenteils verloren gegangenen) griechischen Schriften nannte.

Soranos, der gegen Ende des 1. Jahrhundert n. Chr. in Ephesos (Kleinasien)
geboren wurde, war ein Mann von universellen medizinischen Kenntnissen –
ob im Bereich der inneren Medizin, Chirurgie, Hygiene, Pathologie, Physiologie oder (ganz besonders!) Gynäkologie. Es ist durchaus berechtigt anzunehmen, dass sich in der Person Soranos' das medizinische Wissen seiner Zeit
konzentriert hat. Auch mit neurologischen Fragestellungen hat sich der Arzt
aus Ephesos ausführlich befasst.

Seine neurologischen Schriften sind in seinem wichtigsten Werk, der „Lehre
von den akuten und chronischen Krankheiten", enthalten, das von Caelius
Aurelianus ins Lateinische übertragen wurde (der griechische Urtext ist verloren gegangen).

Im 4. Kapitel des 1. Buches („Morborum chronicorum Liber I") aus diesem
Hauptwerk des Soranos beschäftigt sich der Autor ausführlich mit der Epilepsie. (Die nachfolgenden Textbeispiele stützen sich vorwiegend auf die Abhandlungen von W. Creutz über die „Neurologie des 1. bis 7. Jahrhunderts
n. Chr." [49].)

Ätiologische Überlegungen zur Epilepsie
Auf die Ätiologie der Epilepsie geht Soranos – hier ganz den Anschauungen
der Methodiker über die „Belanglosigkeit" der Ursachenforschung folgend

(s. o.) – nur äußerst knapp ein. Nach einleitenden Bemerkungen über die zahlreichen Namen, die der „Heiligen Krankheit" schon gegeben wurden, streift
Soranos nur kurz die Ursachen des Leidens – vor allem kämen hier Trunksucht, Verdauungsstörungen und Kontusionen in Betracht, aber auch – dies
habe bereits Asklepiades erkannt – „eine stumpfe und eine trennende Verlet-
zung der das Gehirn deckenden Häute". Nach Soranischer Auffassung können
aber auch psychische Momente, so z. B. „unmäßige Furcht", epileptisches Geschehen bewirken.

Symptomatik
Ausführlich beschäftt sich Soranos anschließend mit dem klinischen Bild der
Epilepsie, wobei er drei Formen epileptischer Manifestation unterscheidet:
„Von diesem Leiden sind zwei Arten erwiesen, eine, die dem tiefsten Schlaf ähn-
lich ist, eine andere, die den Körper mit heftigen Stößen erfaßt ... Mischen sich
beide Formen, so scheint eine dritte Art zu entstehen, denn viele Kranke, die
zunächst von Stößen und Kontraktionen des Körpers geschüttelt werden, fallen
nachher in tiefe Bewußtlosigkeit. Aber" – fügt Soranos kategorisch an – *„die*
generelle Differenzierung erweist sich für die Behandlung als unnötig."
　Neben den beiden Kardinalsymptomen „Bewusstlosigkeit" („dem tiefsten
Schlaf ähnlich") und „Stößen" beschreibt der scharfe Beobachter Soranos eine
Vielzahl von fakultativen Begleiterscheinungen epileptischer Anfälle: Vegeta-
tive Symptome (wie Speichelfluss, Schlaflosigkeit oder keine Erfrischung brin-
genden Schlaf, Schwindel, Erbrechen, Pollutionen, Stuhlverhaltung), motorische Auffälligkeiten (wie Muskelzuckungen, Starre der Augen, starre Zunge)
sowie sensible, sensorische oder psychische Phänomene (wie Ohrenrauschen,
Hörstörungen, *„das Gefühl eines Vorhangs vor den Augen ... oder von dünnen*
Wölkchen oder fliegenden Mücken oder von Feuerfunken, ... furchtsamer Sinn
und Angst, Jähzorn ohne Ursache, Vergeßlichkeit für neue Ereignisse und zu
trüber Stimmung geneigter Sinn"). Die anschauliche Schilderung konvulsiver
Anfälle zeigt, dass Soranos offensichtlich selbst viele Epileptiker im Anfall erlebt hat: *„Andere zeigen Stoßen und Hin- und Herwerfen der Glieder, Zuckungen,*
Verzerrungen des Gesichtes, Verdrehungen der Augen, die lange dauern und die
Kranken schielend machen; dagegen bleibt in nur leichtem Anfall die Blickrich-
tung normal ... Die Augenlider zeigen starre Stellung, die Zähne knirschen, die
Zunge fällt vor und erleidet oft Bisse. Es folgt ein Stoßen der Brust nach oben,
unfreiwilliger Abgang von Stuhl und Urin, tauartiger Schweiß bei starr bleiben-
dem Körper".
　Auch andere für die Beurteilung epileptischen Geschehens wichtigte Phänomene sind Soranos bekannt – so erwähnt er beispielsweise die Amnesie („Erinnerungslücke"), die der Anfallkranke für den Anfall selbst hat, sowie postparo-
xysmale Unruhe- und Verwirrtheitszustände. Auch Erscheinungen, die wir
heute unter dem Begriff „Prodromi" und „Aura" subsumieren und deren
Symptomatologie bereits Hippokrates kannte (s. o.), werden von Soranos be-

schrieben – und wie der hippokratische Arzt erkennt Soranos die Vorteile, die ein Vorauswissen des Anfallsgeschehens mit sich bringt: *„Unruhige Nächte zeigen zuweilen an, dass ein neuer Anfall folgen wird. Einige werden ohne alle Vorzeichen von einem Anfall erfaßt, so dass sie umso mehr geschreckt werden. Andere aber fühlen, was ihnen bevorsteht und, durch die gewohnten Zeichen gewarnt, halten sie sich zum Schutze zu Hause. Fühlen sie aber das Nahen des Anfalls, so wählen sie einen Ort, wo sie sicher und ohne dem Schimpf ausgesetzt zu sein, fallen können. Andere dagegen sind so unvorbereitet, dass sie sich durch Stürzen an öffentlichen Orten bloß stellen."*

An anderer Stelle des selben Kapitels finden sich Hinweise auf die Qualität der Aura-Erscheinungen: *„Sie glauben, … eine schnell sich drehende Töpferscheibe zu erblicken oder ein rinnendes Wasser …, sie meinen, Geräusche und Stimmen zu hören … glauben, in heißem Bad zu liegen oder entweder sehr gute oder sehr üble Gerüche zu spüren …"* Soranos ist dabei der Ansicht, dass solche Trugwahrnehmungen nicht nur Anfällen vorausgehen, sondern ihnen auch folgen können. Schließlich gibt es nach seiner Meinung Hinweise, die dem Kranken oder auch dem beobachtenden Arzt das Herannahen eines Anfalls avisieren können – *„auch bei solchen (Menschen), bei denen wir noch keinen Anfall gesehen haben"*; solche Warnzeichen sind z. B. *„gestörter Schlaf, Verdauungsstörungen ohne Ursache, sexuelle Erregung ohne Grund, unlustiger Gesichtsausdruck, entstelltes und stärker gedunsenes Gesicht, verdrehter und gesenkter Blick."*

Schon im Altertum war der lang anhaltende epileptische Anfall, der „status epilepticus" der modernen Epileptologie, bekannt und gefürchtet. Auch Soranos kannte *„die Krankheitsart …, bei der die Krampfanfälle heftig, schwer und so gehäuft auftreten, dass ein neuer Anfall schon erfolgt, ehe der frühere zu Ende ist."* Und er wußte auch um die Gefährlichkeit dieses Zustandes: *„Gefährlich ist es, wenn es zu einer ununterbrochenen Dauer des Leidens kommt, von welcher wenigstens die Rede sein muss, bei der der Tod im Anfall eintritt …"* An anderer Stelle schreibt er zur Prognose des lang anhaltenden Anfalls: *„Wenn der Anfall bis in den zweiten Tag gedauert hat, muß man die Angehörigen und Diener auf die Gefahr und den unsicheren Erfolg der vernünftig angewandten Mittel aufmerksam machen, damit"*, – so fährt Soranos, vielleicht durch unliebsame Erfahrungen vorsichtig geworden, fort – *„man uns keine Schuld zuschieben kann, wenn der Kranke stirbt."*

Wie Hippokrates weist auch Soranos darauf hin, dass die Epilepsie bei Kindern besonders häufig aufzutreten pflege – aus diesem Grund sei auch die Krankheitsbezeichnung „puerilis passio" („kindliches Leiden") gerechtfertigt. *„Gemeinhin"*, so schreibt Soranos im Anschluss an die Besprechung der Symptomatologie, *„ist das Leiden bei Kindern häufig, und zwar besonders zur Zeit der ersten Zahnung. Doch kommt es auch im Jugend- und im mittleren Alter vor, nur im höheren Alter recht wenig. Die jüngsten Kinder befällt es am heftigsten, jedenfalls stärker als die größeren Kinder und die Erwachsenen, zumal erstere, noch* *schwächlich, den Ansturm nicht überwinden können. Das Leiden pflegt endlich in der Zeit der Pubertät und der Menstruation sowie bei Erstgebärenden durch eine gleichsam einsetzende Erneuerung des Körpers verscheucht zu werden ... Häufig findet man auch Frauen, bei denen von der Präfokation des Uterus ähnliche Anfälle wie die epileptischen ausgelöst werden."* Kein Zweifel also, dass Soranos, der Großmeister der Gynäkologie in der Antike, auch um das Krankheitsbild der Eklampsie wusste.

Therapie

Im Gegensatz zu Hippokrates misst Soranos im Rahmen seiner Ausführungen zur Behandlung der Epilepsie den Akutmaßnahmen, also den therapeutischen Bemühungen während des Anfallsgeschehens selbst, eine große Bedeutung zu: *„Den zu Behandelnden muß man zuerst ... an einem hellen, mäßig warmem Ort lagern – im Anfall selbst sind die Lider mit den Fingern zu trennen ... Einige Diener sollen mit warmen Händen bald Kopf und Stirn, bald Hals und Kinn sanft reiben; andere sollen Hände und Füße halten, kalte Körperteile wärmen, die durch heftige Krämpfe verdrehten Körperteile korrigieren und, wenn die Kranken es dulden, vor neuen Verdrehungen bewahren. Sie sollen dabei Schonung beobachten und nicht den Widerstand des Kranken gewaltsam brechen ... Die Zunge suche man an die richtige Stelle zurückzubringen und die Kieferstellung zu korrigieren ... Auf Scham- und Blasengegend legt man eine mit warmem Öl halbgefüllte Tierblase, damit auch diese Teile beruhigt werden. Wenn die Zähne zusammengepreßt sind, so daß Erstickung droht, so führt man einen Finger in den linken Teil des Gebisses ein und sucht es zu trennen, um die Entfernung des Schaumes nicht zu verzögern ... Ausbrechenden Schweiß waschen wir schnell ab, um Abkühlung zu verhüten. Den im Mund angesammelten Schaum entfernt man mit dem Finger ... bleibt er nämlich zu lange, so macht er einen neuen Anfall ..."*

Die „Nachbehandlung" in den postparoxysmalen Tagen besteht in erster Linie in Diät und physikalischen Maßnahmen: *„Am zweiten Tag kann man schon zwei oder drei kleine Becher (Honigtrank) geben. Am dritten Tag aber wird man den Kranken am ganzen Körper mit warmem süßen Öl salben und darauf in Decken hüllen. Wenn dann der Körper wieder gleichsam ins Gleichgewicht gekommen ist, führt man ihm eine breiige Speise zu, die warm, milde und leicht verdaulich ist ..."* Wichtige therapeutische Maßnahmen in dieser Phase, in der man „aus der Minderung der Anfälle entnehmen kann, dass die Krankheit weicht", besteht darin, Schröpfköpfe und Blutegel auf „alle Teile, die im Anfall ergriffen werden, und wo nur Beschwerden sich zeigen", zu setzen, da sie „durch genügenden Blutabzug eine bequeme Hilfe bieten ..."

Es schließt sich eine „Physiotherapie" an, die durch „Umherwandeln", Übungen der Stimme und des Körpers, Bäder und Trinkkuren gekennzeichnet ist.

Von diesen akuten Maßnahmen, die während des Anfalls bzw. in den ersten Tagen nach dem epileptischen Geschehen ergriffen werden, wird eine Intervallbehandlung abgegrenzt, die neben den bereits erwähnten Salbungen, Bädern und Diäten auch medikamentöse Heilmittel beinhaltet: *„Helleborus (Nies-wurz), Pfeffer und Castoreum, auch Mittel, die Gesichtsröte bewirken, wie Bert-ramwurzel (Anthemis pyrethrum), Schilfschwamm (Adarte), Wolfsmilch (Eu-phorbium) ... weiter kommen in Betracht Einreibungen mit schärferen Linimen-ten (Akopa), Gurgelmittel mit Senf."*

Caelius Aurelianus, der Übersetzer, schließt diesen therapeutischen Teil mit den Worten: „Das ist die Behandlung der Methodiker." Anschließend erwähnt er noch Behandlungsmethoden der „principes aliarum sectarum", nicht ohne zu versäumen hinzuzufügen, dass diese Mittel der Vertreter anderer medizinischer Schulen teils unnütz, teils unsinnig seien − wie z. B. „Eselsmilch, Schildkröten-blut, das Fleisch des Wiesels, Pferdeharz, Hoden und Genitale von Krebsen und Tausendfüsslern, getrocknetes Kamelhirn ... Amulette und Beschwörun-gen". Das Kapitel wird schließlich mit tadelnden Bemerkungen gegenüber eini-gen weniger bekannten Ärzten abgeschlossen, bei denen es kaum der Mühe wert sei, ihre Irrtümer aufzuzählen.

2.4.4.3. Aretaios von Kappadokien

Es fällt schwer, Aretaios von Kappadokien, der um die Wende vom 1. zum 2. Jahrhundert n. Chr. gelebt hat, und über dessen Vita im Grunde nichts bekannt ist, einer bestimmten medizinischen Schule zuzuordnen − zu sehr war dieser aus dem östlichen Kleinasien stammende griechische Arzt Individualist. Am ehesten kann man ihn wohl den Pneumatikern zurechnen, einer (zweiten) dog-matischen Schule, die im 1. nachchristlichen Jahrhundert in Rom von griechi-schen Medizinern gegründet wurde und die als Gegenbewegung zu den die Medizin zu sehr simplifizierenden Schulen der Empiriker und Methodiker an-gesehen werden kann [192].

Wie Soranos war auch Aretaios ein exzellenter Beobachter − dies wird in sei-nen fast vollständig erhaltenen Büchern durch meisterhafte Beschreibungen zahlreicher Krankheitsbilder eindrucksvoll dokumentiert. Zu den von ihm ein-gehend dargestellten Krankheiten gehört auch die Epilepsie; in seinen in grie-chischer Sprache abgefassten Schriften geht Aretaios in vier formal nicht zu-sammenhängenden Kapiteln ausführlich auf diese Krankheit ein [49]: In den Kapiteln über akute und in denen über chronische Krankheiten sowie in den Abschnitten, die sich mit Symptomatologie bzw. Therapie bei unterschiedlichen Krankheiten beschäftigen.

Ätiopathogenetische Überlegungen

Die Pneumatiker beriefen sich in ihren Anschauungen auf die Philosophie der Stoiker, die die Pneuma-Lehre auf alle Dinge ausgeweitet und jedem Stoff, ob belebt oder unbelebt, einen Odem (eben das Pneuma) zuerkannt hatten, der das Charakteristische eines Körpers bewirkte und dessen einzelne Teile zusammenhielt; die Pneumatiker übertrugen diese stoische Vorstellung auf den menschlichen Organismus – vielen Organen bzw. Organsystemen wiesen sie ein spezifisches Pneuma zu, dessen Normalzustand Gesundheit garantiert. Staut sich das Pneuma jedoch auf, so sind gesundheitliche Störungen die Folge: *„Im Darm bewirkt es dann Verstopfung, in der Gebärmutter Hysterie und innerhalb des gesamten Organismus sogar Epilepsie"* [150].

Auch Aretaios misst dem Pneuma eine große Bedeutung hinsichtlich des Gesundheitszustandes des Menschen zu; er glaubt, dass es seinen Sitz im Herzen hat und sich in den Arterien fortbewegt. Veränderungen des Pneumas und Anomalien der Körpersäfte (hier erfolgt – allerdings unter Einbeziehung zeitgenössischer Erkenntnisse – eine Rückkehr zu humoral-pathologischen hippokratischen Ideen) sind verantwortlich für das Entstehen von Krankheiten, und somit auch für das Auftreten der Epilepsie. Neben diesen pathogenetischen Überlegungen widmet Aretaios der Ätiologie nur wenige Bemerkungen: *„Erstaunlich und unergründlich ist … der Ursprung des Leidens"*, heißt es im IV. Kapitel seines ersten Buches. An anderer Stelle führt er als vermutete Ursache die „feuchte und kalte Komplexion", heftige Erkältung und psychische Momente wie Furcht an.

Symptomatik
Eingehend beschreibt Aretaios im Kapitel über akute Krankheiten das Herannahen und den Beginn epileptischer Anfälle: *„Rückt der Zeitpunkt des Anfalls näher, treten vor den Augen purpurne und schwarze Lichter … auf … Die Kranken empfinden Ohrensausen, üblen Geruch und werden reizbar, ihre Galle wird ohne Grund erregt. Für manche wird eine Gemütsbeklemmung die Auslösung des Anfalls, für andere das intensive Schauen auf einen strömenden Fluß, auf ein kreisendes Rad …"* Ohne Zweifel beschreibt Aretaios hier die „fotogene Epilepsie", bei der epileptische Anfälle durch kontrastierende Lichtreize ausgelöst werden, und die heutzutage z. B. als „Fernseh-" oder „Disco-Anfälle" in Erscheinung treten!

Und Aretaios fährt fort: *„Alle diese Menschen haben den Sitz ihres Leidens im Kopfe, von wo die Schädigung den Ausgang nimmt. Bei einigen aber ist der Ursprung in Nerven zu suchen, die weit vom Kopf abliegen. Dann werden die Daumen und großen Zehen mit Schmerz, Taubheit und Zittern gekrümmt, und von dort geht der Anfall auf den Kopf über … Ist ihnen aber ihr Leiden vertraut und gewohnt, so rufen sie, sobald sie ihren Daumen oder ein anderes Glied ergriffen fühlen, des kommenden Übels gewärtig um Hilfe und flehen, das befallene Glied zusammenzupressen, zurückzubiegen oder gerade zu richten, und bemühen sich auch selbst zu zerren und zu biegen, als wollten sie damit das Übel entfernen, und bringen durch ihr Gebaren ihrer Umgebung das Übel zur Kenntnis."*

Sehr anschaulich, ja drastisch beschreibt Aretaios anschließend das Bild des großen Anfalls: *„Bei dem Anfall selbst liegt der Mensch besinnungslos; seine Hände werden durch die Spannung der Nerven gekrümmt, während die Beine teils auseinandergezogen, teils von den Sehnen hin- und hergeschleudert werden. Die* *ganze Art des Übels ist dem Gebaren eines Ochsen mit durchschnittener Kehle nicht unähnlich … Die Kranken haben den trockenen Mund weit geöffnet, die Zunge weit vorgestreckt, so daß sie in Gefahr ist, stark verletzt oder gar abgetrennt zu werden, denn zwischendurch schlagen die Zähne im Krampf aufeinander. Die Augen sind einwärtsgedreht, die Lider sind weit geöffnet und zittern; wenn sie sie schließen wollen, gehen die Lider nicht mit, so dass das Weiße der Augen sichtbar bleibt … Wenn man die Kranken anruft, hören sie es nicht. Ihre Stimme ist nur Stöhnen und Seufzen, ihre Atmung gleicht der Erstickung der mit dem Strick Erdrosselten."*

Im Kapitel über die chronischen Krankheiten kommt Aretaios auf die Epilepsie zurück; in seine sachliche Beurteilung des Krankheitsbildes mischen sich dabei immer wieder mitfühlende Aussagen im Hinblick auf das schwere Schicksal des Anfallkranken – vor allem, wenn er sich in seinen Ausführungen der Prognose des Leidens zuwendet: *„Eine wechselvolle und unnatürliche Art von Krankheit ist die Epilepsie, schrecklich und sehr heftig in ihren Anfällen, dazu gefährlich, weil zuweilen der Mensch beim ersten Anfall dahingerafft wird. Und wenn auch der Kranke bei sorgfältiger Behandlung die Gewalt des Leidens erträgt, so wird ihm sein Leben doch schwer unter Scheußlichkeiten, Brandmarkung und Schmerzen … Aber auch dann, wenn sie schon im Knabenalter weicht, verunstaltet sie die Knaben gleichsam aus Neid über ihre Wohlgestalt, indem sie eine Hand unbrauchbar macht, eine Gesichtsverzerrung hinterläßt oder irgendein Sinnesorgan zerstört … Traurig fürwahr ist das Schicksal des Anfalls selbst, schimpflich ist sein Ausgang unter unfreiwilligem Kot- und Urinabgang."*

Therapie
Hinsichtlich der Behandlung unterscheidet Aretaios ebenfalls zwischen akutem Anfallsgeschehen und dem chronischen Leiden. Wie Soranos empfiehlt er während des Anfalls „äußerliche" Maßnahmen wie Kompression der Unterbauchgegend, Massieren der verdrehten Gliedmaßen mit „gesalbten Händen", sanftes Festhalten des Körpers, Klistiere, Erwärmen kalter Glieder und Salbungen mit Honig, Rautenöl, Soda und flüssigem Harz. Auch sei es bei manchen Kranken nützlich, Erbrechen auszulösen – am besten durch eine in Irissalbe getränkte Feder. Gelegentlich erweisen sich auch innerlich verabreichte Mittel für die Patienten im Anfall („sobald sie schlucken können") als hilfreich; z. B. ein *„Leckmittel aus den Paradieskörnern, Senf und Ysop-Spitzen zu gleichen Teilen mit 1 Teil Iriswurzel, 2 Teilen Soda, 3 Teilen Pfeffer, alles in Honig gemischt und bei auseinandergezogenem Kiefer in den Mund etwa bis zu den Tonsillen gegossen – es nützt dem Kranken sehr."*
Das ausführliche Kapitel über die Behandlung der „chronischen Epilepsie" (wir sprechen heute von „Dauertherapie") leitet Aretaios wieder mit einer kurzen Betrachtung über das schwere Schicksal der Anfallskranken ein: *„So oft wir des Übels gedenken, schrecken wir vor ihm zurück, nicht nur weil es leidens- und gefahrenvoll ist, sondern auch vor seiner Gräßlichkeit und dem mit dem Un-*

glück verknüpften Schimpf. Und ich meine bestimmt, wenn die Kranken sich gegenseitig in ihren Anfällen erblickten, würden sie ihr Leben nicht länger ertragen wollen."

Als therapeutische Maßnahmen im Anfallsintervall erwähnt Aretaios insbesondere Aderlass und starke Purgierung, die möglichst drastisch sein soll: *„Besonders bei der mit Schmerzen verbundenen Form bringt dieses Mittel dem armen Kranken frohen Mut und Hoffnung zurück."* Auch das Trepanieren mit Glüheisen und Bohrer gehört zum therapeutischen Vorgehen Aretaios,: *„Auch ist mit Nutzen das Glüheisen am Kopf zu gebrauchen, mit dem man den Knochen bis auf die zweite Schicht durchbohren muß; dann sind Wachskataplasmen anzuwenden, bis sich die Membran vom Knochen löst. Mit dem entblößten Bohrer muß man dann den Knochen umschneiden ... wenn so der Arzt durch Eitererregung und weiteres Purgieren kühn vorgeht und so eine Vernarbung erzielt, entgeht der Kranke seiner Krankheit."* (s. Abb. 3 im farbigen Bildanhang am Ende des Buches).

Deutlich sanfter muten als weitere therapeutische Maßnahmen „Reibungen des Kopfes bis zur Röte", Umschläge (insbesondere Kataplasmen) und Schröpfköpfe an. An Mitteln aus der Pflanzenwelt empfiehlt Aretaios Zimt, Sennesblätter, Pfeffer, Betelblätter und Sesel. Auch aus dem Tierreich werden Heilmittel herangezogen – so z. B. Kanthariden (Blasenkäfer), Biberhoden („des öfteren im Monat in Honigtrank genommen") und Antidote, die aus Schlangen gewonnen werden. Anderen gebräuchlichen „Therapeutika" tierischer Provenienz steht Aretaios eher skeptisch gegenüber: Hirn eines Geiers, Herz eines Blesshuhnes, Fleisch der Hauskatze. Schließlich berichtet Aretaios schaudernd, dass er gesehen habe, wie einige Kranke das Blut eines „kürzlich entkehlten Menschen" in einer Schale auffingen und tranken, und er kommentiert dazu: *„O ungeheure Not, die einen Menschen treibt, ein Übel durch eine üble Untat austreiben zu wollen!"*

Ähnlich wie der hippokratische Arzt misst auch Aretaios der Diätetik, der geregelten und vernünftigen Lebensführung, eine große Bedeutung zu. Neben einer differenzierten Diät empfiehlt Aretaios vor allem ein gezügeltes Sexualleben: *„Zorn und Venusdienst sind vom Übel, denn ihr Effekt ähnelt der Krankheit. Manche Ärzte täuschen sich über den Nutzen des Konkubitus. Wenn auch der natürliche Übergang zum Mannesalter dem Kranken zuweilen nützt, so schädigt verfrühter Konkubitus den Jugendlichen, und jene Ärzte verkennen die von der Natur von sich aus gesetzten Zeiten, in denen alles zum Heilmittel werden kann; denn die Natur allein schafft für alles einen günstigen Zeitpunkt. Welcher Arzt wird es also wagen, den von der Natur vorbestimmten Zeitpunkt für die commutatio seminum zu verändern?"*

„Nichts", so lautet zusammenfassend Aretaios' Empfehlung bezüglich der antiepileptischen Maßnahmen, *„darf unterlassen, noch etwas Unnötiges getan werden, ganz besonders müssen wir alles anwenden, von dem wir die geringste gute Wirkung erwarten, ja selbst dasjenige, welches nur keinen Schaden bringt"* [8; 180; 192].

3. Römische Medizin

3.1. Einleitung: Gibt es eine „römische Epileptologie"?

Spätestens gegen Ende des 3. vorchristlichen Jahrhunderts musste Griechenland seine Vormachtstellung in Kunst, Kultur, Philosophie, Politik und militärischer Präsenz zu Wasser und zu Lande an das aufstrebende Römische Reich abgeben; die Geschichte des Abendlandes wurde von nun an nicht mehr in Athen sondern in Rom geschrieben.

Eine „Wachablösung" im Bereich der Medizin hat es jedoch dabei zunächst nicht gegeben; die hochentwickelte und weithin angesehene griechische Medizin konnte in der Epoche, in der römische Macht und Geschichte für das Abendland bestimmend waren, ihre Stellung beibehalten (s. o.) – ja, sie überlebte noch um Jahrhunderte den späteren Untergang römischer Vorherrschaft und Kultur.

„Es hat im eigentlichen Sinn des Wortes", schreibt R. Villey in seinen Ausführungen über die Medizin in Rom [234], *„keine lateinische Medizin und kein medizinisches Werk gegeben, das für den römischen Genius typisch gewesen wäre. Ebenso wenig existierten medizinische Lehren oder Medizin-Schulen, die einen solchen Namen verdient hätten. Die Medizin der Römer war „gräko-romanisch": Methoden, Systeme und Ideen wurden von griechischen Ärzten nach Rom gebracht. Celsus, der „Cicero der Medizin" ist das prägnanteste Beispiel für einen lateinischen Autor auf dem Gebiet der Medizin, doch entnahm auch er fast den gesamten Stoff seines Werkes der griechischen Medizin. Und Galen, der bedeutendste Mediziner des Römischen Reiches, sah seine Lebensaufgabe darin, das Werk des Hippokrates wieder herzustellen und fortzusetzen."*

Die Abhängigkeit der römischen von der griechischen Medizin wurde auf dem Gebiet der Epileptologie äußerlich schon dadurch erkennbar, dass ein großer Teil der griechischen Epilepsienamen übernommen und ins Lateinische übertragen wurden.

Der Begriff ‚epilepsia' wurde buchstabengetreu übernommen: *epilepsia*. Das griechische Wort „epilambanein" hat sein Pendant in dem lateinischen „deprehendere", das – ähnlich wie das griechische Verb – „ergreifen, festhalten, packen, fangen" bedeutet; das entsprechende Substantiv lautet *„deprehensio"*; aber diese lateinische Epilepsie-Bezeichnung konnte sich gegen die griechischen Krankheitsnamen nie entscheidend durchsetzen.

Die Bezeichnung „hiëra nosos" wird ebenfalls wörtlich ins Lateinische übersetzt: *morbus sacer*. In der lateinischen Sprache wird dieser Name nun doppel-

deutig: In erster Linie hat „sacer" die Bedeutung von „heilig, einem Gott gewidmet"; das selbe Wort bedeutet aber auch „einer unterirdischen Gottheit
zur Vernichtung geweiht, ihr als Opfer verfallen", im erweiterten Sinne also
„verflucht, verwünscht, verabscheut, abscheulich" [83]. Diese ambivalente Bezeichnung „heilig – verflucht", die dem lateinischen Begriff „sacer" innewohnt,
hat nicht unwesentlich dazu beigetragen, das Zwielicht, das die Epilepsie seit
Jahrhunderten hinsichtlich ihres Ursprungs und ihres Wesens umgibt, bis in
unsere Zeit zu erhalten.

Selbstverständlich erschienen bis zur Zeitenwende alle medizinischen Abhandlungen in griechischer Sprache; und auch in den ersten nachchristlichen
Jahrhunderten blieb das Griechische noch die Sprache der Bildung und Wissenschaft, bis es zu Beginn des frühen Mittelalters in dieser Funktion vom
Lateinischen abgelöst wurde. Das erste medizinische Werk in lateinischer Sprache wurde aber bereits zwischen 30 und 35 v. Chr. verfasst. Sein Autor: Aulus
Cornelius Celsus.

3.2. Celsus

3.2.1. Spärliche Lebensdaten

Das Wissen, das wir über die Person des Aulus Cornelius Celsus haben, ist
spärlich. Seine Lebenszeit fällt z. T. noch in das „goldene Zeitalter" des Augus-
tus; wahrscheinlich ist Celsus noch zur Regierungszeit des Kaisers Tiberius
(14–37 n. Chr.) gestorben. Genauere Daten aus seinem Leben sind nicht bekannt. Es ist anzunehmen, dass Celsus in Wirklichkeit kein Arzt war – zumindest deuten Äußerungen von Quintilianus und Plinius dem Älteren auf die
Richtigkeit dieser Annahme hin [234]. Möglicherweise war er ein allseits gebildeter Gelehrter, den die Medizin wie andere Wissenschaftsbereiche interessierte. Diese Vermutung wird durch die Tatsache untermauert, dass Celsus ein
enzyklopädisches Werk verfasste, das sich neben der Medizin auch intensiv
mit Philosophie, Rechtswesen, Kriegsführung, Landwirtschaft und Rhetorik
befasste. Von dieser ausführlichen Enzyklopädie („Artes") ist jedoch nur ein
bescheidener Teil erhalten – eben jener, der sich mit medizinischen Themen
beschäftigt: „De medicina libri octo".

3.2.2. „De medicina"

Diese acht der Medizin gewidmeten Bücher, deren Manuskripte Papst Nikolaus
der V. im 15. Jahrhundert entdeckt haben will, und die im wesentlichen eine
Kompilation älterer medizinischer Werke darstellen, sind in einem klaren, sti-
listisch hochrangigen Stil geschrieben, was ihrem Verfasser durch die Humanisten die lobende Bezeichnung „Medicorum Cicero" eintrug. (Die erste Druck-
ausgabe erschien 1478 in Florenz; Celsus war somit der erste medizinische

Schriftsteller der Antike, dessen Werk mit beweglichen Lettern gedruckt wurde.)

Die Schrift „De medicina" stellt die erste wirklich methodische Abhandlung der Medizin dar – sie behandelt die Erhaltung der Gesundheit ebenso wie die Störung fast aller Organsysteme oder die Historie der Medizin. Trotz der lateinischen Sprache des Werkes: Die Darstellung der Krankheitsbilder, die Theorien über Krankheitsentstehung und die therapeutische Empfehlungen wurzeln ganz im griechischen Gedankengut, wobei vor allem der Einfluss Hippokrates' unverkennbar ist. Celsus zitiert in seinen Ausführungen nahezu ausschließlich griechische Autoren und führte neben den lateinischen Bezeichnungen für Symptome, Krankheiten und Therapien auch immer die griechischen „Fachausdrücke" auf [192].

3.2.2.1. Die „Volksversammlungskrankheit": Symptome und Prognose

Die Epilepsie, die Celsus zu den bekanntesten Krankheiten zählt, wird schwerpunktmäßig im 23. Kapitel des 3. Buches abgehandelt. „Morbus maior" oder „Morbus comitialis" nennt Celsus die Epilepsie [51], wobei letztere Bezeichnung – „Volksversammlungskrankheit" – von den Glauben der Römer herrührte, dass ein epileptischer Anfall – sollte er während der Abhaltung der Comitien („förmliche Versammlungen des ganzen römischen Volkes" [83]) stattfinden – die Geschicke des Staates ungünstig beeinflusste; in einem solchen Fall waren die Comitien sofort abzubrechen, das gerade zur Debatte stehende Thema musste neu verhandelt werden.

Celsus rechnet den morbus comitialis zu den „allgemeinen Krankheiten" (wie beispielsweise auch Schwindsucht, Gelbsucht, Apoplexie, Geistesschwäche oder Lepra), die er den sog. „örtlichen Krankheiten", deren Symptomatik auf ein einzelnes Organ beschränkt ist, gegenüberstellt. Hinweise auf ätiopathogenetische Überlegungen bezüglich der Epilepsie, die nach Celsus' Meinung Männer häufiger als Frauen befällt, finden sich in seiner Darstellung nicht – hier zeigen sich Parallelen zu den Methodikern, die der möglichen Ursache der Fallsucht ebenfalls kaum Beachtung schenkten (s. o.). Dennoch ist Celsus keineswegs der Schule der Methodiker zuzurechnen; er setzt sich durchaus kritisch mit den verschiedenen Medizinschulen auseinander und verschont selbst Hippokrates nicht mit Kritik. Am ehesten kann man den Enzyklopädisten Celsus als Eklektiker bezeichnen, der von den zahlreichen medizinischen Theorien diejenigen übernimmt, die ihm als richtig, brauchbar und entwicklungsfähig erscheinen [192].

Auch die Symptomatik der Epilepsie nimmt in Celsus' Beschreibung keinen großen Raum ein – immerhin finden sich einige Bemerkungen über das Anfallsbild: „*Der Mensch stürzt plötzlich zusammen, aus seinem Mund ergießt sich Schaum, dann kommt er nach einiger Zeit zu sich und erhebt sich selbst ... ein solcher Kranker stürzt bald unter klonischen Krämpfen, bald ohne diese nieder*"

[43; 49]. Auch eine gelegentliche „Vorahnung" eines Anfalls wird von Celsus beschrieben, wobei es sich möglicherweise teils um (später so genannte) Auren, teils um fokale sensible Anfallsmanifestationen mit Ausbreitung (heutige Bezeichnung: Jackson-Anfall) gehandelt haben könnte: „*Hat ein Epileptischer an irgendeinem Teil des Körpers ein Vorgefühl des nahenen Anfalls, so ist es am günstigsten, wenn dieses Gefühl von Händen und Füßen ausgeht, weniger gut, wenn es in den Seiten, am schlimmsten wenn es vom Kopfe aus seinen Ursprung nimmt*" [49]. Diesen prognostischen Hinweis differenziert Celsus noch weiter: „*Wird bei der Epilepsie zugleich der ganze Körper ergriffen, und haben die Kranken nirgendwo am Körper ein Vorgefühl des nahenen Anfalls, sondern stürzen sie unvermutet hin, so werden sie kaum geheilt ...*"

Neben dem klinischen Bild hat auch der Zeitpunkt, zu dem die Krankheit erstmals auftritt, für Celsus eine große prognostische Bedeutung: „*Eine Epilepsie, die vor der Pubertät begonnen hat*", schreibt er in seinem zweiten Buch, „*heilt meistens leicht. Eine Epilepsie, die erst nach dem 25. Lebensjahr entsteht, ist (dagegen) schwer zu heilen − noch viel schwerer aber eine solche, die nach dem 40. Lebensjahr entstanden ist*" [49].

3.2.2.2. Die Behandlung: „Sanft und behutsam"

Den größten Raum in Celsus' Epilepsie-Beschreibung nimmt die Darstellung des therapeutischen Vorgehens ein. Als Notfallmaßnahme im akuten Anfall empfiehlt Celsus den Aderlass − aber nur dann, wenn der Anfall ohne klonische Krämpfe abläuft; wird das Anfallsgeschehen von Kloni begleitet, so sollte man bezüglich des Aderlasses Zurückhaltung üben. „*Notwendig aber ist, den Darm mittels Klistier zu entleeren oder mit schwarzer Nieswurz zu purgieren oder, wenn die Kräfte es gestatten, beides zu tun*" [49].

Schwarzer und weißer Nieswurz waren zu Celsus' Zeiten seit langem bekannte und bewährte „Antiepileptika"; sie waren auch dem Laien vertraut und fanden gar Eingang in die schöngeistige Literatur: In Plautus' Komödie „Menaechmi", die etwa 200 Jahre vor Celsus geschrieben wurde, wird die Erfolgschance bezüglich der Therapie bei dem wahrscheinlich epilepsiekranken Menaechmus II vom Arzt so beurteilt: „*Ein ganzer Acker Nieswurz reicht zu dieser Kur nicht hin!*" [52].

Als „Nachbehandlung" nach einem epileptischen Anfall empfiehlt Celsus, das Haupt des Kranken zu scheren und mit Öl und Essig zu salben. Nahrung sollte erst nach drei Tagen wieder gegeben werden − und zwar „*weder Suppen noch andere weiche und leichte Dinge, noch Fleisch ... sondern Speisen von mittlerer Beschaffenheit*". In den ersten Tagen nach dem Anfallsgeschehen sollte sich der Kranke vor allen erhitzenden Dingen hüten (Sonne, Feuer), „*desgleichen vor Kälte, Weingenuß, sexueller Betätigung, dem Anblick von Abgründen und furchterregenden Dingen, ... vor Übermüdung, Kummer und allen Geschäften*".

Hinsichtlich der „Dauertherapie" legt auch Celsus — wie die meisten Ärzte der Antike — den Schwerpunkt auf diätetische Maßnahmen: Zwei längere Spaziergänge pro Tag (möglichst immer geradeaus!), ausreichend körperliche Ruhe, „vorsichtige Diät", Körperübungen. Zusätzlich werden empfohlen: Einreibungen des Körpers mit Öl (wobei der Bauch auszunehmen ist), kalte Wassergüsse über den Kopf, Abkochen des Trinkwassers, Einnahme von Castoreum (Bibergeil), das bereits Erasistratos als Fallsuchtmittel gedient hatte (s. o.). Celsus macht als erster auf die Sitte mancher Anfallkranker aufmerksam, das Blut erstochener Gladiatoren zu trinken — in der Hoffnung, sich durch dieses „elende Hilfsmittel" von der Epilepsie zu befreien. Wie der Gebrauch des Castoreums [69] hat sich auch diese abergläubische Prozedur bis ins 19. Jahrhundert gehalten — noch 1862 erhielt eine anfallkranke Frau, die in einer Heilstätte in Appenzell (Schweiz) untergebracht war, die Erlaubnis, zu einer Hinrichtung zu gehen, um dort Heilung von ihrer Krankheit zu erlangen, wobei ihr die Empfehlung des Heimleiters mitgegeben wurde, *„drei Schlucke warmen Blutes zu sich zu nehmen und dabei die ,drei höchsten Namen' anzurufen"* [11]).

In verzweifelten Fällen bleiben nach Celsus dem Arzt nur noch drastische Therapiemaßnahmen übrig: *„… am Hinterhaupt Einschneiden und Schröpfköpfe ansetzen, auch das Glüheisen am Hinterkopf und tiefer am obersten Wirbel ansetzen und an zwei Stellen brennen, aus denen die verderblichen Säfte sich entleeren"* [49; s. Abb. 3 im farbigen Bildabschnitt am Ende des Buches]. Celsus beschließt die Beschreibung dieser therapeutischen Maßnahmen mit der Feststellung: *„Ist das Übel durch diese Mittel immer noch nicht behoben, so liegt es nahe, daß es dauernd bestehen wird."* Allerdings führt Celsus an, dass bei anfallskranken Kindern, bei denen eine Therapie bisher vergeblich gewesen sei, die Hoffnung bestünde, dass bei Knaben der Beginn der Pubertät, bei Mädchen das Einsetzen der Menstruation die Krankheit zum Stillstand bringen könnte.

3.3. Galen — „Hippokrates der Spät-Antike"

Während Hippokrates, der „göttliche Alte", zu allen Zeiten Bewunderung und Verehrung erfuhr, galt Galenos von Pergamon, dem neben Hippokrates bedeutendsten Arzt der Antike, eine solche rückhaltlose Anerkennung keineswegs zu allen Zeiten — ja, es gab geschichtliche Epochen, in denen Galens medizinische Schriften aufs heftigste angefeindet, bekämpft oder gar verbrannt wurden. Die Attribuierungen seiner Person reichen vom „Ärzte-Fürsten" — so nannten ihn beispielsweise die Araber — bis zum „unerträglichen Seichbeutel", eine Benennung, die Galen von dem deutschen Altphilologen Ulrich Wilamowitz-Moellendorf erfuhr [177].

Im Gegensatz zu Celsus sind die Lebensdaten Galens in vielen Details bekannt.

3.3.1. Der Arzt aus Pergamon

129 n. Chr. (nach anderen Quellen 2 Jahre später) wurde Claudius Galen in Pergamon in Kleinasien geboren. Nahezu alle seine Biographien weisen darauf hin, dass Galen von seinem Vater die intellektuelle Begabung, den Hang zur Wissenschaft und die Liebe zur griechischen Sprache, von seiner Mutter dagegen das cholerische Temperament und eine gewisse Aggressivität (die ihn später in seinen Auseinandersetzungen mit den Kollegen charakterisieren sollte) geerbt habe. Nachdem Galen zunächst in seinem Heimatort Mathematik, Philosophie und die Grundlagen der Medizin studiert hatte, vertiefte er seine medizinischen Kenntnisse in Alexandria, wo er sich mehrere Jahre aufhielt. Nach Pergamon zurückgekehrt, wurde Galen zum Gladiatoren-Arzt ernannt. Im Jahre 162 verließ er Pergamon und zog nach Rom, wo er − vor allem auf Grund seiner erfolgreichen Behandlung des todkranken Philosophen Eumedos − bald bekannt und ein gesuchter Arzt wurde. Trotz dieser beruflichen Erfolge verließ er bereits zwei Jahre später Rom und kehrte in seine Heimatstadt zurück; doch im Jahre 168 rief ihn Marc Aurel, der Philosoph auf dem Kaiserthron, wieder in die Hauptstadt zurück, wo Galen nach einem überaus arbeitsreichen Leben im Jahre 201 (nach anderen Quellen zwei bzw. drei Jahre früher) starb, nachdem er u. a. drei römischen Kaisern als Leibarzt gedient hatte (Marc Aurel, Commodus, Septimius Severus).

Galen war ein außerordentlich fruchtbarer Schriftsteller − wahrscheinlich hat er über 500 Bücher geschrieben, die sich vornehmlich mit medizinischen Themen, aber auch mit Philosophie, Mathematik, Linguistik u. a. (z. B. mit der Kunst des Bogenschießens) beschäftigten. Der größte Teil seiner Schriften ist jedoch verloren gegangen (im Jahre 192 hat eine Feuersbrunst seine Bibliothek und mit ihr zahlreiche Einzelexemplare seiner Werke vernichtet). Insgesamt sind etwa 180 Galenische Schriften erhalten; die erste Gesamtausgabe (in der griechischen Originalsprache) wurde 1525 in Venedig gedruckt („Aldina"), das erste latinisierte Gesamtwerk erschien 16 Jahre später.

Galen bekämpfte die Lehren der Empiriker, Dogmatiker und Methodiker aufs heftigste und bezeichnete sich selbst als Eklektiker, der über den Medizin-Sekten stehe [234]. Den ebenfalls eklektisch argumentierenden Celsus erwähnt Galen in seinen Schriften mit keinem Wort − vielleicht deshalb, weil er Celsus als Nicht-Arzt keiner Erwähnung für würdig erachtete. Als Autorität kannte Galen lediglich Hippokrates an, dessen Lehre wiederherzustellen sein erklärtes − und in vielen Bereichen auch verwirklichtes − Ziel war.

3.3.2. „Zerebrale Verstopfung": Ätiopathogenetische Überlegungen zur Epilepsie

Galen ist Anhänger der hippokratischen Humoralpathologie: Wenn die vier Kardinalsäfte (Blut, Schleim, gelbe und schwarze Galle) und alle festen Bestandteile des Körpers in richtiger Quantität und Qualität vorhanden sind, so ist ein Organismus gesund. Änderungen des Gleichgewichts machen dagegen das Wesen der Krankheit aus [177]. Diese Ansicht hat für Galen auch bei den Erkrankungen des Nervensystems Gültigkeit. Galen hat zahlreiche neurologische Schriften verfasst – „als erfolgreicher Kliniker, talentierter Anatom, genialer Physiologie bleibt er der größte Neurologe der Antike" [86; 213]. Das Gehirn gilt ihm als „der Fürst der Eingeweide", und Galen hegt selbstverständlich keinerlei Zweifel daran, dass dieses Organ Mittelpunkt jeglichen epileptischen Geschehens ist!

Im 11. Kapitel seines 3. Buches („Über erkrankte Körperteile") zählt Galen drei Formen von Epilepsie auf [94; 127]: *„Allen gemeinsam ist, dass das Gehirn erkrankt ist; entweder entsteht die Krankheit in ihm selber ('in ipso'), wie bei den meisten Epileptikern, oder sie zieht von der Magenmündung ... durch Sympathie zum Gehirn hoch ('a ventriculo ore, per consensuum') ... selten aber tritt auch eine andere Form der Epilepsie auf..., wobei die Erkrankung von einem beliebigen Körperteil ihren Anfang nimmt ('a parte aliqua') und dann in einer dem Kranken fühlbaren Weise zum Kopf hoch zieht."* Dem Epileptologen unserer Zeit fällt es nicht schwer, in den beiden letztgenannten („sympathischen") Formen der Epilepsie Anfälle mit vorausgehender gastrischer Aura und fokal beginnende Anfallsmanifestationen (mit „march" [Ausbreitung]) zu erkennen.

Bezüglich der Epilepsie aufgrund „sympathischer Mitwirkung" ergänzt Galen einige Zeilen weiter: *„Ich beobachtete nun beim Anfall ... gleichsam einen in Abständen erfolgenden klonischen Krampf, keinen dauernden Spasmus, so daß ich schloß, dass im Gehirn eine Bewegung erfolgt ähnlich der, die manchmal am 'stomachos' bei den an ihm leidenden auftritt."* Galen beschreibt im folgenden die Entstehung des Singultus und fährt dann vergleichend fort: *„Es ist also keineswegs verwunderlich, daß auch der Ursprung der Nerven in eine solche Bewegung* (ähnlich der des repetitiven Singultus – Anm. d. Verf.) *versetzt wird, die sich sputet, alles das abzustoßen, was von dem ursprünglich leidenden Organ an ihn herangetragen wird. So ... entstehen auch alle anderen Symptome, die das Nervengeflecht in klonische Bewegungen versetzen, während das, was zu einem unbemerkten Hinfallen ohne krampfartige oder klopfenden Bewegungen führt, durch heftige Abkühlung entsteht ..."*

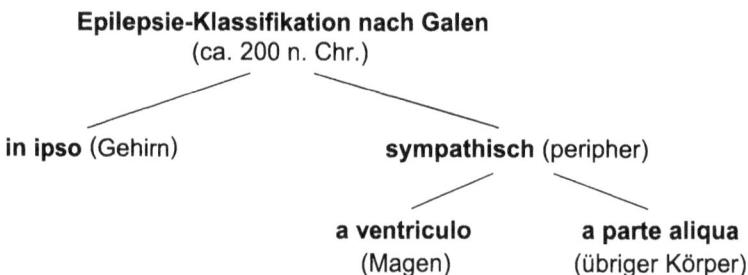

Epilepsie-Klassifikation nach Galen
(ca. 200 n. Chr.)

in ipso (Gehirn)   sympathisch (peripher)

a ventriculo   a parte aliqua
(Magen)   (übriger Körper)

Nach Galens humoralpathologischer Anschauung ist es vor allem der Kardinalsaft Schleim, der für die Entstehung des epileptischen Anfalls verantwortlich ist (hier folgt Galen ganz der Auffassung Hippokrates', der ebenfalls dem Phlegma – Schleim – eine wesentliche Bedeutung bei der Anfallsentstehung zumaß [s. o.]). Galen nimmt an, dass sich bei der Entstehung epileptischer Anfälle der dickflüssige Schleim in den Hirnventrikeln (insbesondere im 3. und 4. Ventrikel) ansammelt und dort die Passage des „psychischen Pneumas" blockiert. Dem daraus resultierenden epileptischen Anfall kommt dann gewissermaßen ein „selbstheilendes" Moment zu: Durch das Schütteln des Körpers (einschl. des Nervensystems) wird das intraventrikuläre Hindernis „weggestoßen" – das Pneuma kann wieder frei zirkulieren, der Anfall endet!

Im übrigen ist der Verlauf eines Anfallsleidens nach Galens Ansicht nicht zuletzt von den Mondphasen abhängig – er bezeichnet Anfallskranke deshalb auch als „Seleniaken" oder „Lunatiker" [233].

3.3.3. „Wie ein Windhauch"

Galen ist ein exzellenter Beobachter und ein scharfsinniger Denker, der unterschiedliche Anfallsmanifestationen exakt beschreibt und analysiert. Es gelingt ihm, die epileptischen Anfälle nosologisch von den durch Tetanus, Hirnanämie (Kreislaufsynkopen!) oder Hysterie bedingten Krämpfen abzugrenzen. Aus seinen klinischen Darstellungen geht zweifelsfrei hervor, dass ihm Anfallsbilder, die heute als tonische, klonische, fokale, Sturz- und Jackson-Anfälle beschrieben werden, als epileptische Äußerungen bekannt waren. Als psychische Auffälligkeiten, die sich seiner Meinung nach bei Anfallskranken häufig finden, beschreibt Galen Ängstlichkeit, Reizbarkeit, Erregung aus nichtigen Anlässen und Vergesslichkeit. Gelegentlich – so Galen – sei eine Neigung zur Ausschweifung als Vorbote, Trägheit dagegen als Folge eines akuten Anfallsgeschehen zu beobachten [64; 121].

Ein Begriff, der auch heute noch aus der Nomenklatur klinischer Anfälle – trotz neuer internationaler Klassifizierungen – nicht wegzudenken ist, wurde erstmals von Galen in die epileptische Literatur eingeführt: Der Begriff der *Aura*. Im 11. Kapitel seines 3. Buches beschreibt er einen 13-jährigen Knaben, der recht anschaulich seine eigenen Anfälle schildert, die nach heutiger Nomenklatur einer partiellen Epilepsie mit Jackson-Anfällen zuzuordnen wären. Von seinen Ärzten aufgefordert, die Beschaffenheit des von peripher nach zentral wandernden Anfallsgeschehens näher zu beschreiben, „wußte der Knabe nichts zu sagen" [94; 127]. „*Sed alius quidam ab hoc adolescens ... dicebat, veluti frigidam quandam auram esse id quod ascendebat*" („*Aber ein anderer Jüngling ... sagte, das Hochziehende sei wie ein kalter Lufthauch [aura]*").

Wie aus dieser Anfallsbeschreibung hervorgeht, wurde das ursprünglich griechische Wort „aura" dazu benützt, den „march" des Anfalls, das Empor-

wandern des epileptischen Geschehens, zu beschreiben − in dem Fall des erwähnten Knaben *„vom Unterschenkel ... und dann von dort geradewegs durch
den Oberschenkel, die darüberliegende Weiche und Brustkorbseite zum Nacken
bis zum Kopf ...“* Sobald dieser Zustand erreicht war, war *„der Knabe seiner
selbst nicht mehr bewußt“*, der tonisch-klonische Anfall mit Bewusstlosigkeit
hatte begonnen! Dieses „Wandern“ war also bereits Bestandteil des sensiblen
oder motorischen fokalen Anfalls (heute: Jackson-Anfall) und ging lediglich
der Kulmination des Geschehens, dem „eigentlichen“ Anfall mit tonisch-klonischen Erscheinungen und Bewusstlosigkeit voraus.

Im Gegensatz zu diesem eher deskriptiven, klinischen Gebrauch des Aura-
Begriffs führte Galen im selben Kapitel die Meinung seines von ihm sehr ver-
ehrten Lehrers Pelops an, der den jungen Galen in Smyrna (vor seiner Reise
nach Alexandria) unterrichtet hatte; Pelops benützte den Begriff „Aura“ in
pathogenetischer Hinsicht − in der lateinischen Übersetzung des griechischen
Galen-Textes heißt es dazu: *„Itaque Pelops non impossibile esse dicebat, in cor-
pore ... aliquam substantiam generari citra causam externam, quae ubi nervosam
aliquam partem occupasset, per continuas partes usque ad nervorum principium
vim suam transmitteret, sive per alterationem, ut ipse decebam, sive spiritali es-
sentia veluti aura ad ipsum elata“* (*„Also sei es nicht unmöglich, sagte Pelops,
daß im Körper eine ... Substanz gebildet werde ohne äußere Ursache, und daß
diese, wenn sie in einem nervigen Teil entstünde, ihre Wirkung auf kontinuierli-
chem Wege bis zum Ursprung der Nerven hochschicke, entweder mittels Verände-
rung, wie ich sagte, oder auch indem eine pneumatische Substanz, wie ein Lufthauch − Aura − hochgeschickt wird“*).

Nach Pelops Ansicht könnte also die Aura gewissermaßen als „Vehikel“ eine
Substanz, die in einem peripheren Bereich des Körpers entsteht und für den
epileptischen Anfall verantwortlich ist, zum Gehirn transportieren. Galen, der
sich der Meinung Pelops anschließt, vergleicht diesen vermuteten Wirkstoff mit
dem Gift einer Spinne oder eines Skorpions, das − „an Menge ganz geringfü-
gig, an Wirkung aber sehr groß“ − ebenfalls von einer eng umschriebenen
Stelle aus in kurzer Zeit den ganzen Körper befallen könne: *„Denn wenn der
Skorpion seinen Stachel in einen Nerv oder in eine Arterie oder Vene preßt, dann
erscheinen ja auch oft deutlich die Gestochenen so von sehr heftigen Symptomen
befallen“* [51: 94].

Der Begriff der „Aura“ wird hier erstmals von Galen schriftlich fixiert und
somit in die medizinische Literatur eingeführt − offensichtlich stammt der Ausdruck jedoch nicht von Galen selbst; nach seinen Aufzeichnungen benützte ihn
sowohl ein Patient („quidam adolescens“) als auch Pelops − welchem von
beiden die Priorität in Bezug auf die Begriffsbildung zukommt, ist aus Galens
Texten nicht ersichtlich.

Inzwischen hat der Terminus „Aura“ allerdings einen Bedeutungswandel erfahren; heute verstehen wir darunter einen halluzinatorischen Sinneseindruck,

der als einfacher fokaler Anfall isoliert oder als Teil eines partial-komplexen oder sekundär generalisierten Anfalls vor dem Verlust oder vor der Minderung des Bewusstseins auftreten kann.

3.3.4. Zwiebel-Medizin und andere Therapeutika

Auch bei Galen nimmt die Besprechung therapeutischer Maßnahmen im Rahmen der Epilepsie-Darstellung einen großen Raum ein, wobei seine Therapien jeweils von großer Aktivität und Polypragmasie gekennzeichnet sind. Zu Galens therapeutischem Repertoire gehören sowohl diätetisch-physikalische Methoden als auch Arzneimittel.

Oberstes Ziel Galenischer Akuttherapie besteht darin, den pathogenen überflüssigen Schleim, der für das epileptische Geschehen verantwortlich ist (s. o.), zu entfernen – dies kann beispielsweise durch abführende Medikamente, durch Aderlass oder – in milderer Form – durch Reibungen geschehen [226].

Bezüglich der Diätetik ist im Hinblick auf die Epilepsiedauerbehandlung Galens „Rezept für einen epileptischen Knaben" bekannt geworden, das er als ausführlichen hygienisch-diätetischen Heilplan für den Sohn eines Freundes formulierte [226; 243]. Nach diesem Plan gilt es, alles zu meiden, was möglicherweise ein Anfallsgeschehen provozieren könnte – wie etwa starke Hitze oder Kälte, Schmerz, Zorn, Ermüdung. Frühes Aufstehen und ruhiges Spazierengehen werden ebenso empfohlen wie gymnastische Übungen unter Leitung eines vernünftigen Sportlehrers, wobei nach dem Turnen der Körper frottiert werden soll. Hinsichtlich der Nahrung empfiehlt Galen einfache Speisen, reichlich Früchte und Gemüse; das Fleisch von Vierfüßlern und Schalentieren, Senf und Wein sollten gemieden werden. Galen beschließt sein „Rezept" mit einer differenzierten Empfehlung bezüglich der Zubereitung und Anwendung seiner „Zwiebel-Medizin", die täglich einzunehmen sei. Bei nicht allzu schwerer Epilepsie sei unter dieser Therapie eine Heilung in 40 Tagen zu erwarten: *„Ich habe tatsächlich unzählige Kinder auf diese Art und Weise heilen können, ohne dabei Nieswurz anwenden zu müssen"* [226].

Nicht weniger als die diätetischen Maßnahmen empfiehlt Galen die unterschiedlichsten Arzneimittel, wobei er durchaus den Wünschen des Volkes Rechnung trägt: „Populus remedia cupit". In Bezug auf die Epilepsietherapie haben sich ihm an pflanzlichen Mitteln neben der Meereszwiebel u. a. Baldrian, Betonie und Bergfenchel bewährt; allerdings setzt er selten ein Präparat als „Monosubstanz" ein – meist schlägt er komplizierte Arzneimittelkompositionen vor, deren Rezeptur er gewissenhaft und mitunter ausschweifend beschreibt; gelegentlich werden dabei mehr als 20 Mittel zu einem einzigen Therapeuticum verarbeitet!

Auch die Besprechung der „Dreck-Apotheke" fehlt nicht, allerdings distanziert sich Galen scharf von den Kollegen, die ihre Therapien beispielsweise auf Dünger, Hasenmilch, Ziegenleber, Menstrualblut oder Eselhuf gründen: *„Ich* *würde es nie über mich bringen, solches Zeug zu schlucken, selbst um den Preis nie krank zu werden"* [177]. Galen fügt allerdings hinzu: *„Doch muß ein guter Arzt das alles (d. h. die volksmedizinischen Gebräuche) wissen … auf der Reise, der Jagd oder auf dem Lande, wo nichts besseres zur Verfügung steht, oder bei den Bauern, die abgehärtet sind wie Packesel, kann man zuweilen in die Lage kommen, Dünger medizinisch zu gebrauchen."*

Schließlich zitiert Galen seine Lehrer, die empfehlen, Anfälle, die an umschriebener Stelle beginnen, lokal an dem zuerst befallenden Körperteil mit einem Medikament (z. B. Senfumschlag) zu behandeln und gleichzeitig proximal davon eine Ligatur anzubringen − so könne die „Substanz", die für das Entstehen des Anfalls verantwortlich sei, bzw. der Lufthauch (Aura), der den Transport des epileptogenen Wirkstoffs ermöglicht (s. o.), gehindert werden, zum Gehirn zu gelangen. Ob Galen später diese „Lokalbehandlung" selbst angewandt hat, ist nicht bekannt.

3.4. Apuleius: Fotosensibilität im Alten Rom

Bereits Aretaios hatte darauf aufmerksam gemacht, dass das intensive Schauen auf einen strömenden Fluss oder auf ein kreisendes Rad epileptische Anfälle auslösen könne (s. Kap. 2.4.4.3). Ein Zeitgenosse Galens, ein ‚Nicht-Arzt', hat dieses Phänomen in einer eindrucksvollen Schrift − mit einer fast poetisch zu nennenden Sprache − beschrieben: Apuleius von Madaura, ein aus Nordafrika stammender Denker und Schriftsteller.

Apuleius war − etwa in der Mitte seines Lebens − gezwungen, sich in einem aufsehenerregenden Prozess vor Gericht gegen die Anklage der Zauberei zu wehren. Seine damalige Verteidigungsrede ist uns vollständig erhalten geblieben − die „Apologia des Apuleius von Madaura" [7; 197]!

In der Anklageschrift war Apuleius vorgeworfen worden, er habe einen Sklavenjungen, Thallus mit Namen, durch Zauberei zu Fall gebracht.

In Wirklichkeit war dieser Thallus, wie Apuleius in seiner Verteidigungsrede überzeugend darlegt, epilepsiekrank. (Auf Grund der detaillierten Anfallsbeschreibung und der Hinweise auf den Krankheitsverlauf kann heute die epileptologische Diagnose im Nachhinein exakt gestellt werden: Thallus litt an einer für das Kindesalter sehr typischen Epilepsieform, an einem heute so bezeichneten Lennox-Gastaut-Syndrom!)

Im Zusammenhang mit der Epilepsie des Sklavenjungen weist Apuleius am Schluss seiner Rede auf die diagnostische Möglichkeit zur Erkennung eines Fallsüchtigen hin: *„Die Drehung einer Töpferscheibe reisst unschwer einen Menschen vom gleichen Gesundheitszustand (wie Thallus) durch ihren Wirbel mit, so sehr verwirrt das Schauspiel des Herumkreisens seinen geschwächten Geist; und der Töpfer vermag weit mehr als der Zauberer, Fallsüchtige zu Boden zu strecken."*

Ohne Zweifel beschreibt Apuleius hier die später so genannte Fotosensibilität, also die Neigung mancher Menschen, auf rasch wechselnde Hell-Dunkel-Kontraste mit epileptischen Anfällen zu reagieren (optisch ausgelöste Reflexanfälle, im modernen Alltag als Fernseh- oder Disco-Anfälle bekannt).

Auf dem antiken Sklavenmarkt wurde die „Töpferscheibe-Methode" übrigens von manchen Sklavenkäufern dazu benutzt, anfallskranke Sklaven vorab zu erkennen (um dann natürlich von einem Kauf abzusehen).

Der Vollständigkeit halber sei an dieser Stelle angefügt, dass nach der exzellenten Verteidigungsrede des Apuleius die Anklage auf Zauberei fallen gelassen wurde.

3.5. Eponymische Anmerkung

Neben den aus dem Griechischen übertragenen und den originären lateinischen Epilepsie-Bezeichnungen, die wir in den obigen Abschnitten bereits kennengelernt haben, kannten die Römer zahlreiche weitere Namen für die eindrückliche und geheimnisvolle Krankheit − Bezeichnungen, die meist der Volksmund erfunden hatte; folgende Beispiele seien aufgeführt [193]:

−   *morbus insputatus:* die Krankheit, vor der man ausspuckt. Mit dem Bespucken (das übrigens schon in der alt-griechischen „Medizin" erwähnt wird [227]) wollte man zum einen den Ekel gegenüber dem Kranken und seinem Leiden ausdrücken, zum anderen hoffte man, dass man durch diese (Un-) Sitte einen möglichen Ansteckungsstoff abwehren könnte. Epilepsie wurde in der Antike also auch als eine „infektiöse" Krankheit angesehen.

Andere Namen, die auf den Abscheu hinwiesen, den man den Betroffenen gegenüber empfand, waren:

−   *morbus detestabilis:* die verabscheuungswürdige Krankheit;
−   *morbus sonticus:* die besonders schreckliche, gefährliche Krankheit;
−   *morbus foedus:* die garstige Krankheit.

Viele lateinische Epilepsienamen weisen auf den vermuteten übernatürlichen, „göttlichen" Einfluss hin, durch den die Krankheit entstehen konnte:

−   *morbus divinus:* die göttliche Krankheit.
−   *morbus deificus:* die von Gott gemachte (geschickte) Krankheit
−   *morbus coelestis:* die himmlische Krankheit.
−   *morbus astralis:* die Sternenkrankheit (ein Begriff, der Ende des Mittelalters besonders von Paracelsus favorisiert wurde − s. später);
−   *morbus sideratus:* die gestirnte (von den Gestirnen kommende) Krankheit;
−   *morbus lunaticus:* Mondkrankheit − eine der häufigsten in Rom und auch später im Mittelalter (bis zur Neuzeit) benützten Epilepsienamen, für dessen

Begründung zahlreiche, z. T. sehr unterschiedliche Faktoren aufgeführt werden [s. die Zusammenstellung bei 193];
− *morbus incantatus:* die angehexte, angezauberte Krankheit.

Weitere seltenere Epilepsie-Bezeichnungen waren:

− *morbus magnus:* die große Krankheit;
− *morbus maior:* (Steigerung von ‚m. magnus‘): die besonders große Krankheit;
− *morbus conviv(i)alis:* die gefräßige Krankheit (convivium: Gastmahl, Ge-
  lage; es wurde die Vermutung geäußert, dass ein übervoller Magen epileptische Anfälle auslösen könne);

Manche Epilepsienamen wiesen auf ein bestimmtes Anfallssymptom hin:

− *morbus caducus:* die Krankheit, die mit Sturz einhergeht;
− *morbus convulsivus:* die Krankheit, die mit „Erschütterungen" (Zuckungen) einhergeht;
− *morbus infantilis:* die Krankheit, die besonders bei Kindern vorkommt.
− *divinatio:* die Weissagung. Immer wieder wurde vermutet, dass epilepsiekranke Menschen die Fähigkeit hätten, während ihres Anfalls in die Zukunft schauen und Zukünftiges voraussagen zu können (im Französischen:
  mal des prophètes [Propheten-Krankheit] − s. o.).

Auch die griechische „Herakles-Krankheit" wurde in die lateinische Sprache
übernommen: *morbus herculeus.*

4. Die byzantinische Medizin

4.1. Einleitung: Die Verlagerung nach Osten

Die Erhebung Byzanz' zur Hauptstadt des großrömischen Imperiums (330 n. Chr.), die Trennung des oströmischen vom weströmischen Reich (395) und schließlich die Eroberung Roms durch die Goten (410) dokumentieren den Niedergang der weströmischen Macht und damit auch den der gräko-romanischen Kultur; die Antike findet in diesem Zeitabschnitt ihren Abschluss, das frühe Mittelalter beginnt.

Medizingeschichte wird in der zweiten Hälfte des ersten nachchristlichen Jahrtausends zunächst in Konstantinopel (dem früheren Byzanz) geschrieben (byzantinische Medizin). In gleicher Weise, wie 500 Jahre zuvor das aufstrebende Rom die bedeutendsten griechischen Ärzte angelockt hatte, so wird jetzt Konstantinopel zum Anziehungspunkt für Ärzte aus dem gräko-romanischen Kulturkreis. Trotzdem behält die Schule von Alexandria eine führende Stellung – auch die byzantinische Medizin erhält ihre wichtigsten Impulse aus der Stadt in Unterägypten, und viele der hervorragenden byzantinischen Ärzte gehen aus der Alexandrinischen Schule hervor [177].

Allerdings: Die meisten Ärzte Byzanz' sahen ihre Hauptaufgabe darin, das Wissen der gräko-romanischen Medizin zu kompilieren, zu systematisieren und zu deuten; obwohl dadurch Fortentwicklung des übernommenen Wissens, Gewinnung neuer Erkenntnisse und Entwicklung neuer diagnostischer oder therapeutischer Methoden kaum zu verzeichnen waren, verstanden es die „Gräko-Byzantiner" doch, die Medizin ihrer Epoche durch die Verknüpfung der Kenntnisse, die sie aus der griechisch-römischen Medizin schöpften, mit ihren eigenen Beobachtungen und Erfahrungen auf einem Niveau zu halten, das dem der (Spät-)Antike kaum nachstand [37].

Vor allem aber darf die Rolle Byzanz' als Träger der medizinischen Tradition nicht übersehen werden [140] – den byzantinischen Ärzten ist es im wesentlichen zu verdanken, dass das gräko-romanische Wissensgut an das europäische Mittelalter weitergegeben wurde. Spätestens nach der Eroberung Konstantinopels durch die Türken (1453), als zahlreiche Gelehrte, Wissenschaftler und Ärzte westwärts flüchteten, wurde das mit byzantinischem und arabischem Ge-

dankengut durchsetzte gräko-romanische Erbe (wieder) dem Abendland zuge-
führt und bestimmte in den folgenden Jahrhunderten sehr wesentlich die geis-
tes- und naturwissenschaftlichen Strömungen in Westeuropa.

4.2. Die Medizin in Konstantinopel

Unter den byzantinischen Ärzten ragen vor allem vier hervor, die durch ihr
ärztliches Wissen die Bewunderung ihrer Zeitgenossen und durch ihre überlieferten Schriften die Anerkennung der Nachwelt gefunden haben: Oreibasios
von Pergamon (325−403), Aëtios von Amida (6. Jahrhundert), Alexandros von
Tralleis (525−605) und Paulos von Aigina (625−690). Während sich bei Oreibasios, dem die Medizingeschichte vor allem die Weitergabe der Heilkunde
Galens ans Mittelalter verdankt, kaum Hinweise auf die Epilepsie finden, gehen Aëtios, Alexandros und Paulos ausführlich auf dieses Krankheitsbild ein.

4.2.1. Aëtios von Amida

Aëtios wurde zu Beginn des 6. Jahrhunderts in Amida (Mesopotamien) geboren und war − nach seiner medizinischen Ausbildung in Alexandria − in
Diensten Justinanus' I. als Hofarzt in Byzanz tätig. Seinen Werken ist zu entnehmen, dass er Christ war − immer wieder finden sich Hinweise auf den
Namen Christi und auf die Fähigkeit christlicher Märtyrer, Krankheiten zu
heilen. (So beschreibt Aëtios bereits den heute noch in vielen katholischen Ge-
meinden praktizierten „Blasius-Segen", der bei im Hals steckengebliebenen
Fremdkörpern Hilfe bringen soll.)

In seinen bedeutendsten (griechisch geschriebenen) Werk − Tetrablion −
stützt sich Aëtios vor allem auf Galen und Oreibasios. Die Epilepsie findet in
den neurologischen Abhandlungen ausführlich Erwähnung − sie ist im zweiten
Band des Tetrablion (Sermo II, Kapitel 13−15) dargestellt:

4.2.1.1. Das Krankheitsbild: Galen lässt grüßen

Vor allem in der Erörterung der Ätiopathogenese der Epilepsie wird in der
Darstellung Aëtios' der Einfluss Galens spürbar. Wie dieser unterscheidet er
drei Arten von Epilepsie, denen alle die Beteiligung des Gehirns gemeinsam ist:
*„Die erste Art ist eine Affektion des Gehirns allein, bei der zweiten bestehen auch
Beziehungen zum Magenmunde. Selten aber ist die dritte Art, die von irgendeinem
Körperteile ausgeht und dann dem Kranken empfindbar zum Kopfe emporsteigt."*

Diese Einteilung lehnt sich somit eng an das von Galen gegebene Klassifikationsschema an (s. o.). Selbst die Darstellung Galens über das Krankheitsbild
eines epileptischen Knaben mit − heute so genannten − Jackson-Anfällen (ausgehend vom Unterschenkel des Patienten) und seine Theorien über einen vermuteten Wirkstoff, der − wie das Gift des Skorpions − von einer umschriebe-

nen peripheren Körperregion aus zum Gehirn gelangt und dort das epileptische Geschehen auslösen kann, finden sich fast wörtlich bei Aëtios, der diesen engen Bezug zu Galen auch freimütig einräumt.

Auf die Ursache epileptischer Anfälle geht Aëtios nur am Rande ein; als auslösende Momente führt er den übersäuerten oder überlasteten Magen (morbus conviv(i)alis − s. o.!) und eine „völlig ungeregelte Lebensweise" an, erwähnt jedoch, dass die Epilepsie auch ohne äußere Ursache entstehen könne.

Ausführlich legt Aëtios dar, wie die Diagnose einer Epilepsie bei einem Patienten zu sichern sei; er zählt „Mittel oder Stoffe" auf, die bei einem Epileptiker in der Lage seien, sofort einen Anfall zu provozieren: „Räuchern mit Erdharz (Bitumen), Gagatkohle (lapis gagates), Hirschhorn, Geruch und Essen der gebratenen Ziegenleber".

4.2.1.2. Akut- und Langzeittherapie

Wie viele Ärzte der Antike, so legt auch Aëtios bei der Beschreibung von Krankheitsbildern das Hauptgewicht auf die Darstellung therapeutischer Maßnahmen. In Kapitel 15 („Quae collabentes comitiales excitant" − „Was die gestürzten Anfallskranken anregt") führt er Methoden und Heilmittel an, die den bewusstlosen Anfallskranken reaktivieren können:

„Wenn du die große Zehe des Kranken an beliebiger Stelle ritzest und das herabrinnende Blut auf die Lippen des Bewußtlosen streichst, wird er sofort zum Bewußtsein kommen". Auch ein von Asklepiades mehr als 600 Jahre zuvor empfohlene „Akut-Therapeutikum" wird von Aëtios nachdrücklich empfohlen: *„Das Mittel ist bei allen Anfällen zu gebrauchen, indem man es in einer ehernen Büchse aufbewahrt und es an die Nase des Kranken bringt. Es hat folgende Zusammensetzung: Sagapenum (gummiartiger Saft einer Doldenpflanze), Pfeffer, Bibergeil, Bittermandeln, Saufenchelwurzel, Bärenklau, Galbanharz, Opobalsam mit etwas Essen gemischt zu Pastillen geformt"* [49]. Als weitere Maßnahmen während des akuten Anfallsgeschehens empfiehlt Aëtios, die „verkrampften und verdrehten Teile" anzubinden, sie einzusalben und gerade zu richten. In den aufgesperrten Mund soll man eine in Öl getauchte Feder einführen, um so Erbrechen zu provozieren, „damit die den Magen belastenden Säfte entfernt werden". Führen all diese Maßnahmen nicht zum Erfolg, so *„muß der sich selbst vertrauende, denkende Arzt (medicus confidenter cogens) die Kiefer (des Patienten) auseinanderziehen und Bibergeil einflößen in mit zyrenäischem Saft gemischtem Essig. Sind die Kranken zum Bewußtsein zurückgerufen, so gieße man in das Gesäß (per sedem) ein Dekokt von Tausendgüldenkraut mit Bergminze oder Osterluzei. Sind sie etwas zu Kräften gekommen, so purgiere man mit der Hiera picra Galeni aus Coloquinten."*

Ohne Zweifel steht Aëtios den humoral-pathologischen Thesen der gräko-romanischen Medizin sehr nahe. Dies wird auch bei der Darstellung der „Intervallsbehandlung" deutlich, also bei den therapeutischen Bemühungen, die das Auftreten künftiger epileptischer Anfällen verhindern sollen: Aderlass (alle 4 −

5 Tage!), Darmentleerung mittels Nieswurz und Koloquinte, Anwendung von Schröpfköpfen, Verabreichung von Niesmitteln und Nasenspülungen (narifuso-ria), „um den (überflüssigen) Schleim ... zu entleeren".

Als weitere Maßnahmen empfiehlt Aëtios: Baden, Kataplasmen aus gekoch-tem Brot mit Honigwasser auf den Kopf, Rasur des Kopfes und Einreibungen mit in Essig gelöstem Fenchelsaft, Senfpflaster und Genuss von „recht schar-fen Speisen".

4.2.2. Alexandros von Tralleis

Der Arzt Stephanos von Tralleis in Lydien (im westlichen Kleinasien) hatte unter seinen zahlreichen Kindern zwei Söhne, die aufgrund ihrer hervorragen-den Leistungen unsterblich wurden: Anthemios von Tralleis erbaute (unter Mitarbeit von Isidor von Milet) zwischen 532 und 537 die Hagia Sophia, sein Bruder Alexandros war einer der bedeutendsten Vertreter der byzantinischen Medizin.

Die Zuordnung Alexandros' zu den byzantinischen Ärzten ist zwar aufgrund des Inhalts seiner Werke gerechtfertigt, nicht jedoch aufgrund seiner Wirk-stätte: Nach einer langen Studienreise durch ganz Europa und Nordafrika lässt sich der Christ Alexandros in Rom nieder und kehrt erst im höheren Alter nach Konstantinopel zurück, wo er seine „Zwölf Bücher über die Medizin" verfasst. Eine Übersetzung seines griechisch geschriebenen Werkes ins Lateini-sche findet sich in der Collectio Stephani (Paris 1567), in die auch die lateini-sche Übersetzung von Aëtios' Tetrablion (s. o.) eingereiht ist. Die Epilepsie ist im 15. Kapitel des Liber I abgehandelt [49].

4.2.2.1. Das „Wesen der Krankheit"

Alexandros geht einleitend kurz auf die Eponymik der Epilepsie ein (die er selbst mit der griechischen Bezeichnung „epilepsia" belegt): „*Andere haben das Leiden als ‚morbus sacer' bezeichnet, weil das Gehirn etwas Heiliges und Erhabe-nes ist. Wieder andere sprechen von einem ‚herkulischen Leiden', weil es schwer und hartnäckig ist. Noch andere Namen gibt es, die man nicht alle aufzählen braucht, weil es wichtiger ist, sich dem Wesen der Krankheit zuzuwenden.*"

Auch Alexandros kennt diagnostische „Kniffe", die einen Epileptiker zweifels-frei als solchen erkennen lassen: „*Tauche den mit einem Ziegenfell bedeckten Kranken ins Meer, sofort wird er hinstürzen*"; oder „*wasche ihm den Kopf und räuchere seine Nase mit einem Ziegenhorn – er wird hinstürzen*".

Wie Galen (und Aëtios) beschreibt Alexandros drei Epilepsiearten: „Die Epi-lepsie, die vom Magen ausgeht, die von irgendeinem Körperteile bedingte Epi-lepsie" und die, „die von einem primären Kopfleiden ausgeht".

Zur „Magen-Epilepsie" führt Alexandros aus: „*Der Beweis, daß Epilepsie vom Magen ausgeht, liegt darin, daß im Magen häufig eine Unruhe und ein fres-*

sendes Nagen entsteht, und daß alsdann die Kranken das Nahen des Leidens fühlen und dadurch erregter werden ..."

Detailliert beschreibt Alexandros die Beobachtung, dass Kranke, deren Anfälle von „irgendeinem Körperteil" ausgehen, in der Lage sind wahrzunehmen, „wie sich die Ausbreitung des Leidens zu den oberen Körperteilen vollzieht"; sie können deshalb ohne weiteres voraussagen, dass ihnen ein Anfall bevorsteht!

Die Patienten, deren Epilepsie auf einem „primären Kopfleiden" beruht, sind nach Alexandros, allgemein leicht kenntlich, da sie an Schwere des Kopfes, Verdunkelung und Nebelbildung der Augen leiden und eine träge Empfindung haben".

Die beiden letztgenannten Epilepsiearten finden sich nach den Feststellungen Alexandros' vorzugsweise bei Kindern.

4.2.2.2. Diät: das Fundament der Behandlung

Für Alexandros ist die „geregelte Lebensweise", die „vernünftige Lebensführung", die Grundlage jeglicher therapeutischer (und prophylaktischer) Maßnahme. Insbesondere kommt in seinen Empfehlungen der Zusammensetzung der Nahrung eine entscheidende Bedeutung zu. Schon die Eigenschaften der Ammenmilch spielen bei der Therapie der Epilepsie im Kindesalter eine wichtige Rolle: *„Wir müssen Sorge tragen, dass die Milch der Amme gut und frei von Schlacken sei, denn alles, was fehlerhaft und grob ist, pflegt die Natur sehr zu behindern ... erweist sich die Milch als dünn, so gilt es, sie ein wenig dicklicher zu machen, ist sie zu dick, muß sie verdünnt werden ... Die Beschaffenheit darf weder zu dünn noch zu dick sein, noch von käsigem Charakter, denn solche Schäden pflegen vorzugsweise Krämpfe hervorzurufen ..."*

Auch bei der Behandlung der älteren Kinder und der „Menschen blühenden Alters" betreffen die diätetischen Vorschriften zur Epilepsietherapie vor allem die Nahrung. So stellt für Alexandros der Verzehr eines gut durchgebackenen Brotes eine wertvolle Hilfe gegenüber der Epilepsie dar: *„Festgebackenes Brot, das sehr gut aufgegangen ist, ... ist frei von Schlacken ... so gegessen verhindert es, daß die Dünste der Säfte zum Gehirn gelangen, was also einem Anfall vorbeugt."*

Weitere von Alexandros empfohlene Speisen sind Mangold, Malven, Mohrrüben, Lauch; außerdem das Fleisch von Haushühnern, Sperlingen und Turteltauben. Fettes Fleisch, Hülsenfrüchte, Kuchen und zu stark gewürzte oder gesalzene Speisen sind zu meiden, ebenso Wein, *„... weil nichts leichter einen Anfall auslöst, wie überhaupt allen Epileptikern unvermischter Wein gefährlich ist"*.

Körperübungen (allerdings nur vor dem Essen, „denn Körperübung nach dem Essen ist nicht nur dieser Krankheit sondern allen schädlich"), Abreibungen, Wandern, Reiten („zuerst in sanfter, dann in schnellerer Gangart"), Süßwasserbäder und Wassergüsse stellen weitere Empfehlungen dar, die Alexandros für anfallskranke Kinder und Erwachsene bereit hält. Und wie Aëtios beruft auch er sich auf die Erkenntnisse hippokratisch-galenischer Medizin, wenn er zur Purgierung, zu Brechmitteln und speicheltreibenden Stoffen rät, um die übermäßige Feuchtigkeit aus dem Körper zu treiben. Im Anschluss an die Beschreibung einiger Purgantien ergänzt Alexandros: *„Und ich habe viele gekannt, die durch eine derartige Purgation geheilt wurden. Wenn aber die Verderbnis der Säfte weiter beunruhigend bleibt und die Anfälle fortdauern, so soll man die von mir hergestellten Pillen anwenden, da ich etwas Wirksameres als sie nicht kenne. Ihre Mischung ist folgende: Von Aloe, Scammonia, Gummi, Kolloquinte, Bdellium (Harz der Weinpalme) je ½ Uncia*). Davon nimmt der Kranke je nach seinen Kräften 3 bis 4 bis 6 Scrupuli. Selbst noch mehr wird nicht schaden und sicher purgieren. Das Mittel wirkt nicht nur gegen die Epilepsie, sondern auch wie kein anderes gegen Schwindelanfälle und Gelenkentzündungen."*

Letztlich sollen all diese Maßnahmen dazu dienen, das gestörte Gleichgewicht der Körpersäfte wieder herzustellen − Alexandros steht (wie die meisten seiner zeitgenössischen Kollegen) mit seinen ätio-pathogenetischen Überlegungen und diätetischen Therapiemaßnahmen somit ganz auf dem Boden antiker Humoralpathologie.

Als „Anhang" zu seinen differenzierten diätetischen Empfehlungen zählt Alexandros noch eine Reihe von „Antiepileptika" auf, die von anderen Autoren eingesetzt werden. Er fügt − gewissermaßen entschuldigend − hinzu, dass er diese Mittel, die in ihrer „verborgenen Natur" von manchen für wirksam gehalten würden, nur aus „methodischen Gründen" erwähnt − es scheint jedoch festzustehen, dass auch Alexandros gelegentlich zu obskuren „Therapeutika" („naturales, quorum ratio haberi nequit" − Naturmittel, deren Wirkungsweise sich der Vernunft entziehen") greift, um den Wünschen mancher Patienten, die ihre Zuflucht zu abergläubischen Wunderkuren nehmen wollen, entgegenzukommen [177; 243]; eine seiner (ironisch gemeinten?) Empfehlungen lautet z. B.: *„Ein wunderbares Mittel! Zwei Steinchen, wie sie in zerschnittenen jungen Schwalben gefunden werden, das eine schwarz, das andere weiß, werden dem gestürzten Epileptiker aufgelegt. Sofort wird er sich aufrichten!"*

4.2.3. Paulos von Aigina

Als Alexandria im Jahre 641 von den Arabern besetzt wird, treffen sie dort auf Paulos von Aigina, der fortan Lehrer und Vorbild arabischer Ärzte wird − in ihm personifiziert sich die Verbindung zwischen griechischer und arabischer Medizin.

Paulos wurde 625 auf der Insel Aigina (in der Nähe von Epidauros) geboren und in Alexandria zum Arzt ausgebildet. Er betätigt sich vor allem auf dem Gebiet der Chirurgie und Geburtshilfe − von den Arabern erhielt er deshalb den ehrenden Beinamen „al kawabeli" (der Geburtshelfer). Wie Aëtios und Alexandros fasst er das medizinische Wissen seiner Zeit in einem enzyklopädi-

---

*) 1 „uncia" (ursprünglich ca. 30 g) hat 8 „drachmae", 1 „drachma" hat 3 „scrupuli"

schen Werk zusammen, das er „Hypomnema" (Erinnerungsschrift) nennt. Die Collectio Stephani (Paris 1567) enthält die lateinische Übersetzung der aus sieben Büchern bestehenden Schrift. Die Abhandlung über Epilepsie findet sich im 13. Kapitel des dritten Buches.

4.2.3.1. „Die Krankheit zieht sich lange hin"

Auch Paulos nimmt die Galenische Einteilung der Epilepsie nach den unterschiedlichen Ursprungsorten der Krankheit auf: Zum einen könne das Leiden seine Ursache im Gehirn haben – hierfür sei entweder eine „Überladung" mit Schleim oder mit schwarzer Galle verantwortlich; zum anderen sei aber die Möglichkeit gegeben, dass die Epilepsie vom Magen oder irgendeinem anderen Körperteil ihren Ausgangspunkt nähme. Neben Unterschenkel und Finger nennt Paulos dabei auch den Uterus schwangerer Frauen als Ursprungsort der Epilepsie und betont, dass sich dieses Leiden nach der Entbindung wieder beruhige. (Kein Zweifel also, dass Paulos, dem erfahrenen Geburtshelfer, die Eklampsie als Krankheitsbild bekannt war!)

Detaillierter als andere Ärzte der byzantinischen Medizin geht Paulos auf die Symptomatik der Epilepsie ein [49]: „*Bei den Epileptikern geht immer eine seelische und körperliche Unruhe den Anfällen voraus, auch Traurigkeit ... und ungeordnete Bewegungen der Zunge, die auch zuweilen zerbissen wird ... das Hinstürzen (ereignet sich) ganz plötzlich mit Krämpfen und unartikuliertem Schreien, ein Hauptzeichen ist der Schaum vor dem Munde ... Viele entleeren unfreiwillig Urin und Kot, zuweilen auch Sperma. Wenn zuweilen die Anfälle sehr heftig sind, so sind sie tödlich durch hartnäckige Verschlimmerung oder durch die Heftigkeit aller Symptome. Bei vielen zieht sich die Krankheit, wenn nicht eine passende Behandlung erfolgt, sehr lange hin, so daß sie bis zum Tode dauert, wenn sie nicht um die Pubertätszeit oder durch die monatliche Reinigung oder durch die Schwangerschaft verschwindet oder nach dieser Zeit geringer wird.*"

4.2.3.2. Therapie und Prophlaxe: Keine Exzesse!

Wie Alexandros verweist auch Paulos auf den häufig günstigen Spontanverlauf bei kindlichen Epilepsien; er erklärt dies damit, dass das Kind in seiner Entwicklung „bald zu einer galligeren und trockeneren Konstitution" gelange. Allerdings sei es in jedem Falle vorteilhaft, die Lebensweise entsprechend der Krankheit zu ändern – dies gelte in gleicher Weise für die erkrankten Kinder, wie für die sie stillenden Mütter bzw. Ammen.

Sollten nach der frühen Kindheit die Anfälle bestehen bleiben, so müsse man im Anfall „die verkrampften und verdrehten Glieder salben, anbinden und gerade richten, sodann in den aufgesperrten Mund einen Finger oder eine mit Irisöl getränkte Feder einführen, um den Schleim zu entfernen."

Als „Akuttherapeutika", die während des Anfalls eingesetzt werden können, führt Paulos Saufenchel, zyrenäischen Saft, Bimsstein, Zedernharz und Bibergeil an, außerdem könnten in hartnäckigen Fällen Senfpflaster, Schröpfköpfe und Klistiere zur Anwendung gelangen.

Zur „Intervallstherapie" empfiehlt Paulos Wasserkuren, Aderlässe, Purgierung, Bäder, Schröpfköpfe, Kataplasmen, Einreibungen, Skarifikationen und „Schleimentleerung durch Mund und Nase", außerdem die Phytotherapeutika Päonie (Pfingstrose), Sesel, Bärwurz und Osterluzei. Bei Anfällen, die von umschriebener Stelle ausgehen, sei es nützlich, „daß man den Teil, der das Symptom empfinden läßt, sei es Hand oder Fuß, vor dem Anfall mit einem Strick fest umschnürt". Paulos beschließt seine therapeutischen Empfehlungen mit folgenden Ratschlägen: *„Alle Kranken müssen sich zeitlebens hüten vor Magenüberladung, ... vor der übermäßigen Sonnenbestrahlung des Kopfes, ... vor dem Blick aus der Höhe in die Tiefe und ... vor Exzessen in Baccho et Venere."*

5. Persisch-arabische Medizin

5.1. Einleitung: Der Einfluss von Westen

Das alt-iranische Wissen über die Medizin ist im Widewdat (Wendidad), dem „Codex gegen die Dämonen" des Awesta, niedergelegt (s. o. Kap. 1.4.1.). Das alte Persien hat schon frühzeitig Kontakt mit den Nachbarkulturen, insbesondere mit der alt-indischen Kultur, aufgenommen. Vor allem nach der Zeitenwende kam es unter der Herrschaft der Sassaniden zu einem Austausch mit ägyptischen, hebräischen und griechischen Völkern und Kulturen, nicht zuletzt auch auf dem Gebiet der Medizin.

Auch im Hinblick auf die Epilepsie wurde das gräko-romanische Gedankengut – von byzantinischen Ärzten bewahrt, variiert und ergänzt – in der persischen Medizin zum Fundament ärzticher Anschauung und ärztlichen Handelns. Dieser Einfluss verstärkte sich nach der islamischen Eroberung im 7. nachchristlichen Jahrhundert – ja, die gräko-romanisch-byzantinische Medizin erlebte im arabischen Raum nochmals eine Blütezeit. Die Rolle der arabischen Medizin, insbesondere ihr Einfluss auf die Entwicklung der Medizin im Abendland, wird in medizin-historischen Abhandlungen oft stiefmütterlich behandelt – zu Unrecht! Die lerneifrigen Araber nahmen das medizinische Gedankengut, das sie in den Schriften der gräko-romanischen und byzantinischen Ärzte fanden, dankbar auf; sie sahen in ihren „westlichen" Kollegen Lehrer und Vorbilder, denen sie mit großer Ehrfurcht begegneten. Nicht zuletzt durch eine rege Übersetzungstätigkeit bewahrten sie viele bedeutende Medizinbücher für die Nachwelt und gaben die Inhalte antiker und frühmittelalterlicher byzantinischer Medizin, versehen mit eigenen Erfahrungen und Erkenntnissen, an das europädische Mittelalter weiter. Ohne diese Vermittlung der Araber wären dem Abendland bedeutende wissenschaftliche Werke der Antike verloren gegangen. Insbesondere waren es vier berühmte arabische Ärzte, die dieses für die damaligen Verhältnisse hoch-qualifizierte Medizin in Theorie und Praxis vertraten: Haly Abbas, Abulqasim, Rhazes und insbesondere Avicenna.

5.2. Die „Großen Vier"

Die arabischen Ärzte waren in ihren Anschauungen der humoral-pathologischen Sichtweise Hippokrates' verpflichtet, dies galt nicht zuletzt auch für die Epilepsie. Interessanterweise – aber vor diesem Hintergrund verständlich –

findet sich in der islamisch-arabischen Medizin dieser Epoche kaum ein Hinweis auf eine übernatürliche, z. B. dämonenbedingte Ursache der Epilepsie (Ausnahme: Abulqasim − s. u.).

5.2.1. Haly Abbas und Abulqasim

Ausführliche zusammenhängende Abhandlungen über die Epilepsie finden sich in der arabischen Medizinliteratur nur wenige. Immer wieder stößt man jedoch in den zahlreichen überlieferten Schriften, die zum größten Teil bereits im Mittelalter ins Lateinische übertragen wurden, auf verstreute Bemerkungen über diese Krankheit.

Eines der bedeutendsten Werke arabischer Medizin wurde von Haly Abbas (Ali Ibn Abbas al Magusi), einem Perser zoroastrischer Glaubenszugehörigkeit, der im 10. Jahrhundert lebte (gestorben 994), verfasst: Das „Königsbuch".

In dieser Schrift, die bis zur Renaissance wegweisend für arabische und europäische Gelehrte war, spielen die Überlieferungen aus Antike und byzantinischer Zeit eine entscheidende Rolle, doch fehlt es mitunter auch nicht an kritischer Auseinandersetzung mit den medizinischen Größen vergangener Jahrhunderte [214; 243].

Gerade in der Abhandlung über die Epilepsie wird der Einfluss Hippokrates' und Galen's deutlich: Wie die Vertreter der Humoral-Pathologie misst Haly Abbas dem Temperaturwechsel und einer Flüssigkeitsansammlung im Gehirn ein wichtiges krankheitsauslösendes Moment zu; allerdings sind nach der Ansicht Haly Abbas, nicht alle epileptischen Anfälle zerebralen Ursprungs: *„Et epilepsia alia ex cerebro fit, alia ex nervorum spasmo"* − wie es in der lateinischen Übersetzung seines Werkes heißt, womit gemeint ist, dass nicht nur das kranke Gehirn sondern auch eine „Verkrampfung" der (peripheren) Nerven Ursache für das epileptische Geschehen sein kann [226]. Wie Galen vertritt Haly Abbas die Ansicht, dass epileptische Anfälle das Resultat einer Obstruktion im Gehirn seien, die beispielsweise durch ein Trauma bedingt sein könne.

Auch ein Zeitgenosse Haly Abbas', Abulqasim (Abul Kassim Khalaf Ibn Abbas al Zahrawi; auch Abulkasin oder Albucassis genannt), gestorben 1013, beschäftigt sich − obwohl in erster Linie Chirurg − mit epileptologischen Fragen. Er zählt fünf Ursachen für die Epilepsie auf, wobei die ersten vier den bekannten humoral-pathologischen Vorstellungen entstammen, die fünfte jedoch irrationaler Provenienz ist: *„Causatur ex re extranea cuius modus ignoratur et dicitur quod est a causa demonum"* [1; 192] − hier wird also wieder der Glaube an Dämonen als Epilepsie-Verursacher lebendig!

Besonders bemerkenswert ist Abulqasims Beschreibung zweier Epilepsiekranker, deren Anfälle jeweils mit einer „Halluzination" eingeleitet wurden; einer der beiden Patienten gab dabei an, dass er jeweils vor dem Anfall eine schwarze Frau auf sich zukommen sehe; sobald sie nahe genug bei ihm sei, stürze er im Anfall zu Boden. Offensichtlich hat Abulqasim diesen halluzinatorischen Sinneseindruck (möglicherweise zutreffend!) als (visuelles) Aura-Geschehen gedeutet.

Therapeutisch schlägt Abulqasim übrigens als „ultima ratio" die bei arabischen Ärzten sehr beliebte Kauterisation vor, wobei er − der größte Chirurg des Mittelalters! − dem Glühen (mit einem Instrument aus Eisen − nicht aus Gold oder Silber!) den Vorzug gegenüber Ätzmitteln gibt (s. Abb. 3 im farbigen Bildabschnitt am Ende des Buches).

5.2.2. Rhazes

Der neben Avicenna größte arabische Arzt seiner Zeit war Abu Bakr Muhammad Ibn Zakarya ar Rhazi, genannt Rhazes (oder auch al-Râzi). Rhazes wurde um 860 in Ray geboren, nahe dem heutigen Teheran. Während seines Studiums war er Schüler des damals führenden medizinischen Lehrmeisters Alî Ibn Rabban al-Tabarî, des Autors der berühmten Schrift „Firdaus al-hekmat" („Paradies der Weisheit").

Rhazes war in seiner persischen Heimat zunächst als kunstfertiger Zitherspieler bekannt, später widmete er sich aber ganz der Medizin und erzielte in dieser Wissenschaft so große Erfolge, dass er als „Galen seiner Zeit" bezeichnet wurde. Rhazes hat wohl über 200 medizinische Abhandlungen geschrieben, von denen aber lediglich bei 37 die Autorenschaft des persischen Arztes zweifelsfrei ist. Sein bekanntestes Werk ist wohl „Das Buch des Al Mansur", das er dem Herrscher seiner Heimatprovinz Chorasan widmete.

Rhazes leitete nach dem Abschluss seiner Ausbildung zunächst ein Hospital in seinem Heimatort Ray, später übernahm er die Leitung des großen Bagdader Krankenhauses.

Nach Rhazes Tod (ca. 930) wurden seine Schriften von seinen Schülern in dem arabisch geschriebenen Werk „Kitâb al-Hâwi" zusammengefasst, das später unter der Bezeichnung „Continens" ins Lateinische übersetzt und in Europa bis weit ins Mittelalter hinein als das „klassisches Lehrbuch" galt.

Rhazes' eigene Erfahrungen mit Epilepsiekranken waren offenbar spärlich; in seinen Schriften finden sich lediglich drei Fallbeschreibungen mit symptomatischen und therapeutischen Hinweisen [231]:

Bei der ersten Patientin handelt es sich um eine „fette Frau von feuchter Beschaffenheit". Von Geburt an hat sie eine Parese, später gesellten sich epileptische Anfälle (șar' − s. Kap. 1.4.2.) hinzu. Rhazes betont, dass an der Diagnose kein Zweifel bestehen könne. Die therapeutischen Bemühungen beschreibt Rhazes wie folgt: *„Ich gab ihr eine starke Dosis eines geeigneten Abführmittels, um den Schleim zu vertreiben, und verschrieb ihr anschließend „tariâq".* Das von Rhazes hier verwendete „Theriak" (ein bereits in der Antike und später im Mittelalter häufig verwendetes Allheilmittel, ein geheimnisvolles Mixtum aus unterschiedlichen Substanzen) bestand aus vier Präparationen („Theriak von vier"), nämlich aus griechischem Enzian, Lorbeersamen, Myrrhe und Aristolochia (Osterluzei). Rhazes fügt am Schluss der Fallbeschreibung ehrlicherweise hinzu: *„Aber der Pharmazeut gab ihr statt dessen einen Nieren-baum-Extrakt (Acajou- bzw. Kaschubaum), und sie wurde vollkommen gesund."*

Beim zweiten Patienten handelte es sich um einen „dünnen Mann aus der Nachbarschaft", der seit der Kindheit an Epilepsie litt. Rhazes behandelte ihn mit Brechmitteln und einem Arzneitrank, der ihm seine schwarze Galle vertrieb. Danach war er anfallsfrei; allerdings, so beschreibt Rhazes detailliert, sei es nach einer durch eine Fischmahlzeit herbeigeführten Verdauungsstörung und durch den Genuss großer Mengen Alkohols zu einem Rezidiv gekommen, das aber durch die obige Therapie wieder behoben werden konnte.

Beim dritten Patienten, einem „robusten Buchbinder", wird zwar die Epilepsie kurz erwähnt, aber eine detaillierte Therapie nicht beschrieben.

In seinen Darlegungen beruft sich Rhazes im wesentlichen auf Hippokrates, so z. B. wenn er schreibt, dass Epilepsie auf einer Flüssigkeitsansammlung im Gehirn beruhe − dafür spreche schon die Tatsache, dass das Gehirn epilepsiekranker Ziegen, Schafe und Widder eine stinkende Flüssigkeit enthalte [181]: *„Cerebrum ... inveniretur plenum aqua fetidi odoris."*

Bezüglich der Behandlung scheute sich Rhazes nicht, neben den oben beschriebenen „Pharmakotherapeutika" auch abergläubische Praktiken zu empfehlen: *„Lapis alcalcal suspensus ad collum curat epilepsiam."* (*„Der am Hals getragene Alcalcal-Stein heilt die Epilepsie."*)

5.2.3.   Avicenna

5.2.3.1. Der Mann aus dem Osten

Abu Ali Hussein Ibu Abdullah Ibn Sina, genannt Avicenna, wurde im Jahre 980 bei Buchara, an der Ostgrenze der islamischen Welt, geboren. Er war Dichter, Philosoph, Jurist, Mathematiker, Astronom und Mediziner in einer Person, ein überaus begabter und umfassend gebildeter Mann. Er starb 57-jährig in Isfahan, „vollkommen aufgezehrt durch seine administrativen Aufgaben, seine wissenschaftliche Arbeit und seine fleischlichen Vergnügungen" [214].

Das medizinische Hauptwerk Avicennas, das „Quanun fit'tibb" („Gesetze der Heilkunst") ist im Abendland unter dem Titel „Canon medicinae" oder einfach „Canon" bekannt geworden. (Übersetzung aus dem Arabischen ins Lateinische von Gherardo von Cremona im 12. Jahrhundert.) Der Canon verband die hippokratische, die galenische und die „moderne" (arabische) Medizin miteinander.

5.2.3.2. Das dritte Buch des „Canon"

Dieses enzyklopädische Werk war bis ins 17. Jahrhundert an vielen europäischen Universitäten die „medizinische Bibel". Im dritten der insgesamt fünf

Bücher des Canon findet sich eine Abhandlung über die Epilepsie, die von „hippokratischem, mehr aber noch von galenischem Gedankengut" getragen ist. In die gräko-romanische Überlieferung integriert Avicenna aber seine eigenen Erfahrungen und Überlegungen.

Ätiopathogenetische Überlegungen

„*Die Epilepsie*", schreibt Avicenna [94], „*ist eine Krankheit, welche die beseelten Organe an den Tätigkeiten der Sinne, der Bewegung und des aufrechten Ganges hindert, welche nicht in Ordnung sind. Und das geschieht durch eine Blockade.*"

Wir begegnen hier also erneut der Theorie Galen's über die Obstruktion der Ventrikelpassage (s. Kap. 3.3.2.). Wie Galen sieht auch Avicenna als Ursache für eine solche Blockierung einen „Saft" (nämlich dickflüssigen Schleim) an, oder aber eine „Kontraktion des Gehirns". Und ebenso wie in den Theorien Galens spielt auch bei den ätio-pathogenetischen Überlegungen Avicennas eine „giftige Substanz" eine Rolle, die insbesondere durch das Eindringen in die vorderen Hirnkammern das epileptische Geschehen hervorrufen könne; bei der Entstehung der „Gift-Substanz" würden wiederum Hitze und übermäßige Schleimbildung (vor allem im Gehirn selbst) eine ausschlaggebende Rolle spielen [243]. Während Galen die Lokalisation epileptischen Geschehens vor allem im dritten und vierten Ventrikel sah, ist Avicenna der Meinung (s. o.), dass hier vor allem den vorderen Ventrikel-Anteilen eine ausschlaggebende Rolle zukäme: Dies sei daran kenntlich, dass im epileptischen Anfall vor allem Gesichtssinn, Gehör und Gesichtsmuskulatur befallen seien [226].

Avicenna unterscheidet bezüglich der Anfallsgenerierung zwei Epilepsieformen: Die eine entsteht im Gehirn selbst, die andere in den Nerven, die sich dabei im Hinblick auf ihre Länge kontrahieren, bzgl. ihrer Breite jedoch ausdehnen würden. Eine besonders schwere Form von Epilepsie sei mit Melancholie assoziiert, die den Patienten niederdrücken würde [231]. Die Kombination aus Melancholie (Saudâ) und Epilepsie (ṣarʻ) hat nach Avicennas Tod immer wieder zur Konfusion bezüglich der Begriffe und der unterschiedlichen Krankheitsbilder geführt – ein frühes Beispiel für die auch in der europäischen Medizin späterer Jahrhunderte immer wieder auftretende Unsicherheit, ob die Epilepsie nun als psychiatrische oder als neurologische Spezifität anzusehen sei.

Bereits Hippokrates war aufgefallen, dass die Epilepsie im Kindesalter besonders häufig aufzutreten pflegt. Avicenna bestätigte diese Beobachtung und nennt die Epilepsie aus diesem Grund auch „mater puerorum". Diese Namensgebung kommentiert über 600 Jahre später Ph. J. Schönfelder folgendermaßen: „*Der Fürst Avicen aber nenet diese Sucht ein Muetter der Knaben; ich will vil mehr gesagt haben ein Stieffmuetter in deme si so schädlich und grausamb mit ihren Kindern umbgehet*" [201]. Im Hinblick auf diese kindlichen Epilepsien empfiehlt Avicenna, Kinder prinzipiell weder lauten Geräuschen noch hellem Licht auszusetzen.

Behandlung

„Epilepsietherapeutisch" arbeitet Avicenna mit Kräutern und diätetischen Maßnahmen (unter Einschluss hygienischer Vorschriften), wobei er betont, dass es wichtig sei, ganz individuelle Therapien durchzuführen.

Im einzelnen empfiehlt Avicenna, ausgeprägte Hitze oder Kälte sowie schwere körperliche Anstrengungen vor oder unmittelbar nach den Mahlzeiten zu vermeiden. Wein sollte überhaupt nicht oder mit Wasser vermischt getrunken werden. Der persische Arzt empfiehlt außerdem, das Fleisch großer Säugetiere zu meiden und statt dessen das Fleisch der Ziege (aber nicht deren Leber!) zu essen, da dieses trockener sei und dem Prozess des Feuchtwerdens entgegenwirke. Sellerie sollte nicht verzehrt werden, da dieses Gewächs epileptische Anfälle provozieren könne, während z. B. Koriander günstig sei, weil er die Bildung von Dämpfen im Gehirn verhindere. Andere antiepileptisch wirksame Pflanzen seien Cardamom, Thymian, Pfingstrose, Seezwiebel. Dagegen sollten frische Früchte wegen ihres hohen Wassergehaltes gemieden werden, ebenso Nahrungsmittel, die Dämpfe hervorrufen könnten, die dann zum Gehirn zögen. An tierischen Produkten seien Kamelmilz, das koagulierte Blut des Wildhasen und Schildkrötenblut empfehlenswert.

Im Bereich der Hygiene empfiehlt Avicenna Waschungen mit lauwarmem oder heißem Wasser. Eine zu ausgedehnte Mittagsruhe sei schädlich; umgekehrt würde Schlaflosigkeit den Körper schwächen und die Akkumulation von Dämpfen im Gehirn (und damit die Anfallsentstehung − Anm. d. Verf.) begünstigen. Massagen von der Brust an abwärts oder körperliche Übungen würden die anfallsauslösende „giftige Substanz" (s. o.) vertreiben. Schröpfköpfe an den Schläfen und evtl. auch Kauterisation (s. die Empfehlung von Abulqasim!) könnten ggf. angewendet werden. Schließlich könnten auch Aderlass und Darmentleerungen (z. B. mittels Nieswurz) sinnvoll sein.

Nach einem Anfall sollte der Kranke möglichst erbrechen − das würde den Magen von unangenehmen Dämpfen befreien. Evtl. müsste das Erbrechen durch eine mit Öl getränkte Irisfeder (an die Lippen gehalten) ausgelöst werden. Dies sei aber − fügt Avicenna erklärend hinzu − wohl eher für mildere Epilepsieformen, ausgelöst in den peripheren Organen (bzw. deren Nerven − Anm. d. Verf.) und nicht für die „zerebrale Form" der Epilepsie geeignet.

Nach dem Tod Avicennas (1037) verlor die persisch-arabische Medizin immer mehr an Bedeutung und Eigenständigkeit, auch wenn sie in manchen medizinischen Schulen noch weiter gelehrt wurde (z. B. in Tabriz oder Isfahan). Bis ins 20. Jahrhundert finden sich in persischen Büchern und Lexika bezüglich der Epilepsie Hinweise auf Avicennas Schriften.

6. Das christliche Mittelalter

6.1. Einleitung: Der Rückfall

Mit der Beschreibung der byzantinischen und vor allem der persisch-arabischen Medizin haben wir − chronologisch gesehen − längst die Schwelle zum Mittelalter überschritten. Da sich aber Theorie und Handlungsweisen der diese Medizin vertretenden Ärzte ganz an die gräko-romanische, an die hippokratisch-galenische Sichtweise anlehnen, ist ihre Beschreibung im nahtlosen Anschluss an die Antike sicherlich gerechtfertigt.

Die Medizin − und damit auch die „Epileptologie" − des Mittelalters war von zwei wesentlichen Einflüssen bestimmt:

Zum einen blieb das Gedankengut der persisch-arabischen und damit der (von ihr tradierten) gräko-romanischen Medizin durch das gesamte Mittelalter, bis in die mit der Renaissance beginnende Neuzeit hinein wirksam; zum anderen gewann das religiöse Moment wieder deutlich an Boden: Unter dem Einfluss des Christentums wurden das Auftreten, das Ausbleiben oder die Heilung von Krankheit und Leid wieder eng mit übernatürlichen Kräften in Verbindung gebracht. Die Medizin kehrte im abendländischen Früh- und Hochmittelalter wieder unter den Eindruck der Priester zurück (Mönchsmedizin), aus deren Hände sie mehr als tausend Jahre zuvor unter großer Anstrengung antiker Ärzte entwunden worden war.

Zum anderen wurde Krankheit in erster Linie (wieder) als Strafe für sündiges Verhalten angesehen, galt als Folge von Hexerei oder Besessenheit − natürliche Vorgänge spielten als Ursache für gesundheitliche Störungen keine oder nur eine untergeordnete Rolle; die Macht zu heilen konnte nur bei Gott (Christus medicus) und seinen Heiligen liegen: „Therapeutische Maßnahmen" bestanden konsequenterweise vor allem in Opfer, Gebet, Sühne und Dämonen- bzw. Teufelsaustreibungen − „die Zeiger der Zeit waren ... um mehr als tausend Jahre zurückgedreht" [2; 185]. Und − auf unsere Thematik bezogen − könnte man hinzufügen: Die Epilepsie war wieder zu einer ‚heillosen Krankheit' geworden!

Neben der monastischen Medizin (Mönchsmedizin) blieb aber auch in dieser Epoche eine andere, eine rational geprägte medizinische Richtung spürbar, die ihren Einfluss allmählich immer weiter ausdehnen konnte; nicht zuletzt wurde er begünstigt durch das Konzil von Clermont (1130), das den Mönchen die Ausübung ärztlicher Tätigkeiten untersagte. Dies führte dazu, dass Medizin künftig nicht mehr in Klöstern sondern in „Schulen" (den neu gegründeten Universitäten) gelehrt wurde: Die „scholastische Medizin" nahm ihren Anfang!

Die Polarisation zwischen einer religiös-mystischen Betrachtungsweise naturhafter und medizinischer Themen, die der monastischen Denkungsart nahestand, und einer mehr rational-empirischen, die eher der scholastischen Lehre entsprach (dabei durchaus in bewusster Anlehnung an die antike, byzantinische und arabische Medizin), wurde im frühen und Hochmittelalter ganz besonders in Zusammenhang mit „unserer Krankheit", mit der Epilepsie also, deutlich.

Noch weit über das Ende der Mönchsmedizin hinaus beherrschten vor allem beim „einfachen Volk", bei den Betroffenen selbst und ihren Angehörigen, aber auch und gerade beim sog. Weltklerus, der sich teilweise als Bewahrer der untergegangenen Mönchsmedizin verstand, mystische, dunkle und abergläubische Gedanken über Verursachung und „Heilung" der Epilepsie die Vorstellungswelt.

6.2. Epilepsie im Neuen Testament der Bibel

Als Beweis dafür, dass die Epilepsie eben keine natürliche, sondern eine „dämonische" Krankheit war, galt dem gläubigen mittelalterlichen Christen das Neue Testament der Bibel.

6.2.1. Der „mondsüchtige Knabe"

Bei den drei Synoptikern, also bei den Evangelisten Matthäus, Markus und Lukas, wird jeweils ausführlich beschrieben, wie der „mondsüchtige" Knabe, an dessen Krankheitsdiagnose „Epilepsie" aufgrund der Symptomenbeschreibung kein Zweifel bestehen kann, von Christus geheilt wird – geheilt durch einen Exorzismus, durch eine Dämonenaustreibung [s. Abb. 5 im farbigen Bildanhang am Ende des Buches].

Die Beschreibung dieser eindrücklichen Szene haben bei den drei Evangelisten folgenden Wortlaut [25]:

Matthäus 17, 14 ff: *„Als sie zurückkamen, begegneten sie einer großen Zahl von Menschen. Da trat ein Mann auf ihn zu, fiel vor ihm auf die Knie und sagte: Herr, hab' Erbarmen mit meinem Sohn! Er ist mondsüchtig und hat schwer zu leiden. Immer wieder fällt er ins Feuer oder ins Wasser. Ich habe ihn schon zu Deinen Jüngern gebracht, aber sie konnten ihn nicht heilen. Da sagte Jesus: ... bringt ihn her zu mir! Dann drohte Jesus dem Dämon. Der Dämon verließ den Jungen, und der Junge war von diesem Augenblick an geheilt."*

Markus 9, 17 ff: *„Einer aus der Menge antwortete ihm: Meister, ich habe meinen Sohn zu Dir gebracht. Er ist von einem stummen Geist besessen; immer wenn der Geist ihn überfällt, wirft er ihn zu Boden, und meinem Sohn tritt Schaum vor den Mund, er knirscht mit den Zähnen und wird starr. Ich habe schon Deine Jünger gebeten, den Geist auszutreiben, aber sie hatten nicht die Kraft*

dazu. Da sagte er zu ihnen ... bringt ihn her zu mir! Und man führte ihn herbei.
Sobald der Geist Jesus sah, zerrte er den Jungen hin und her, so daß er hinfiel
und sich mit Schaum vor dem Mund auf dem Boden wälzte. Jesus fragte den
Vater: Wie lange hat er das schon? Der Vater antwortete: Von Kind auf; oft hat
er ihn sogar ins Feuer oder ins Wasser geworfen, um ihn umzubringen. Doch wenn
Du kannst, hilf uns; hab Mitleid mit uns! Jesus sagte zu ihm: Wenn Du kannst?
Alles kann, wer glaubt. Da rief der Vater des Jungen: Ich glaube; hilf meinem
Unglauben! Als Jesus sah, daß die Leute zusammenliefen, drohte er dem unreinen
Geist und sagte: Ich befehle Dir, Du stummer und tauber Geist: Verlass' ihn, und
kehr' nicht mehr in ihn zurück! Da zerrte der Geist den Jungen hin und her und
verließ ihn mit lautem Geschrei. Der Junge lag da wie tot, so dass alle Leute
sagten: Er ist gestorben. Jesus aber fasste ihn an der Hand und richtete ihn auf,
und der Junge erhob sich."

Lukas 9, 38 ff: *„Da schrie ein Mann aus der Menge: Meister, ich bitte Dich,*
hilf meinem Sohn! Es ist mein einziger. Er ist von einem Geist besessen; plötzlich
schreit er auf, wird hin und her gezerrt, und Schaum tritt ihm vor den Mund, und
der Geist quält ihn fast unaufhörlich. Ich habe schon Deine Jünger gebeten, ihn
auszutreiben, aber sie konnten es nicht. Da sagte Jesus: ... Bring Deinen Sohn
her! Als der Sohn herkam, warf der Dämon ihn zu Boden und zerrte ihn hin und
her. Jesus aber drohte dem unreinen Geist, heilte den Jungen und gab ihn seinem
Vater zurück. Und alle gerieten außer sich über die Macht und Größe Gottes."

Die Beschreibung der Anfallssemiologie bei dem „mondsüchtigen" Knaben
(„morbus lunaticus" der Römer – s. o.!) lässt an der Epilepsie-Diagnose in der
Tat keinen Zweifel: Schrei, Sturz, Hypersalivation („Schaum vor dem Mund"),
Tonuserhöhung („er wird starr"), Kloni („zerrt ihn hin und her"), die lange
Dauer der Krankheit („von Kind auf") und die immer wiederkehrenden Attacken („fast unaufhörlich", „immer wieder") lassen die Diagnose einer Epilepsie
mit rezidivierenden Grand mal-Anfällen stellen.

Auch die Ätiologie wird dem Bibelleser zweifelsfrei mitgeteilt: Ursache der
schlimmen Erkrankung ist ein böser Geist, ein Dämon, und so erscheint es
logisch, dass die Heilung nur durch die Vertreibung des bösen Krankheitsver-
ursachers erfolgen kann, durch einen Exorzismus.

Nicht zuletzt aufgrund dieser Bibeltexte war die Krankheitsbezeichnung
„morbus daemonicus" (dämonische Krankheit) für die Epilepsie im Mittelalter
weit verbreitet [193].

6.2.2. Der heilige Paulus: „Mit den Fäusten geschlagen"

Die Schilderung eines weiteren dramatischen Ereignisses im Neuen Testament
hat die Vorstellung des mediävalen Christen über das Krankheitsbild der Epilepsie geprägt – und ebenfalls zu einer besonderen Namensgebung für dieses
Leiden geführt; gemeint ist das sog. Damaskus-Erlebnis.

In der Apostelgeschichte (Kapitel 9, Vers 33 ff) beschreibt der Evangelist Lukas die Bekehrung des Christenverfolgers Saulus, des späteren Völkerapostels Paulus, wie folgt [25]:

„Unterwegs aber, als er sich bereits Damaskus näherte, geschah es, daß ihn plötzlich ein Licht vom Himmel umstrahlte. Er stürzte zu Boden und hörte, wie eine Stimme zu ihm sagte: Saul, Saul, warum verfolgst Du mich? Er antwortete: Wer bist Du, Herr? Dieser sagte: Ich bin Jesus, den Du verfolgst. Steh auf und geh in die Stadt; dort wird Dir gesagt werden, was Du tun sollst. Seine Begleiter standen sprachlos da; sie hörten zwar die Stimme, sahen aber niemanden. Saulus erhob sich vom Boden. Als er aber die Augen öffnete, sah er nichts. Sie nahmen ihn bei der Hand und führten ihn nach Damaskus hinein. Und er war drei Tage blind, und er aß nicht und trank nicht."

Der plötzliche halluzinatorische Sinneseindruck, der jähe Sturz, die zunächst reglose Position auf dem Boden, dann aber wieder das selbständige Aufstehen – diese Symptomenkombination hat schon im Mittelalter die Vermutung aufkeimen lassen, dass es sich bei dieser Attacke möglicherweise um einen epileptischen Anfall gehandelt hat. Auch die sich anschließende mehrtägige Blindheit des Gestürzten lässt sich zwanglos in ein epileptisches Geschehen einordnen: Die iktale und/oder postiktale Amaurose, also die im oder nach dem Anfall auftretende Blindheit, die Sekunden, Minuten, Stunden oder auch einige Tage anhalten kann, ist für ein epileptisches Geschehen, das im Bereich des Sehzentrums (im hinteren Pol des Großhirns) seinen Ausgang nimmt, nicht ungewöhnlich. Dazu würde auch die optische Halluzination am Beginn des Anfalls („ein Licht vom Himmel") passen.

In seinen Briefen gibt Paulus selbst gelegentlich diskrete Hinweise auf eine „körperliche Schwäche", die möglicherweise auf eine chronische Krankheit hinweisen; im 2. Korintherbrief heißt es beispielsweise (Kapitel 12, 7): *„Und damit ich mich ... nicht überhebe, wurde mir ein Stachel für das Fleisch gegeben, ein Satansengel, auf dass er mich mit Fäusten schlage ..."* Im Galaterbrief beschreibt Paulus nochmals den geschwächten Zustand seines Körpers (Kapitel 4, 13 f.): *„... und Ihr habt die Versuchung, die bei meinem körperlichen Zustand für Euch bestand, wohl stark empfunden, aber doch nicht ausgespieen vor mir ..."* In der Antike war es, wie wir bereits gehört haben (s. Kap. 3.5.) durchaus üblich, vor Epilepsiekranken auszuspucken („morbus insputatus: Krankheit, vor der man ausspuckt"). Als Krankheitsverursacher wird von Paulus selbst ebenfalls ein „Wesen", ein böser Geist, angenommen; der Völkerapostel nennt ihn „Satansengel", der ihn „mit Fäusten schlägt" – Hinweis auf Kloni während des Anfallsgeschehens? Vor allem die englischen und irischen mittelalterlichen Christen, die eine besonders große Affinität zu Paulus hatten, waren von der Epilepsie des Völkerapostels so überzeugt, dass sie die Krankheit – bis auf den heutigen Tag – als „Saint Paul's disease" bezeichneten.

Die Bibelstellen, die zweifelsfrei oder vermutlich die Epilepsie behandeln, hatten für den gläubigen mediävalen Christen zwei Konsequenzen – zum einen war die Ursache des Leidens eindeutig, nämlich böse Geister oder Dämonen, an deren Stelle später auch Hexen oder „Menschen mit dem bösen Blick" traten; zum anderen konnte Heilung nur durch Gott (oder durch von ihm legitimierte Heilige) erfolgen, denn nur ER, der „Christus medicus", hatte die Macht, den Einfluss der bösen Geister (als Strafe, Sühne, Buße oder mahnenden Anruf) zuzulassen oder zu beenden.

6.3. Anmerkung: Die heiligen Fürsprecher

Opfer, Gebet, Sühne sowie Dämonen- und Teufelsaustreibungen (Exorzismen) waren folglich die eingesetzten „Epilepsie-Behandlungsmethoden" im christlichen Mittelalter. Großes Vertrauen hatte man auch in die Fürsprache der Heiligen bei Gott. In der Tat: Für kaum eine andere Krankheit wurden im Mittelalter so viele Heilige als zuständig erachtet wie für die Epilepsie, die „schedelnde Gottesstraf". (Nur für die Pest standen noch mehr „spezialisierte Heilige zur Verfügung!) Unter den mehr als 40 namentlich genannten „Epilepsieheiligen" war der Heilige Valentin, der im 3. Jahrhundert – nach seiner Bekehrung zum Christentum – Bischof von Interamna (dem heutigen Terni in Umbrien) war und um das Jahre 270 in Rom den Märtyrertod starb, der bekannteste und der am meisten angerufene. (Später ging das Patronat auch auf den Heiligen Valentin von Passau oder Rätien über, der im 5. Jahrhundert als missionierender Wanderbischof in der Region zwischen der Donau und den Alpen unterwegs war und 470 in Meran starb.) Ob das Valentin-Patronat auf der lautlichen Verwandtschaft des Heiligen-Namens mit dem Wort „fallen" beruht (wie Luther vermutet hat [100], und was auch durchaus mittelalterlicher Denkungsart entsprechen würde!), oder aber auf einer Begebenheit aus der Valentin-Legende (der Bischof soll den anfallskranken Sohn eines römischen Rhetors geheilt haben), lässt sich heute nicht mehr verifizieren; sicher ist aber, dass die Epilepsiezuständigkeit des Heiligen Valentin eines der ältesten und dauerhaftesten Patronate der christlichen Kirche ist – dieses Epilepsie-Patronat ist bereits für die Zeit vor 800 belegt! (s. Abb. 6 im farbigen Bildanhang am Ende des Buches.) Valentin trug auch zur mittelalterlichen Namensgebung (Eponymik) der Fallsucht bei: Mit ‚morbus Sancti Valentini', ‚Valentins Krankheit', Sankt Veltins Gebresten' oder ‚Valentins Rache' war immer die Epilepsie gemeint!

Im mediävalen Mitteleuropa gab es zwei sehr bekannte Wallfahrtsorte, die dem Heiligen Valentin geweiht waren, und die von Anfallskranken häufig besucht wurden: Rufach im Oberelsass [221] und Kiedrich im Rheingau [92].

Andere wichtige mittelalterliche „Fallsucht-Patrone", die teilweise bis in die Neuzeit hinein verehrt und um Hilfe bei Epilepsie angefleht wurden, waren u. a. die hll. Johannes, Cornelius, Veit, Christophorus, Ägidius, Germanus, Sebastian sowie die hll. Anastasia und Walburga. Auch die Heiligen Drei Könige wurden als „Fallsucht-Heilige" angerufen – und zwar mit der recht banalen Begründung, dass sie vor dem Jesus-Kind „niedergefallen" seien. („Drei-Königs-Zettel" – kleine Papierstreifen, die mit den Namen der Heiligen Drei Könige und einem Bittgebet versehen waren – wurden vor allem von anfallskranken Kindern um den Hals getragen.)

Die Macht, durch Fürsprache bei Gott vor Krankheiten bewahren zu können, ging im Mittelalter von den Heiligen auch auf zahlreiche weltliche Herrscher über, wobei sich einige Könige zu richtigen „Spezialisten" für bestimmte Krankheiten entwickelten; so wurde z. B. Ladislaus I. von Ungarn (um 1040–1095) eine besondere Macht gegenüber der Epilepsie zugesprochen [30; 193].

Während in der heutigen Zeit für Heilungen durch weltliche Herrscher kein Platz mehr ist, werden die christlichen Heiligen auch noch in unseren Tagen angerufen und um Fürsprache bei Gott gebeten. So findet beispielsweise immer noch jedes Jahr – „am Sonntag nach der Oktav von Mariä Himmelfahrt" – eine große Wallfahrt zum Heiligen Valentin nach dem bereits erwähnten Kiedrich statt.

6.4. Die scholastische Medizin

Die scholastische Medizin konnte sich, obwohl sie überwiegend „rational" ausgerichtet war, vom Einfluss der monastischen Medizin nicht ganz freimachen, zumal der Lehrkörper an den neuen „Schulen" (Universitäten) zunächst von Mitgliedern des „Weltklerus" (also von Geistlichen außerhalb der Klostermauern) gebildet wurde. Dennoch waren es in erster Linie die Überlieferungen und Schriften der hippokratisch-galenischen, byzantinischen und persisch-arabischen Medizin, die das Fundament der scholastischen Lehre bildeten.

Dies galt nicht zuletzt auch für die Anschauungen bezüglich der Epilepsie – sowohl im Hinblick auf ihre vermutete Ursache als auch bezüglich der therapeutischen Bemühungen. So lehnte sich z. B. einer der bedeutendsten mittelalterlichen Ärzte, Arnold von Villanova (1235–1312) sehr eng an die humoralpathologischen Ideen Hippokrates' an, wenn er z. B. die Ansicht vertrat, dass das Gehirn, Ausgangspunkt des epileptischen Geschehens, ein kaltes und feuchtes Organ und deshalb in seiner Funktion von den Mondphasen abhängig sei.

Letztlich hat die mittelalterliche Medizin wenig Neues geschaffen, sie hatte – wie Stephen d'Irsay es ausdrückte (Zitat nach [2]) – „ihren Mittelpunkt nicht in Laboratorien oder Krankenhäusern sondern in Bibliotheken".

6.4.1. Ein Epilepsiekapitel im ersten pädiatrischen Lehrbuch

Ein Beispiel für das kompilatorische medizinische Denken und Vorgehen im Mittelalter stellt das erste ausschließlich pädiatrischen Themen gewidmete Buch „Libellus de Egritudinibus Infantium" von Paulus Bagellardus dar, das 1472 in Padua in Druck ging [167; 192]. In diesem ersten pädiatrischen Lehrbuch findet sich auch ein Kapitel über Epilepsie (Übersetzung des lateinischen Textes durch A. Mauch [168]):

„Die Epilepsie ist eine Krankheit, die die beseelten Glieder an sensibler und motorischer Tätigkeit behindert, weil die Hirnventrikel und die sensiblen und motorischen Bahnen des Spiritus verstopft sind. Die Krankheit entsteht durch Furcht, Schrecken oder dergleichen. Sie befällt die Kinder gleich nach der Geburt oder in frühester Jugend. Ist sie angeboren, so heilt sie kaum einmal aus, auch nicht mit dem Wechsel der Jahreszeiten, der Wohngegend oder wenn das Kind älter wird... Leidet der Säugling seit seiner Geburt an Epilepsie, will er in der Wiege keine Nahrung zu sich nehmen, dann muß die Amme in sechs nicht natürlichen Dingen Vorschriften befolgen: Sie soll sich vor schlechter Luft hüten, sie soll alle Speisen vermeiden, die den Schleim vermehren, z. B. Fische, jegliche Milch, die mit Sahne angemacht ist, grobes Fleisch, schweren Wein, gewisse Gemüse wie Knoblauch oder Zwiebeln, überhaupt alle Gemüse außer saurem Ochsenzungenkraut, weiter Gurkenkraut, Essig und alle blähenden Sachen. Dagegen nehme sie Kalb- oder Böckchenfleisch, kastrierte Rebhühner und Fasanen. Eier soll sie ausschlürfen. Die Ammenmilch muß überwacht werden..."

Im weiteren Verlauf der Abhandlung geht Bagellardus auf therapeutische Maßnahmen ein:

„Die meisten sind der Ansicht, daß ein Smaragd, am Halse aufgehängt, die Epilepsie heilt. Auch die Päonie (Pfingstrose) am Halse aufgehängt, soll die Wurzel und den Samen der Epilepsie vertreiben. Das ist wahr und hat sich bewährt. In gleicher Weise versichern einige Verfasser: Wenn man ein Stachelschwein oder einen Igel verbrennt und ein wenig von dem Pulver zum Trinken eingibt, das vertreibt auf einmal die Epilepsie. Andere Glaubwürdige versichern, daß das Holz eines Kreuzes ... die Epilepsie und jeden Schwindel vertreibt, wenn man es am Halse trägt. Das am meisten erprobte Mittel ist der große Theriak (altes Allheimittel, s. o. – Anm. d. Verf.) *oder die Thyriaca des Andromachus* (Arzt Kaiser Neros – Anm. d. Verf.), *vermischt mit Frauenmilch und etwas Zucker. Schrecken und Lärm können die Krankheit herbeiführen und müssen daher älteren Kindern ferngehalten werden."*

Es fällt nicht schwer, in diesen Darstellungen viele Anschauungen der Humoralpathologen (insbesondere Hippokrates' und Galens, aber auch der arabischen Ärzte Rhazes und Avicenna) wiederzufinden – so z. B. wenn die Ansicht geäußert wird, bei der Epilepsie seien „die Hirnventrikel verstopft", oder wenn die Empfehlung ausgesprochen wird, Speisen zu meiden, „die den Schleim vermehren". Auch der von Bagellardus gegebene therapeutische Ratschlag, einen wertvollen Stein am Hals zu tragen, findet sich bereits bei Rhazes. (s. Kap. 5.2.2.).

6.4.2. Das „vergicht"

Nachdem Latein das Griechische um 500 n. Chr. als Sprache der Wissenschaft abgelöst hatte, wurden medizinische Lehrbücher bis in die zweite Hälfte des 15. Jahrhunderts hinein ausschließlich in lateinische Sprache geschrieben. Aber noch bevor Paracelsus als erster bedeutender Arzt und Naturforscher seine

Vorlesungen in „vulgärer" Sprache und all seine wissenschaftlichen Schriften
in Deutsch abfasste (s. später), erschien bereits im Jahre 1473 das Büchlein
„Ein Regiment der jungen kinder" von Bartholomäus Mettlinger (gelegentlich
auch „Metlinger" geschrieben), einem praktischen Arzt aus Augsburg (gestorben 1491); mit dieser ersten Ausgabe (bis 1550 folgten weitere dreizehn!) lag
die erste deutschsprachige pädiatrische Monographie vor [94; 167; 168; 192]

Das dem Grafen Rudolf von Hohenburg gewidmete, 27 Blätter umfassende
Werk trägt den Untertitel: „Wie man sy (gemeint sind ‚die Kinder' − Anm. des
Verf.) halten und erziechen sol von irer gepurt biss sy zu iren tagen kōmen"
und ist in vier Kapitel untergliedert. Der Autor beruft sich insbesondere auf
Galen, Avicenna, Averroes (spanisch-arabischer Arzt und Philosoph, 1126−
1198), Constantin (mit diesem Namen sind die beiden arabischen Ärzte Isaac
Israeli und Haly Abbas gemeint, deren Schriften von dem Benediktinermönch
Constantinus Africanus [gest. 1087] ins Lateinische übersetzt worden waren)
und Rhazes.
   Die Kapitel 1, 2 und 4 beschäftigen sich vorwiegend mit der Pflege und
Ernährung des Säuglings und der körperlichen und geistigen Entwicklung sowie der Diätetik des älteren Kindes (bis zum 7. Lebensjahr). Im dritten Kapitel
wendet sich der Autor den 25 häufigsten Erkrankungen im Kindesalter zu −
u. a. geht er auf Masern, Pocken, Diarrhö, Obstipation, Ikterus, Wurmerkran-
kungen, Hydrocephalus und Krampfleiden ein.
   Gerade auf das letztgenannte Thema − auf die Epilepsie, das „vergicht" −
richtet Mettlinger sein besonderes Augenmerk; er schreibt einleitend [155]:
   „Vergicht in kinden ist der hinfallent siechtumb und küpt kind an in zweierley
weiß. Eintweders sobald uñ die frucht an die welt geporn wirt od uber etlich zeit
darnach. Des ersten ursach mag sein unordenlicheyt der müter die dz kind tregt
so sy ir keinerlein abpricht in gelüsten es sey gůt oder beß od pledikeyt im wesen
des haubtes der frucht. welliches küpt zů zeyte auß einflüß des gestirn. so aber
vergicht kinden kupt nach der gespurt, so ist ursach arg milich der segamen. od
dz man es unordenlich segt. als zů einem mal wenig zů de andern mal vil, od dz
man im mer gibt dann es erzeugen od verdeüen kan auch schricken vorcht uñ
unbehütnuss der kinder. Nun ist ze wissen wenn vergicht kumpt yn kinden so bald
uñ sy an die welt geporn werden, so sterbent sy gewonlich."
   Mettlinger unterscheidet also eine Epilepsieform, die sich unmittelbar nach
der Geburt in Anfällen äußert, von einer zweiten, die erst „etlich zeit danach"
in Erscheinung tritt. Als Ursache für die erste (gefährlichere) Form gibt der
Autor mangelnde Sorgfalt der Mutter während der Schwangerschaft an oder
aber eine Entwicklungsstörung im „haubte" („pledikeyt") des ungeborenen
Kindes; diese wiederum entstehe unter dem Einfluss der Gestirne. Die Epilepsieform, die erst einige Zeit nach der Geburt zu erkennen ist, hat − so Mettlinger − ihre Ursache in der schlechten Milch der Säugamme oder in einem feh-
lerhaften Stillverhalten (zu viel oder zu wenig Milch). Auch Vernachlässigung

der Kinder oder (zu) starke Gemütsbewegungen wie Furcht und Schrecken könnten eine solche (post-partale) Epilepsie verursachen.

Mettlinger geht im weiteren Verlauf seiner Ausführungen auf therapeutische Maßnahmen ein, die so früh wie möglich angewandt werden sollen, um das Kind dadurch und mit „der Hilfe Gottes" von dieser Krankheit zu bewahren [94]; insbesondere empfiehlt der Autor „latwerge", eine breiartige Arznei aus Pulver und Pflanzenmus (oder Sirup), dem u. a. „zucker bolermo" (armenische Siegelerde) und Mandelöl zugesetzt werden sollen − „sollicher latwerge geb man dem kind auch sunst oft ein zwüschen essen und dem segen ein stund vor und nach". Außerdem sei es empfehlenswert, das Kind in einem ruhigen und abgedunkelten Raum zu belassen und es immer nur kurze Zeit (dafür mehrmals) zu stillen − „so würt es behüt". Schließlich soll man das Kind morgens im Bereich der Fontanelle („da in die hirnschal offen ist") einsalben − „mit einem teil camillenöl und halb teil mastixöl". Schließlich sei es vorteilhaft, dem Badewasser des kranken Kindes Kamille zuzusetzen „und nach dem bad salb man sein mäglin mit mastix und süß mandelöl".

Dass Bartholomäus Mettlinger in seinen therapeutischen Empfehlungen trotz seiner überwiegend naturalistischen Überlegungen auch zu mystischen Vorstellungen neigt, zeigt folgender Ratschlag, der sich in ähnlicher Weise auch bei Bagellardus findet (s. o.): „An den Hals soll man ihm Päonienwurzeln oder einen Smarargd hängen."

Als vorbeugende Maßnahme empfiehlt Mettlinger den stillenden Müttern und Ammen, „sich möglichst ordentlich und vernünftig zu halten" und vor allem auf den Genuss von Äpfeln zu verzichten. Hinsichtlich der Prognose der kindlichen Epilepsie beruft sich Mettlinger auf Hippokrates; „Sollich krancheit verendrend sich und verlassend kind, so in ir natur wechst, als frauwen bilden die prust und mans bilden den bart. Wann aber sollich kranckheit umb 25. Jar begreift, dem hangt es gewönlich sein leptag an" [94; 155].

6.5. Eponymische Anmerkung

In Mettlinger's Schrift begegnet uns erstmals der volkstümliche Begriff „vergicht" als mittelalterliche Epilepsiebezeichnung. In anderen schriftlichen Zeugnissen aus dieser Zeit finden sich die Fallsuchtsynonyma „Gicht, Gegicht, Gichter". Vieles spricht dafür, dass der Ausdruck „gicht" seinen Ursprung im Althochdeutschen „gihido" hat, das mittelhochdeutsch zu „giht" bzw. „vergiht" (später: „vergicht") wird und am besten mit „Besprechung" oder „Verzauberung" in die heutige Sprache zu übersetzen ist [135; 136]. Die „Gicht" wäre also demnach eine „angesprochene, angehexte oder angezauberte" Krankheit − ein (Aber-)glaube, der sich gut in die europäische mittelalterliche Anschauung, aber auch in extra-europäische Vorstellungen bis in unsere Zeit hinein (z. B. Afrika, Südamerika, Indonesien) bezüglich Krankheitsursache (und Krankheitsbeseitigung!) einfügt.

Aus „vergicht" entwickelte sich die verkürzte Form „fricht" − das „fricht
krigen" bedeutete in mittelalterlicher Zeit „in Krämpfe fallen".

Allerdings war der Begriff „gicht" (bzw. „vergicht") im Mittelalter keineswegs auf das Krankheitsbild der Epilepsie beschränkt − auch andere Krankheiten und Gebrechen, deren Ursache dem Menschen völlig unklar war oder
gar geheimnisvoll erschien, wurden mit dieser Vokabel gekennzeichnet (z. B.
Darm-, Fuß- oder Hirn-Gicht). Wenn sich der Begriff auf ein epileptisches
Leiden bezog, so wurden zur näheren Kennzeichnung oft beschreibende Adjek-
tive hinzugesetzt: stille Gichter (epileptische Anfälle ohne dramatisches Erscheinungsbild), kreischende oder schreiende Gichter, tobende Gichter [193].

Die Pluralform „Gichter" engte sich bald auf die epileptischen Anfälle bei
Kindern ein. Bis auf den heutigen Tag werden vor allem im badischen und
bayrischen Süden Deutschlands kindliche Fieberkrämpfe mit dem Begriff
„Gichter" oder dem Diminutivum „Gichterle" versehen.

Ein anderer, ebenfalls in südlichen deutschsprachigen Regionen bis auf den
heutigen Tag gebrauchter mittelalterlicher Epilepsie-Name ist „Frais". Fraisen
sind vor allem in Bayern und Österreich auch heute noch ein Synonym für
epileptische Anfälle im Säuglings- und Kleinkindesalter. „Fraisen-Utensilien"
sind (geweihte) Gegenstände, mit deren Hilfe kleine Kinder vor epileptischen
Anfällen verschont oder von ihnen befreit werden sollen: Fraisen-Mütze, Frai-
sen-Kreuze, Fraisen-Briefe, Fraisen-Garn, Fraisen-Uhr, Fraisen-Schlüssel …
[193].

Etymologisch steht das Wort möglicherweise im Zusammenhang mit dem
gotischen Wort „fraisan" (Gefahr bringen), von dem sich althochdeutsch
„freisa" (Gefahr) und mittelhochdeutsch „vreise" (Furcht, Schrecken) ableiten
[100].

Andere deutsche Epilepsiebezeichnungen im Mittelalter, deren sprachlicher
Inhalt auf die Not und Furcht hindeuten, die diese Krankheit für den Betroffenen und seine Familie mit sich brachte, waren beispielsweise: „Jammer, große
Plag, Ungelücke, hohe Noth, böse Kranckheit, schwäres Gebrechen" (s. Abb. 1
im farbigen Bildanhang am Ende des Buches).

Mitunter kam dem deutschen Krankheitsbegriff auch ein deskriptives Moment zu: „Schlagender Jammer, stürzende Seuch, (Hin-)fallender Siechtag,
Bodenkrampf-Gicht" [193].

Neben diesen emotional begründeten oder symptomorientierten Bezeich-
nungen wurden von den Betroffenen nach wie vor die von den Patronaten der
Heiligen bestimmten Fallsuchtbezeichnungen benützt (Valentins Krankheit,
Johannes-Übel, Cornelius-Siechtum usw. − s. o.).

Die „medizinische Fachsprache" des Mittelalters war überwiegend durch
lateinische Begriffe geprägt: morbus caducus, comitialis, lunaticus, sacer und
epilepsia. Noch im Jahre 1687 überschrieb W. Wedel seine wissenschaftliche
Arbeit über die Epilepsie mit dem Titel „De morbo insputato" („Über die
Krankheit, vor der man ausspuckt" [241]).

7. Epileptologie in der Renaissance-Zeit

7.1. Einleitung: Zeit des Übergangs

Die abendländische Neuzeit setzt mit einer geschichtlichen Periode ein, die wir heute als ‚Renaissance' bezeichnen (‚Wiedergeburt' – gemeint ist das Wieder-Aufleben antiken Gedanken- und Kulturguts). Als Bindeglied und Übergangs-zone zwischen zwei Epochen war sie eine Zeit des Widerspruchs, in der sich revolutionäre Ideen der beginnenden Neuzeit mit dem Haften am überkomme-nen Gedankengut des Mittelalters mischten. Es war aber auch die Zeit hoher und höchster menschlicher Leistungen, z. B. im Kunstbereich, der von zahlrei-chen genialen Künstlern geprägt wurde: Hieronymus Bosch, Michelangelo, Le-onardo da Vinci, Albrecht Dürer, Lucas Cranach, Raffael ...

Nicht zuletzt war die Zeitenwende im Bereich der Medizin augenfällig:

„Von allen Wissenschaften gelangte in der Renaissance die Medizin zur höchs-ten Blüte" [55].

Zu dieser fast euphorischen Aussage passt, dass die Humanisten, die „geisti-gen Träger" der Renaissance, die in ihrer Rückbesinnung auf die Kunst, Litera-tur und Philosophie der Antike dem rationalen Denken wieder die Priorität gegenüber den religiös-mystischen Vorstellungen geben wollten, sich zuneh-mend auch für die Krankheiten interessierten, die in den vorausgegangenen Jahrhunderten als „unerklärlich, überirdisch, als Heimsuchung, Strafe und un-beeinflussbare Geissel Gottes" angesehen worden waren. Es war ihr Bestreben, Tatbestände und Ereignisse, die als „Wunder, Fluch, Hexerei oder Gottes-strafe" angesehen wurden, verstandesmäßig zu deuten. Doch es war auch eine Zeit der Gegensätze: Der Glaube an Dämonen und Hexen (und daraus resultie-rend die furchtbaren Hexenverfolgungen), obskure Heilpraktiken, Beschwö-rungen und abergläubische Vorstellungen waren überwiegend beim „einfachen Volk", aber auch zumindest ansatzweise in den „gebildeten Schichten" weit verbreitet.

7.2. Paracelsus

In kaum einer anderen Persönlichkeit wurde diese „Epoche des Widerspruchs" so offenbar wie in der des Aureolus Philippus Theophrastus Bombastus von Hohenheim (1493–1541), der sich ab 1529 (der „Humanisten-Mode" folgend, den eigenen deutschen Namen zu latinisieren) im Hinblick auf die Herkunft seines Vaters – er stammte aus dem schwäbischen Geschlecht der Hohenheimer – Paracelsus nannte (celsus, lat.: hoch).

Paracelsus vereinigte in seiner „faustischen Persönlichkeit" in der Tat die gegensätzlichen geistigen Strömungen, die diese Zeitenwende kennzeichneten. Dies wird gerade in seiner Beschäftigung mit dem „fallend", den „(hin-)fallenden siechtagen", also der Epilepsie deutlich.

7.2.1. Paracelsus' Schriften zum ‚fallend'

In seinem umfangreichen, überwiegend in früh-neuhochdeutscher Sprache (auch „gemeines Landdeutsch" genannt [151]) geschriebenen Werk beschäftigt sich der Hohenheimer viermal intensiv mit dem „morbus caducus". (Dieser lateinische Fachbegriff wird von Paracelsus sehr häufig für das „fallend" benützt). Die erste „epileptologische Abhandlung" findet sich als 10. Traktat (übertitelt mit „vom fallend") in der 1520 veröffentlichten Schrift „elf Traktat von Ursprung, Ursache, Zeichen und Kur einzelner Krankheiten"; fünf Jahre später erschien das Werk „Von den Krankheiten, die der Vernunft berauben" („De morbis amentium"); wiederum fünf Jahre später, 1530, publizierte Paracelsus zwei „liberi", von denen sich das erste Buch („von den fallenden siechtagen") allgemein mit dem Epilepsiethema beschäftigt, während des zweite allein der Epilepsie bei Frauen gewidmet ist: „Von hinfallenden siechtagen der mutter (Hysterie), so allein den frauen anhangt" („De caduco matricis") [222].

In diesen verschiedenen Schriften über die „(hin-)fallenden siechtage", die in sich keineswegs widerspruchsfrei sind, schlägt Paracelsus ein ganz neues Epilepsiekapitel auf. Er grenzt sich dabei ebenso streng von den gräko-romanischen und den byzantinisch-arabischen wie auch von den mittelalterlich-scholastischen Anschauungen ab, die ja alle mehr oder weniger auf den humoralpathologischen Lehren Hippokrates', Galens und Avicennas fußen.

7.2.2. Akribische Beobachtung: Anfallsbilder

Aus den Schriften des Hohenheimers geht zweifelsfrei hervor, dass er eine breite Palette epileptischer Symptome und sehr unterschiedliche Anfallsbilder aus eigener Anschauung kannte. Die daraus resultierenden Beschreibungen deuten auf eine gute Beobachtungsgabe Paracelsus' hin.

Wenn Theophrastus in seiner Abhandlung „vom fallend" von „zittern, schaum, zenklapfen, krampf in allen glidern, in augen … munt, hals, beinen, armen" schreibt oder in seiner Schrift „von den Krankheiten, die der vernunft berauben" Patienten im Anfall mit der Beschreibung charakterisiert: „… an etlichen mit großem schaum an etlichen mit vil wasser, an etlichen offen unwandelbar augen, an etlichen vil renken und krümmen", so können wir daraus erkennen, dass dem Autor die klinischen Symptome bestens bekannt waren, mit denen auch der heutige Arzt die epileptische Symptomatik beschreibt: Tonuserhöhung, Hypersalivation, Trismus („Kieferkrampf"), klonische Zuckungen, Einnässen, starrer Blick und tonische Verkrümmung einzelner Körperteile. Und die eindrückliche Schilderung „... *etlich mit schreien, etlich mit stille, etlich gar gen boden wirft mit gewalt, etlich senftiglich laßt nidersitzen"* macht deutlich, dass Paracelsus Anfälle sehr unterschiedlicher Semiologie und Intensität als epileptische Manifestationen kannte – wobei die Unterscheidung von Anfällen mit abrupten Stürzen („gen boden wirft mit gewalt") und solchen mit abgemildertem Positionsverlust („senftiglich laßt nidersitzen") ein besonders interessantes und eindrückliches Beispiel guter Beobachtung darstellt.

Auch die Tatsache, dass sich während eines Anfalls das epileptische Geschehen ausbreiten kann (drei Jahrhunderte nach Paracelsus spricht Jackson vom „march of convulsions") war Paracelsus bekannt: *„also ... das sie etwan in den henden, füssen oder der gleichen angesetzt wird, und an denen enden empfunden wird der anfang, der dan aufsteiget ... in den ganzen leib".*

Die Vielgestaltigkeit epileptischen Geschehens, einschließlich von heute so genannten Auraerscheinungen, war Paracelsus durchaus geläufig, wie aus folgendem Zitat deutlich wird („vom fallend", Kapitel „Quid"): *„und obs aber einen nicht wie den anderen ankem, den mit vorwissen, den mit einem anderen paroxysmo, den selten, den oft, den in eins glits anfang, den an dem ort, den im magen, den in ingeweid oder onwissen in der eil, es sei frauen oder man, jung oder alt, so sag istz, das auch sei der caducus. dan so sie fallen on irn willen und on vernunft oder mit einem schlaf oder onmachti, so ist es das fallend."*

7.2.3. Das Universum zuckt: Weltbild und Ätiopathogenese

Das komplizierte Paracelsische Gedankengebäude, das in seinem Kern eine Entsprechung (Konkordanz) sieht zwischen Vorgängen im Makrokosmos (Natur, Himmel, Gestirne) und im Mikrokosmos (Mensch), hat auch für das Krankheitsbild der Epilepsie seine Geltung: Nach der Anschauung des Hohenheimers hat das epileptische Geschehen im Menschen (Mikrokosmos) seine Entsprechung in der übrigen Natur und im kosmischen Bereich (Makrokosmos); so sind Donner und Erdbeben auf der einen und der hinfallende Siechtag auf der anderen Seite wesensgleich, *„sie sind ein Ding, ein Ursprung, ein Wesen und ein Materia: Dan terrae motus ist auch hominis motus und arborum motus und aller deren, die da wachsen".* Dies bedeutet nichts anderes, als dass das Erdbeben, das Zittern der Blätter an den Bäumen und das Zittern und Zucken im epileptischen Anfall wesensgleich sind, d. h. auf den selben Mechanismen beruhen und gleiche Ursachen haben. An anderer Stelle weitet Paracelsus die „Konkordanz des Zuckens" gar auf das Flackern der Sterne aus!

Auch die vier Elemente, die Paracelsus als tragende Säulen naturhafter Vorgänge ansieht, also Feuer, Luft, Erde und Wasser, spielen in der Paracelsischen epileptologischen Ausdeutung eine große Rolle – sie stellen die Basis einer Anfallstypologie dar: *„Den vier Elementen und ihren Naturerscheinungen entsprechen vier Genera von Anfällen, und zwar ergibt sich aus dieser Konkordanz eine gradweise Abstufung nach der Schwere der Anfälle. Die schwersten Anfälle*

*gehören dem Feuer zu, dann folgen in nachlassendem Schweregrad die Anfälle
aus der Erde, dem Wasser und der Luft. Es kommen auch gemischte Anfallstypen
vor, die die Eigenschaften mehrerer Elemente in sich tragen"* [189].

In Fortsetzung der Symptomenschilderung sieht Paracelsus Entsprechung
(Konkordanz) von Erdbeben und Donner auf der einen und konvulsiven Zuckungen (im epileptischen Anfall) auf der anderen Seite, von Feuer und von
Blitzen vor den Augen (anfallbedingte optische Halluzinationen?), von Nebel
und von schwindender Sehkraft im Anfall, von Regen und von Schaumbildung
vor dem Mund (Hypersalivation); und die allmähliche Reorientierung nach
dem Anfall entspricht der zunehmenden Klarheit und Schönwetterlage nach
dem Gewitter.

Auch die drei Prinzipien, die den animalischen Organismus bilden und charakterisieren, nämlich sulphur (Schwefel), mercurius (Quecksilber) und sal
(Salz), spielen bei der Pathogenese des epileptischen Geschehens ihre Rolle;
insbesondere dem ubiquitär vorkommenden sulphur kommt bei der Entstehung des Anfalls dadurch eine besondere Rolle zu, als er − im Krankheitsfall
− einen betäubenden Dampf oder Rauch zum Gehirn schickt, der am Beginn
des epileptischen Geschehens die normale zerebrale Funktion einschränkt.

Die vier Elemente (Feuer, Luft, Erde, Wasser) und die drei Prinzipien (sulphur, mercurius, sal) stehen ihrerseits wieder unter einem übergeordneten Einfluss: Jedes Element hat ein eigenes Gestirn, ein „astrum", das das jeweilige
Element und über dieses auch die jeweiligen drei Prinzipien, die jedem Element
inne wohnen, steuert. Bestehen nun unter dieser „astralischen Regentschaft"
im Zusammenspiel von Elementen und Prinzipien Gleichgewicht und Harmo-
nie, so sind ungestörte Abläufe im Makrokosmos, also am Himmel und in
der Natur, und Gesundheit im Mikrokosmos (Mensch) die Folge. In solchen
„harmonischen Zeiten" können die Elemente des Makrokosmos ungestört ihre
„Früchte" hervorbringen: das Wasser die Steine und Mineralien, die Erde die
Pflanzen, die Luft den Tau und das Feuer den Regen. Liegt aber ein Ungleichgewicht, eine Disharmonie innerhalb von Elementen bzw. Prinzipien vor, so
sind Störungen sowohl in der Natur und am Himmel (Makrokosmos) als auch
in der Gesundheit des Menschen (Mikrokosmos) unvermeidbar. Gerade bei
den „Naturgewalten" und Naturkatastrophen (z. B. Gewitter, Erdbeben) und
den mit ihnen in Korkordanz stehenden Krankheiten (insbesondere die Epilepsie) spielen diese astralischen Einflüsse eine besondere Rolle, die Epilepsie ist
also − nach Paracelsus − eine „Gestirn-", „eine astralische Krankheit", ja, die
Epilepsie ist gewissermaßen der „morbus astralis par excellence".

Welche Elemente oder Prinzipien auch immer an der Pathogenese des epileptischen Geschehens beteiligt sind, welches Körperorgan auch als Ausgangspunkt eines Anfalls anzusehen ist − immer ist es nach Paracelsus' Auffassung
der ‚spiritus vitae', der Lebensgeist, der in seiner „rechten Disposition verwan-
delt und geschwächt ist" und deshalb besondere „Zeichen" (Krankheitssymp-
tome) zeigt [202].

```
                              astrum
                                │
   Früchte                      │                    Gesundheit
       ↖                        │                        ↗
        Makrokosmos  ◄── Elemente ──►  Mikrokosmos
       ↙               (S, Hg, Salz)                    ↘
   Naturkatastrophen                                Krankheit
```

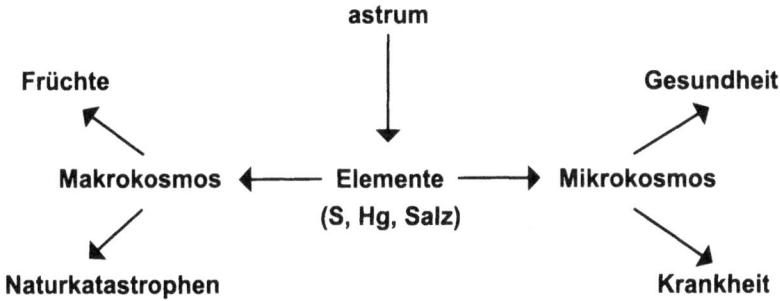

Paracelsisches Weltbild: Makrokosmos (Universum, Natur) und Mikrokosmos (Mensch) in ihrer Abhängigkeit von Gestirnen, Elementen und Prinzipien (S: sulphur [Schwefel]; Hg: mercurius [Quecksilber])

7.2.4. Paracelsus als „moderner Epileptologe"

Neben dieser eher metaphysischen, ja mystischen Sichtweise finden sich bei Theophrastus aber durchaus auch konkrete Hinweise auf Anfalls- und Epilepsie-Ursachen, die mit heutigen ätiologischen Anschauungen teilweise zu vereinbaren sind. In der Schrift „Von den Krankheiten, die der vernunft berauben", heißt es u. a.: „*Solch fallende krankheit werden in muterleib geboren, da sie ir wurzen sezen und den kindern eingebilt wird, und mit inen aufwachset ...*" Mit diesen Worten formuliert Paracelsus die zweifellos richtige Aussage, dass bei vielen Anfallkranken die Voraussetzungen für eine post-natal einsetzende Epilepsie bereits in utero geschaffen werden (sei es durch eine genetische Disposition, sei es durch eine prä-natal einwirkende Noxe). Paracelsus weist im weiteren mit Recht darauf hin, dass eine solche prä-natal „gebahnte" Epilepsie postnatal ggf. erst nach längerer Latenz – die durchaus Jahrzehnte dauern kann – erstmals auftritt: „*Und wie wol das ist, das es nicht von stunt an* (gemeint ist: unmittelbar nach der Geburt – Anm. d. Verf.) *erzeigt wird, aus ursachen, das die wurzen nicht allemal stark genug, groß genug ist, das sie möge von stund an ir giftigkeit zeigen, sondern erwachst und erstarkt, das etwan in den siebenzigsten jar erkent wird.*"

Interessant und durchaus modernem epileptologischem Verständnis entsprechend, ist die anschließend formulierte Meinung des Hohenheimers, dass bei entsprechender Veranlagung bestimmte auslösende Momente als Realisationsfaktoren ein epileptisches Geschehen anstoßen können: „*Und das aus vil andern ursachen wegen... das etwan ein solche krankheit einen ankompt vom erschrecken.*" Der Epileptologe unserer Tage denkt bei einer solchen Anfallsauslösung sofort an die „startle-Epilepsie", bei der epileptische Anfälle durch unterschiedliche Schreckreize ausgelöst werden. Und Paracelsus fährt in richtiger Einschätzung der pathogenetischen Zusammenhänge fort: „*Da ist nicht ein ursach,*

das die krankheit aus dem erschrecken geboren sei, sonder sie ist vor in im gelegen
mit der wurzen und ist angezündet worden durch den erschrecken ..."

Dieses Zusammenspiel aus Veranlagung und Auslösung stellt auch heute
noch ein wichtiges Grundgerüst bei pathogenetischen und ätiologischen Überlegungen im Hinblick auf Anfallsentstehung und Epilepsieursache dar.

Als weitere Ursachen einer Epilepsie vermutet Paracelsus „Schwäche des
Spermas", Störungen der Schwangerschaft, Fehler in der Pflege und Umsor-
gung der Kinder und falsche Ernährung [192; 222].

Es ist ein großes Verdienst des Hohenheimers, entscheidend dazu beigetragen zu haben, die Epilepsie von dem im Mittelalter zugewiesenen Attribut einer
übernatürlichen, mystischen, allein durch böse Geister und Dämonen hervor-
gerufenen Krankheit zu befreien. Für Paracelsus war der hinfallende Siechtag
eine natürliche, eine organische Krankheit. Allerdings schießt Theophrastus bei
der „Organifizierung" der Epilepsie doch über das Ziel hinaus. Er sieht nämlich
nicht nur das Gehirn als Sitz und Ursprungsort der Epilepsie an, sondern auch
die Leber, das Herz, die Eingeweide und die Gliedmaßen: *„Und solcher fallen-*
den krankheit sein fünf geschlecht under inen, da ein jetliches geschlecht machen
mag ein fallenden siechtagen und wonen und sind in allen müglich. Das ein ist in
dem hirn, das ander in den lebern, das drit in dem herzen, das viert in den intesti-
nen, das fünfte in den glidern." Diese „Multilokalisation" der Epilepsie ist
selbstverständlich nicht zutreffend: Jeder epileptische Anfall hat − wie in der
zweiten Hälfte des 19. Jahrhunderts experimentell zweifelsfrei nachgewiesen
wurde (s. später) − einen zerebralen Ursprung; die Paracelsische Einteilung ist
also nur im ersten Punkt zutreffend: „Das ein ist in dem hirn".

Bei dieser Beschreibung der „fünferlei fallenden siechtagen" erwähnt Paracelsus die von der Gebärmutter ausgehende Fallsucht, die „suffocatio matricis"
(„Erstickung der Gebärmutter") nicht. Wie er aber in seiner Schrift „Von hinfallenden siechtagen der muter" ausführlich darlegt, sieht der Hohenheimer
auch die Gebärmutter als möglichen Ausgangspunkt einer Epilepsie an. *„Di-*
weil uns got nun fürlegt diese großen krankheiten der frauen für unser augen, so
wissen hirin, aus was ursachen sich das begibt, daß er die frauen damit und den
*mannen nicht peiniget, ursacht allein die muter (*gemeint ist die Gebärmutter −
Anm. d. Verf.*), in der die empfängnus geschicht, deren der man nicht hat."* Hinter dieser falschen „Organzuweisung" (dass nämlich der Uterus Ausgangspunkt
eines epileptischen Geschehens sein kann) steht aber immerhin die richtige Erkenntnis, dass es im Rahmen einer „Schwangerschaftsvergiftung" (Schwanger-
schaftstoxikose, Gestose, Eklampsie) zu epileptischen Anfällen kommen kann
(eklamptische Anfälle).

7.2.5. Der abgehauene Baum: Die Behandlung

Für Paracelsus, der den Menschen als ein „chemisches Gemisch" ansah, hatten
Krankheiten ihre Ursache in „irgendeiner verfälschung dieses gemisches". Mit
dieser neuen Denkweise wurde Paracelsus der Begründer der Iatrochemie. In

diesem Denkmodell war es folgerichtig, den Störungen dieser chemischen Vorgänge durch den Einsatz entsprechender chemischer Substanzen „von außen" zu begegnen. Mit diesen grundsätzlichen Überlegungen steht Paracelsus durchaus im Einklang mit modernen Theorien der experimentell tätigen Epileptologen unserer Zeit; für sie sind Verminderung inhibitorischer oder Verstärkung exzitatorischer Vorgänge, die ihrerseits wiederum auf Störungen extra- und intracellulärer elektro-chemischer Abläufe beruhen, die patho-physiologischen Grundlagen für epileptisches Geschehen. Diese Störungen können in Theorie und Praxis durch die Anwendung entsprechender chemischer Substanzen beeinflusst und ganz oder teilweise korrigiert werden.

Bei dem Versuch, epileptisches Geschehen zu unterbinden, war es Paracelsus klar, dass er die „eigentlichen Wurzeln der Krankheit" nicht beseitigen kann; es ging ihm beim Einsatz seiner Therapeutika vielmehr darum, *„das die wurzen nimmer wachs. Als ein baum, der abgehauen wird, und die wurzen im ertrich unversert bleibt in irer materia, aber nicht in der natur..."* Wir sprechen heute in den Fällen, in denen zwar die „causa" (die Ursache) der Anfälle nicht beseitigt werden kann, wohl aber die Anfälle selbst medikamentös unterdrückt werden können, von einer „symptomatischen Behandlung" (im Gegensatz zu einer „kausalen Therapie", die sich direkt gegen die Ursache der Anfälle richtet).

Nach der Meinung des tiefgläubigen Paracelsus hat Gott für jede Krankheit ein Heilmittel geschaffen – Kranke zu behandeln ist also „Gottes-Dienst", eine Krankheit als unheilbar zu bezeichnen, heißt, an Gott und seiner Allmacht zweifeln, heißt also nichts anderes als „Unglaube" [107].

Als „Antiepileptika" dienen Paracelsus u. a. Gold, Korallen (wobei Paracelsus die Meinung vertritt, dass gerade *rote* Korallen [rot ist seit jeher die „Anti-Dämonen-Farbe"] vor bösen krankheitsverursachenden Geistern und teuflischen Einflüsterungen bewahrt), Argentum nitricum (Höllenstein) und vor allem der „spiritus vitrioli", dessen Herstellung er in seinen Schriften detailliert beschrieben hat.

Als „externe" Therapie schlägt Paracelsus in seinen Schriften auch eine Magnet-Behandlung vor, insbesondere beim „hinfallenden siechtag, so allein den frauen anhangt" – es könne nämlich gelingen, durch einen an den Kopf gehaltenen Magneten den „Caducus" vom Kopf abzuziehen und zu „divertieren" (zerstreuen) [202].

Pflanzen und Kräutern steht Paracelsus in diesem Zusammenhang eher ablehnend gegenüber – phytotherapeutische Empfehlungen sind für ihn „Geschwätz von Nonnen und alten Weibern". Dennoch bringt er gegen den (hin)-fallenden Siechtag gelegentlich Mohn (Opium), Kampfer und Mistel zum Einsatz, nicht zuletzt auch die „schwarze Nieswurz", deren *„wurzen im abnemenden mon gewonen werden sol, im zeichen der wag..., und im planeten venere getroknet im schatten von dem borealischen wint, das ist von mittag."*

Gerade die wenigen therapeutischen Empfehlungen belegen, dass Paracelsus noch durchaus mystischen Vorstellungen und der Dämonologie verpflichtet

ist – nochmals Hinweis auf die „Epoche des Widerspruchs", aber auch auf die
mitunter widersprüchliche Persönlichkeit des Hohenheimers.

Für Paracelsus war die Epilepsie eine organische, mit dem Wissen über naturhafte Vorgänge rational begründbare und letztlich heilbare Krankheit. Für
eine konsequente Behandlung braucht es jedoch den erfahrenden und engagier-
ten, aber auch den mitfühlenden Arzt. Der einleitende Text, mit dem der Hohenheimer sein Traktat „von den hinfallenden siechtagen" beginnt, zeugt von
dieser ärztlichen Einstellung, die ihre Wurzeln letztlich in einem tiefen christlichen Glauben hat:

*„Bei einer so großen Arbeit, wie ich sie mir vorgenommen habe zu schreiben,
von den hinfallenden Siechtagen, ist es zu allererst wichtig, zu reden von der
Barmherzigkeit, die einem Arzt soll angeboren sein. Denn wie ich es hin und her
erwäge, so finde ich nichts mehr bei den Ärzten als Unbarmherzigkeit, die dann
anzeigt, daß keine Liebe zu den Kranken da ist; und wo keine Liebe ist, da ist
keine Kunst"* [192; 222].

7.3. Weitere Bemerkungen zur Epilepsie aus der Renaissance-Zeit

Paracelsus war nicht der einzige, aber sicherlich der wichtigste und einfluss-
reichste „Epileptologe" in der Renaissance-Epoche.

7.3.1. Im Zentrum des Geschehens: Der Magen (J. B. v. Helmont)

Etwas später als Paracelsus hat sich ein weiterer Renaissancearzt, ein geistiger
Nachkomme und Bewunderer des Hohenheimers, ebenfalls mit der Epilepsie
beschäftigt und diese Krankheit in sein medizinisches System einbezogen –
Johann Baptist van Helmont (1577–1644), der sich nach ausgedehnten Studi-
enreisen in der Nähe von Brüssel niedergelassen hatte und dort eine angesehene
Praxis führte [2; 187; 226]. Nach seiner neu-platonischen Anschauung werden
die körperlichen Funktionen des Menschen von einer „Doppelleitung" („Du-
umvirat") gelenkt, die im Magen und in der Milz ihren Sitz hat. Diese leitende
Kraft nennt van Helmont „Archaeus influus" („spiritus rector" des Organismus, „inwendiger Werkmeister" [187]); dieser „Chef-Archaeus" hat seinen
Hauptsitz in der Magengrube, und zwar im Bereich des Pylorus, und dirigiert
von dort weitere, jedem Organ eigene „Archaei insiti". Eine Abnahme der
obersten Leitungskraft hat Krankheiten in unterschiedlichen Organen zur
Folge – insbesondere kann durch durch einen Verlust an Führungsfunktion
eine Epilepsie resultieren. Magen, Seele und Epilepsie stehen nach der Hypothese van Helmonts miteinander in enger Verbindung – gerade durch die Epilepsie werde die im Magen lokalisierte Seele in Mitleidenschaft gezogen. Umgekehrt kann eine Epilepsie auch vom Magen aus ihren Ausgang nehmen, wenn
starke Gemütsbewegungen die in Pylorusnähe beheimatete Seele belasten und

von dort aus der Archaeus influus den spezifischen „Kopf-Archaeus" beeinflusst [226].

Die Epilepsie selbst kann letztlich in verschiedenen Organen lokalisiert sein – im Kopf ebenso wie in den Füßen; immer jedoch ist primär der Magen beteiligt und die dort lokalisierte Seele.

Nach der Meinung van Helmonts kann eine Fehlsteuerung eines Organ-Archaeus durch den Archaeus influus prophylaktisch und therapeutisch beeinflusst werden – entweder durch spezifische „arcana" (Medikamente), durch Amulette oder auch – gerade im Hinblick auf epileptische Anfälle – durch „externe Heilmittel", die um den Kopf gebunden werden.

Diese mystisch anmutenden, sicherlich von Paracelsus beeinflussten Theorien, speziell zum Thema Epilepsie, hätten wohl nicht ausgereicht, die Erinnerung an Johann-Baptist van Helmont aufrecht zu erhalten – es waren vielmehr seine wissenschaftlichen Leistungen, die ihm mit Recht einen Platz in der Medizingeschichte sichern: Er entdeckte das Kohlendioxyd, wies als erster die Salzsäure im Magen nach und befasste sich eingehend mit dem gasförmigen Aggregatzustand. (Der Ausdruck „Gas" wurde von ihm in die Chemie und Medizin eingeführt.)

7.3.2. „Infektionskrankheit Epilepsie"

Dass gerade im Mittelalter und in der Renaissance die Fallsucht immer wieder auch für eine infektiöse, d. h. ansteckende Krankheit gehalten wurde, belegt eine Aussage des Deutsch-Böhmen Siegmund Albich, die sich im „Tractatulus de regimine hominis" aus dem Jahre 1486 findet [4; 144; 221]: *Igitur non loquimini cum eis nec balneamini, quia solo anhelitu inficiunt hominem."* („*Deshalb sprecht und badet nicht mit ihnen* [gemeint sind die Epilepsiekranken – Anm. d. Verf.], *weil sie schon allein durch ihre Ausdünstung [andere] Menschen anstecken."*)

Diese Meinung von der Ansteckungsgefahr durch Anfallkranke war schon 200 Jahre zuvor von dem Minoriten Berthold von Regensburg vertreten worden; in einer seiner Predigten heißt es:

Unde swenne er alsô hin vellet unde lît unde schûmet, sô hüetet iuch vor im als liep iu lîp si, daz sich ieman nâhen zuo im habe, wan im gêt ein sô griulich âtem ûz dem munde, daz er vil lîhte den selben siechtuom gewünne, swem der âtem in den munt kaeme. Unde da von sô hüetet iuch daz ir im iht nâhen komet innen des, daz in der siechtuom an gêt" [171].

In heutigem Deutsch könnte diese Textstelle in freier Übersetzung etwa so formuliert werden: „*Und wenn er also hinfällt und da liegt und schäumt, so hütet Euch, wenn Euch Euer Leib lieb ist, ihm zu nahe zu kommen; denn ihm geht ein so gräulicher Atem aus dem Mund, dass er vielleicht die selbe Krankheit bekäme, wenn dieser Atem in seinen eigenen Mund kommt. Und deshalb hütet Euch, ihm zu nahe zu kommen, wenn er das Anfallsleiden hat."*

Ein ähnlicher Gedanke aus der selben Epoche findet sich bei einem weiteren „nicht ärztlichen" Verfasser, nämlich bei Johann Agricola (ursprünglich Johann Schneider [Schnitter], 1401–1566], der in seiner berühmt gewordenen „Sammlung Tewtscher Sprichwörter" über die Anfallkranken schreibt:

„Denn die lewtte, welche hie mit beschwerdt sind, fallen gemainiglich wo vil lewte sind, vielleicht von dem brunst und athem viler lewtte." [3].

Interessanterweise hat einige Jahrzehnte später William Shakespeare diese vermutete Auslösung epileptischen Geschehens aufgegriffen, als er Cäsar in seinem Drama „Julius Cäsar" auf dem Forum einen epileptischen Anfall erleiden und diesen vom Verschwörer Casca folgendermaßen schildern lässt: *„(Die Menschenmenge) gab eine solche Last stinkenden Atems von sich, ..., daß Cäsar fast daran erstickt wäre; denn er ward ohnmächtig und fiel nieder ... hatte Schaum vor dem Mund und war sprachlos"* [208].

Die Meinung, die Epilepsie sei eine ansteckende Krankheit, hat sich in der europäischen Epileptologie zumindest bis ins 19. Jahrhundert hinein gehalten:

1822 kann man in der sehr um Aufklärung bemühten Schrift des Arztes Georg Friedrich Most (1794–1832) lesen: *"Der beim Anfall abgesonderte Speichel kann unmittelbar jeden anderen anstecken. Welche Vorsicht muss daher nicht der am Übel leidende Gatte beobachten, wenn Gattin und Kinder nicht sollen angesteckt werden"* [156; 157, zit. nach 13;]. Neben dem Biss des Epileptikers hält Most auch Atemluft und Urin des Anfallkranken für „infektiös", so dass er schreibt, dass er *„auf keinen Fall bei Epileptikern schlafen (würde), selbst nicht außerhalb der Zeit der gewöhnlichen* Anfälle" [157, zit. nach 13].

Es sei an dieser Stelle nochmals darauf hingewiesen, dass auch in der gräko-romanischen Antike die „heilige Krankheit" zeitweise für ansteckend gehalten wurde – nicht zuletzt die Krankheitsbezeichnung „morbus insputatus" weist eindrücklich auf diese Anschauung hin (s. Kap. 3.5.).

In seiner schon erwähnten Sammlung „Tewtsche Sprichwörter" erwähnt Agricola einige Synonyma für die Epilepsie: *„Die plag ist ... das falbel ..., die große seüche, die große kranckhait".*

In der selben Schrift führt Agricola zum Begriff „falbel" noch weiter aus: *„Also reden die Sachsen und Döringer, sonst solle es hayssen daz fallend übel, morbus comitialis".* Das Wort „falbel" (oder „falbl") ist also gewissermaßen eine lautliche Verwischung des Wortes „Fallübel". Besonders in Sachsen-Thüringen war der Ausdruck „der Falbel" für einen dummen Menschen oder einen Epileptiker üblich [3; 193].

Bezüglich der Ursache der Epilepsie können wir bei Agricola diese Erklärung lesen, die humoralpathologische und paracelsische Vorstellungen kombiniert: *„Dyse plag (gemeint ist die Fallsucht – Anm. d. Verf.) ist also gethan, wie Hypocras schreibt, das, wenn sie vnter Fünff vnd zwaintzig jaren nicht vergehe, dem weret sie biss an sein ende, yhr ankunfft, ist ein böser Tampff und ein gyfft*

die einer hat ym magen, etliche auch ynn einer Zehen, wenn sich nun der Tampff
vnd die gifft erhebt, so wird das hirn tropfen, vnd sie müssen fallen" [3].

Das „gemaine volk" hatte in diesem Zeitabschnitt mit den ätiopathogeneti-
schen und therapeutischen Überlegungen und Spekulationen der Ärzte und
anderer gebildeter Menschen wenig zu schaffen. Es wusste, wo es Hilfe im Fall
der „Valentinskrankheit" finden konnte. Im Wunderbuch der Wallfahrtskirche
im thüringischen Grimmenthal ist mit Datum vom 27. Mai 1514 folgender
Eintrag zu lesen:

> „... *ist hy erschynen ein man ... des weib in kindsnoten gelegen ist, in welchen*
> *noeten dy grossen krankheit sant Valtins sein weib zwengzik mal gepeiniget hat,*
> *ist von ym ein gelübnis gescheen Mariam im Grymtal zu besuchen mit 2 lb. wachs.*
> *Alsbald hat solche crankheit sein weib genzlich verlassen, ein schons liblich kindt*
> *geboren und kurzlich gesunth worden"* [144].

8. Das 17. Jahrhundert

8.1. Einleitung: Neue Wege

Die Medizin des 17. Jahrhunderts ist gekennzeichnet durch aufsehenerregende Entdeckungen und Entwicklungen (z. B. Entdeckung des Blutkreislaufs, des lymphatischen Systems, der roten Blutkörperchen, der Bakterien, Erfindung des Mikroskops) sowie durch das Wirken hervorragender Ärzte (z. B. Sydenham, Willis, Moriceau, Sylvius, Malpighi); aber auch auf dem Gebiet der Naturwissenschaften (insbesondere im Bereich der Physik und Chemie) kam es zu neuen Erkenntnissen, was wiederum Einfluss auf den medizinischen Sektor hatte: Iatrochemie und Iatrophysik, deren Ansätze bereits in der Zeit der Renaissance erkennbar waren, gewannen zunehmend an Bedeutung.

Allerdings spielte sowohl ätiopathogenetisch als auch therapeutisch die gräco-romanische Medizin, variiert und teilweise erweitert durch den byzantinisch-arabischen Einfluss, eine große Rolle; anderseits versuchten modern denkende Ärzte immer mehr, sich von den antiken Vorstellungen zu lösen und die Ursachen und das Erscheinungsbild der Epilepsie „naturwissenschaftlich", z. B. durch eine Störung der „Körperchemie", zu erklären. (Ähnliche Meinungen hatte ja bereits Paracelsus vertreten – s. o.).

8.2. Sylvius und die Säure

Der bedeutendste „Iatrochemiker" des 17. Jahrhunderts war François de la Boë (1614–1672), der auch unter dem Namen Sylvius von Leyden bekannt wurde (nach ihm ist die große seitliche Hirnfurche – Fissura Sylvii – benannt). Für Sylvius waren es die Säureverhältnisse im Körper, die wesentlich für das „Funktionieren" der Organe verantwortlich waren. Als eine der Ursachen der Epilepsie galt ihm ein Zuviel an flüchtiger Säure. Auch für das Kindesalter postulierte Sylvius (in seinem 1674 erschienenen Buch „De morbis infantum") „hyperazide Acrimonia" als krankmachende Blutbestandteile [206]. Aus dieser Überlegung resultierte konsequenterweise eine „chemische Therapie" mit basischen Substanzen [2; 226].

Die moderne Epileptologie hat der grundsätzlichen Annahme Sylvius', dass nämlich das Ungleichgewicht des Säure-Base-Haushaltes an der Entstehung eines epileptischen Geschehens ursächlich beteiligt sein kann, Recht gegeben – allerdings mit umgekehrten Vorzeichen: Wir wissen heute, dass eine alkalische

Stoffwechsellage (z. B. hervorgerufen durch Hyperventilation) das Auftreten epileptischer Anfälle begünstigen, eine Azidose (z. B. im Rahmen einer ketogenen Diät (s. Kap. 11.2.2.2.]) dagegen hemmen kann. Auch in dem weit verbreiteten Werk des Sydenham-Schülers Walter Harris war zu lesen, *„daß ein Azidum oder saueres Wesen in ... Kindern durchaus die Oberhand habe und die meisten Zufälle verursache"* [206].

Aber auch in die rationale naturwissenschaftliche Überlegung des Iatrochemikers Sylvius mischt sich wieder eine mystische Denkweise, wenn er die Ansicht vertritt, dass die flüchtige Säure sich mit dem „animalischen Geist" vermischt („Spiritus animalium"), und dass diese „ungesunde Mischung" letztlich für das epileptische Geschehen verantwortlich sei. Dabei – so Sylvius – wäre die durch diese „fatale Mischung" verursachte Reizung des *Rückenmarks* für die konvulsive Symptomatik beim Anfall verantwortlich, die Irritation des *Gehirns* dagegen für die mentale Beeinträchtigung während des Anfallablaufs [55].

8.3. Th. Willis und die „Gehirn-Explosion"

Thomas Willis (1621–1675), der mit großer Akribie die Anatomie des Gehirns erforscht, als erster den 11. Gehirnnerven beschrieben, ebenso als erster die Bedeutung der basalen Hirnarterien erkannt hat und der in der Bezeichnung „Circulus Willisi" (für einen Arterienkranz an der vorderen Gehirnbasis) unsterblich geworden ist, verbreitete die Ideen Sylvius' in England. Allerdings modifizierte er dessen ätiopathogenetische Überlegungen und stellte folgende Hypothese in Bezug auf die Entstehung epileptischen Geschehens auf (dessen Ursprung er eindeutig und ausnahmslos im Gehirn selbst sah): Das Gehirn ist für sich ein schwaches, sensibles Organ und somit nicht in der Lage, Kontraktionen (Konvulsionen) zu erzeugen; das das Gehirn durchströmende Blut transportiert ein sog. krampfartiges explosives Bindeglied oder Komplement („spasmodic explosiv copula") heran, das die im mittleren Hirnbereich, am Ursprung der Nerven liegenden „animal spirits" („Lebensgeister") zu einer explosionsartigen Reaktion bringt. Normalerweise – so Willis – mischen sich „copula" und „animal spiritis" ohne „explosive Folgen", aber bei zu großem Einfluss von copula im Gehirn kommt es zu explosiven Reaktionen (d. h. zum epileptischen Geschehen mit motorischer und psychischer Symptomatik). Durch Würmer, Gifte oder ätzende Flüssigkeiten kann das Auftreten von solchen „Explosionen" begünstigt werden [249].

Aufgrund dieser Hypothese vom „explosiven Bindeglied", das über den Blutweg zum Gehirn transportiert wird, kann Willis – ebenso wie Sylvius – noch durchaus zu den „Humoralisten" gezählt werden.

In seinem Werk „De morbis convulsivis" aus dem Jahr 1682 beschreibt Willis neben der Epilepsie auch Muskelkrämpfe, Veitstanz und Krämpfe infolge von Vergiftungen oder Skorbut als „konvulsive Krankheiten"; selbst „Krämpfe von Behexten" nimmt Willis in seine Krankheitsliste auf, ohne aber – nach eigenen Angaben – jemals einen solchen Fall gesehen zu haben [233].

Im Rahmen einer einfachen Epilepsieklassifikation unterschied Willis zwischen idiopathischer (d. h. unmittelbar im Gehirn lokalisierter) und sympathetischer Epilepsie. Letztere nimmt zwar auch vom Gehirn ihren Ausgang, aber das zunächst gesunde Gehirn wird dabei von einem anderen, extra-zerebralen kranken Organ zur „Produktion" epileptischen Geschehens angeregt.

Auch Auraerscheinungen waren Willis bekannt und wurden von ihm ausführlich beschrieben, einschl. dem „galenischen Windhauch (Aura)". Während die meisten Ärzte vor ihm angenommen hatten, eine peripher gelegene Aura (z. B. ein „seltsames Gefühl im Oberbauch") weise auf einen peripheren Ursprung der Epilepsie hin, war Willis der (richtigen) Meinung, dass auch bei einer solchen Symptomatik der Anfallsursprung im Gehirn liege.

Auch andere Ärzte des 17. Jahrhunderts standen den iatrochemischen Überlegungen Sylvius' und der Willisischen „Explosionstheorie" in Bezug auf die Entstehung epileptischer Anfälle nahe – so z. B. Stephan Blankaart, Michael Ettmüller, Paul Babette und John Mayow.

8.4. Die Hirnhaut als „Anfallsgenerator"

Die Überlegungen des angesehenen und einflussreichen Arztes Marcellus Malpighi (1628–1694) hatten allerdings eine etwas andere gedankliche Basis: Nach seiner Meinung bestand die Hirnrinde aus unzähligen kleinen Drüsen, die ein Sekret abgaben, das in die unmittelbare Umgebung eindrang, aber auch bis zu den peripheren Muskeln fließen konnte [142]. Im Falle einer Epilepsie konnten Partikel von Vitriol und Arsenik zum Gehirn gelangen (siehe die Theorie von Sylvius!) und die o.e. Sekretion verstärken, so dass nicht eine normale Muskelkontraktion sondern ein Spasmus (tonischer Anfall) die Folge war.

Diese fehlerhafte Meinung Malpighis hat in der Folgezeit viele Ärzte beeinflusst. Die *Exkretionstheorie* von Malpighi wurde dabei immer wieder variiert, z. B. in der Art, dass angenommen wurde, die Dura mater, als „Herz des Gehirns" (Georgius Baglivi), würde durch regelmäßige Kontraktionen das Exkret bzw. das „Nervenwasser" über die Nervenstränge zu anderen Organen leiten [12]. Ein epileptisches Geschehen wurde nach dieser Theorie dadurch bewirkt, dass die Bewegungen der Dura übermäßig heftig und ausgedehnt (also pathologisch) wurden, was zu einer epileptischen Symptomatik an bestimmten Körperstellen oder am gesamten Körper führen konnte.

Friedrich Hoffmann (der „Aesculapius Hallensis", 1660–1742) modifizierte diese Theorie noch weiter und vermutete, dass Erkrankungen im Bereich der Dura mater (z. B. Durchblutungsstörungen in den venösen Sinus) epileptische Anfälle hervorrufen konnten [99]. Der Irrtum, dass der harten Hirnhaut und ihren pathologischen Veränderungen ein wesentliches Moment im Hinblick auf die Verursachung epileptischen Geschehens zukommen würde, war im 17. und beginnenden 18. Jahrhundert weit verbreitet.

8.5. Anmerkung: Volksmedizinische Fallsucht-Behandlungen der Zeit

Trotz der rationalen Ansätze, die die Medizin im 17. Jahrhundert zunehmend aufwies, trieb gerade in dieser Zeit das volksmedizinische Brauchtum große Blüten — insbesondere im Hinblick auf die Behandlung der gefürchteten Fallsucht. Unzählige dieser obskuren Empfehlungen und Anweisungen, wie eine Epilepsie zuverlässig zu behandeln sei, sind aus dem 17. und 18. Jahrhundert überliefert. Eine kleine Auswahl soll auf die abstrusen Vorstellungen, aber auch auf die in ihnen erkannbare Not und Verzweiflung der Anfallkranken und ihrer Angehörigen hinweisen [39; 101; 166]:

- „Man gebe dem Kranken pulverisirte Hirnschal eines Menschen, so einen gewaltsamen Todes gestorben, gehenkt oder geköpft worden ist";
- „*Die Hirnschal präparirt ein Scrupel an Gewicht, vertreibt die schwere Noth oder das Kinder-Gicht*";
  (Scrupel: Gewichtseinheit, ca 1,3 g; schwere Noth: Epilepsie; Kinder-Gicht: epileptische Anfälle im Kindesalter);
- „*Gegen die fallende Sucht wird folgendes Pulver gerühmt: getrocknete Maulwürffer-Hertz, Hasensprung (Gelenkknochen des Hasen), Elends-Klauen (Elch-Huf), Eichenmispel, präparirte Regenwürmer, Bergzinnober*";
- „*Man nehme eine zerpflückte und fein gesäuberte Dohle, fülle ihren Magen mit Kümmelsamen, dörre sie in einem Ofen, bis sie zu einer Mumie werde. Davon alle Morgen nüchtern in einem bequemen Liquore ein Quintlein gegeben und dazu Pfingstrosenwasser dazu getan, welches gar gut sein soll*";
- „*Einen Maulwurf mit Essig übergossen in einem unglasirten fest verschlossenen Topf zu verbrennen und nach und nach gepulvert mit Lindenblütenwasser einzunehmen*";
- „*Von einigen wird gegen die fallende sucht die nachgeburt von den erstegeborenen Kindern recommendiret; von anderen die schwarze hundsgall*";
- „*Das Diakonissinnenpulver aus verbrannten und zerstoßenen Elstern (Pica caudata) ist ein Heilmittel gegen Fallsucht*".

9. Das 18. und beginnende 19. Jahrhundert

9.1. Einleitung: Der Beginn der modernen Epileptologie

Wenn es darum geht, den Beginn der modernen Epileptologie zeitlich festzule-
gen, so müssen für diese medizin-historische Zäsur als entscheidende Zeit-
spanne das 18. und das beginnende 19. Jahrhundert genannt werden.

Die epileptologische Entwicklung in diesem Zeitabschnitt ist mit den Namen − und damit mit den Leistungen − vieler bedeutender Ärzte, namentlich
aus dem französischen Sprachraum (Frankreich, Westschweiz) verbunden: Samuel Auguste André David Tissot (1728−1797), J. G. F. Maisonneuve, Jean
Etienne Dominique Esquirol (1772−1840), Louis Florentin Calmeil (1798−
1895), Armand Trousseau (1801−1867), L. J. F. Delasiauve (1804−1893).

9.2. „Der gute Gott von Lausanne": S. A. D. Tissot

Es war insbesondere S. A. D. Tissot, der im anbrechenden Zeitalter der europäischen Aufklärung der Epileptologie eine entscheidende Wendung und einen
neuen Stellenwert im Bereich der Medizin gab.

9.2.1. Arzt und Mensch

Tissot wurde 1728 in Crancy (im schweizerischen Waadtland) als erster Sohn
eines Landvermessers geboren. Nach seinem Medizinstudium ließ er sich 1749
als Arzt in Lausanne nieder. Dieser Stadt hielt er bis zu seinem Tode im Jahre
1797 die Treue − lediglich unterbrochen durch eine 2-jährige akademische
Lehrtätigkeit an der Universität in Pavia.

Tissot veröffentlichte zahlreiche wissenschaftliche Schriften und Bücher,
aber auch allgemein verständliche Abhandlungen für Laien, u. a. über Fragen
und Probleme im Zusammenhang mit der Epilepsie. Tissot war zu seinen Leb-
zeiten ein außerordentlich beliebter und hochangesehener Arzt − zu seinen
Patienten gehörten nicht nur die Armen der Stadt Lausanne (er war angestellt
als „Médecin des pauvres de la ville", „Stadtarzt der Armen"), sondern auch
zahlreiche hochgestellte und berühmte Persönlichkeiten seiner Zeit. Tissot hat
zahlreiche offizielle Ehrungen erhalten (u. a. von Kaiser Joseph II., dem polnischen König Stanislav August, Papst Pius VI. und nicht zuletzt von „seiner"
Stadt Lausanne, die ihn 1763 zu ihrem Ehrenbürger machte). Mehr noch kennzeichnen aber die inoffiziellen Titel die Beliebtheit und Achtung, die dem gro-

ßen Schweizer Arzt entgegengebracht wurden: „Le bon Dieu de Lausanne" (der „gute Gott von Lausanne"), „Médecin des princes et prince des médecins" (Arzt der Fürsten und Fürst der Ärzte).

9.2.2. Die Abhandlung von der fallenden Sucht

Unter den Werken, die Tissot über die verschiedenen medizinischen Bereiche verfasst hat, ist für unsere Thematik die 1770 entstandene Schrift „Traité de l'épilepsie" entscheidend, die bereits ein Jahr nach ihrer Original-Publikation (in französischer Sprache) in einer deutschen Übersetzung mit dem Titel „Abhandlung von der Epilepsie oder fallenden Sucht" in Berlin herausgebracht wurde [229].

Viele der in diesem Buch niedergelegten Gedanken zur Ätiopathogenese, Symptomatik und zum Stellenwert der Epilepsie haben auch heute noch Gültigkeit. Insbesondere haben auch die eingestreuten Fallbeschreibungen des ausgezeichnet beobachtenden und analysierenden Schweizer Arztes nichts von ihrer Lebendigkeit, ihrem Informationsgehalt und ihrer hervorragenden Didaktik verloren.

9.2.2.1. Die Tissot'sche Klassifikation

Die Klassifikation, die Tissot für die Einteilung der Epilepsien inaugurierte, hat das nosologische Gerüst in der Epileptologie bis ins 20. Jahrhundert hinein nachhaltig beeinflusst. Tissot griff dabei durchaus auf Galenisches Gedankengut zurück und behielt dabei auch die irrtümliche Auffassung bei, dass epileptisches Geschehen auch außerhalb des Gehirns entstehen könne (s. Kap. 3.3.2.). Er unterschied zwischen idiopathischer, essenzieller und sympathischer Epilepsie. In seinem oben zitierten Werk heißt es: *„Die idiopathische ist diejenige, deren bestimmende Ursache in dem Gehirn selbst sitzet, die sympathische ist diejenige, die durch eine Reizung hervorgebracht wird, welche, da sie ihren Sitz außer dem Gehirne hat, zuerst die Nerven in diesem Theile reizet; diese bringen die Reizung nach dem Gehirn, und wenn sie bis dahin gelangt ist, bekommt der Patient den Anfall."*

Idiopathische Epilepsie bedeutete für Tissot zum einen, dass sowohl Anfallsursache als auch „Anfallsgenerator" im Gehirn selbst lokalisiert waren, zum anderen, dass eine zerebral-organische Alteration (eine „direkte organische Hirnaffektion" [117]) für das Anfallsgeschehen ätiologisch verantwortlich war. Der Tissot'sche Idiopathie-Begriff deckt sich also nicht mit dem der neuen Epilepsieklassifikation, die ja unter „idiopathischer Epilepsie" eine überwiegend genetisch bedingte Epilepsie (ohne zerebral-organisch fassbare Grundlage) versteht. Die idiopathische Epilepsie Tissots entspricht der symptomatischen Epilepsie der heutigen Klassifikation, bei denen zerebral-organische Alterationen für das Auftreten epileptischer Anfälle verantwortlich sind.

Als Ursachen einer solchen idiopathischen Epilepsie führt Tissot z. B. „das Hineinwärtsdrücken der Beine der Hirnschale (Impression der Schädelcalotte − Anm. d. Verf.), welche alsdann das Gehirn pressen und die Anfälle verursachen", des weiteren Stockschläge auf den Kopf, Krankheiten der Meningen, subdurale Ergüsse und Blutungen, intra-zerebrale Fremdkörper (z. B. Geschosse) u. a.

Bei den extra-zerebralen *sympathischen* Epilepsien (die „ihren Sitz außer dem Gehirne" haben) unterscheidet Tissot zwei Formen: Unter „intern-sympathischen Epilepsien" lassen sich nach seinem Verständnis Anfälle verstehen, die ihren Ausgang in inneren Organen nehmen, wobei auch bei Tissot − wie bereits bei Galen eineinhalb Jahrtausende zuvor − der Magen „der gewöhnlichste Sitz der (intern-) sympathischen Epilepsie" darstellt; er war also in der überwiegenden Zahl der Fälle der periphere Ort, von dem die epileptische Reizung primär ausging, die sich dann zentripedal zum Kopf ausbreitete und erst sekundär das Gehirn in das Anfallsgeschehen einbezog. Es liegt heute nahe, bei dieser Anfallskonstellation an fokale Anfälle mit gastrischer Aura zu denken.

Als weitere innere Organe, die als Ausgangspunkt für das epileptische Geschehen infrage kamen, führt Tissot die Gedärme auf (z. B. bei Wurmbefall), des weiteren die Gallenblase, Milz, Niere, Harnblase und schließlich auch „die Geburts-Theile, sowohl beim männlichen als weiblichen Geschlechte" (womit die inneren Geschlechtsorgane − insbesondere Eierstöcke, Gebärmutter und Hoden − gemeint sind). In diesem Zusammenhang weist Tissot (wie schon zahlreiche Ärzte vor ihm − u. a. auch Galen) nachdrücklich daraufhin, dass *„die allerstärksten Personen, welche niemahls mit der Epilepsie behaftet gewesen, sich dieselbe durch venerische Ausschweifungen zuziehen"* könnten und *„daß öfters ein Anfall der Epilepsie unmittelbar auf das Venusspiel folge"* [229]. Andererseits weist der Autor auch daraufhin, dass *„eine übermäßige Enthaltung dergleichen ebenfalls hervor zu bringen vermag"*.

Zu den „intern-sympathischen" Anfällen rechnet Tissot auch solche, die durch *„heftige Arzneimittel oder durch die Gifte verursacht werden, welche bereits dem Hippokrates bekannt gewesen sind, und wovon man häufig Beispiele antrifft"*. Und Tissot fährt fort: *„Zu dieser Art von Epilepsie gehören ferner diejenigen, welche durch übermäßigen Genuss solcher Nahrungsmittel, welche für den Magen, der sie in sich nimmt, unverdaulich sind, hervorgebracht werden."* Als entsprechende Beispiele nennt Tissot den übermäßigen Genuss von Früchten und Milch, von Erdschwämmen, Kohl oder Aal.

Als „extern-sympathische Epilepsie" galten Tissot solche, die von einem „gewissen äußerlichen Theil herrühren", nämlich vom Schädel und von der gesamten Körperoberfläche. Als Beispiele führte Tissot Manipulationen am Nacken, Druck auf den Hinterkopf, Fremdkörper im Gehörgang und Hautgeschwüre an.

Unter *essenzieller* Epilepsie verstand Tissot die Epilepsie, die wir heute als idiopathisch bezeichnen. Bei Tissot heißt es dazu: *„So habe ich nunmehr noch von dieser letzteren (Epilepsie) zu handeln, welche am häufigsten vorkommt, und*

Epilepsieklassifikation nach Tissot
(1770)

```
                  idiopathisch      sympathisch      essenziell

                          intern-sympathisch      extern-sympathisch
```

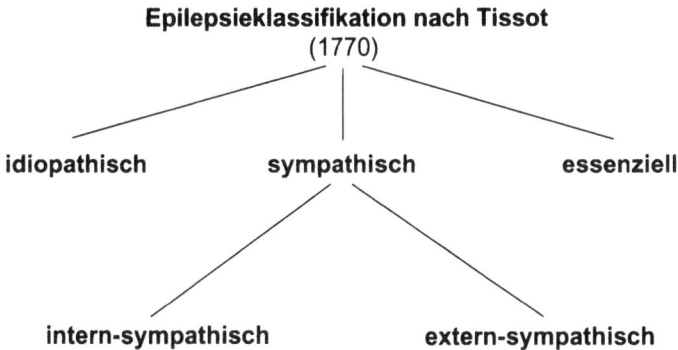

weder von einer sympathischen Ursache, noch von einem merklichen Fehler der Organisation in dem Kopfe, sondern einzig und allein von der epileptischen Geneigtheit des Gehirnes her rühret ..."

Tissot war dabei der Ansicht, dass diese „Geneigtheit" durch „ganz unmerkliche... Ursachen... in (s) Wirken gesetzt wird". Eine ätiopathogenetische Überlegung also, die sich durchaus mit unserem heutigen epileptologischen Denken, für das ja in Bezug auf die Ätiologie genetisch bedingte Veranlagung („Geneigtheit") und zusätzlich Realisationsfaktoren gleichermaßen bedeutsam sind, vereinbaren lässt. Allerdings werden in der heutigen epileptologischen Fachsprache die überwiegend genetisch bedingten Epilepsien (hervorgerufen durch die anlagebedingte „Geneigtheit") als „idiopathische" Epilepsien bezeichnet. (Für den Begriff „essenziell" gibt es in den modernen Klassifikationsschemata keinen Platz mehr.)

9.2.2.2. „Große und kleine Anfälle": Die Symptomatologie

Aus Tissots exakten Beschreibungen geht hervor, dass der Autor eine breite Palette epileptischer Symptomatik kannte. Er teilte die Anfälle in „große" und „kleine" ein, wobei mit den ersteren, den „grands accès", insbesondere die tonisch-klonischen Anfälle und mit den „petits accès" u. a. später so genannten Absencen, also kurze (d. h. Sekunden dauernde), wenig dramatische „Bewusstseinspausen" gemeint waren.

Bei einem 14-jährigen Mädchen beschreibt Tissot diese „epileptischen Abschaltpausen" folgendermaßen:

„Einen Theil dieser Zeit hindurch, hatte die junge Patientin zum oeſteren in der Zwischenzeit der großen Anfälle, kleine und ganz kurze, welche sich weiter durch nichts, als durch einen augenblicklichen Verlust des Bewußtseyns, wobei ihr die Sprache vergieng, nebst einer ganz geringen Bewegung in den Augen, äußerten. Oeſters, wenn sie wieder zu sich kam, brachte sie die Redensart, in deren Mitte sie unterbrochen worden war, zu Ende; ein ander mahl hatte sie dieselbe vergessen" − eine detaillierte Anfallsbeschreibung, die auch heute noch jedes Epilepsielehrbuch zieren könnte.

Der Beginn eines „grand accès" wird von Tissot beispielsweise so wiedergegeben: „*Alle Kranken verlieren in dem selben Augenblick, da sie niederfallen, das
Bewußtseyn, und die meisten erheben wider Willen ein gewaltiges Geschrei, wovon
ihnen nachher nicht das geringste bewußt bleibet; zugleich bekommen sie an verschiedenen fleischigen Theilen sehr mannigfaltige und gar sonderbar zuckende
Bewegungen (Convulsionen).*"

An additiven vegetativen Symptomen eines großen Anfalls beschreibt Tissot
„*das Aufstossen des Magens, das Knurren in dem selben und im Gedärme, das
Erbrechen, der wider Willen erfolgende Abgang der Excremente, des Urins und
des Saamens*".

Als weitere Anfallsformen waren Tissot sensible und motorische fokale Anfälle bekannt − z. T. mit Ausbreitung von peripher nach zentral (in der späteren Fachsprache als Jackson-Anfälle bezeichnet − s. später), rotatorische und
ambulatorische Anfälle (also Anfälle, die durch eine Drehbewegung des Körpers oder durch zwanghaftes Gehen gekennzeichnet waren), Nick-Anfälle, Myoklonien im Facialisbereich, impulsive Myoklonien der oberen Extremitäten,
Versiv-Anfälle und halluzinatorische Sinneseindrücke. Auch Aura-Erscheinungen, also die subjektiv empfundene Ankündigung des „eigentlichen", ausgestal-
teteren Anfalls, werden von Tissot erwähnt, darunter auch sog. isolierte Auren,
die nicht von einem ausgeprägten Anfallsgeschehen gefolgt sind.

Schließlich wurden von Tissot auch Serien und Staten von Anfällen beschrieben, also Anfälle, die in einem begrenzten zeitlichen Rahmen in großer
Zahl oder mit ungewöhnlicher Dauer auftraten.

9.2.2.3. „Nachmachung"

Im 36., d. h. vorletzten Artikel seines epochalen Werkes, beschäftigt sich Tissot
auch mit nicht epileptischen, simulierten und psychogenen Anfällen − „von
künstlicher Nachmachung der fallenden Sucht" ist dieses Kapitel (in der deutschen Übersetzung) überschrieben. Der Autor geht dabei insbesondere auf die
simulierten, also bewusst („in schändlich-betrügerischer Absicht") imitierten
Anfälle ein. (Dagegen sind „psychogene" Anfälle − nach heutiger Definition −
bewusstseinsferne nicht epileptische Anfälle, i. d. R. verursacht durch eine psy-
chosozial problematische Situation des Betroffenen.) Tissot konkretisiert das
differenzialdiagnostisch nicht immer einfache Thema der „nachgemachten Anfälle" („Epilepsia ficta, simulata") an folgenden Beispielen:

„*Ein junges Mägdchen, …, welches sagen gehört hat, dass das Heirathen bisweilen die Epilepsie curirt habe, giebt diese Krankheit vor, damit man es verhei-
rathe.*"

„*Ein fauler und lüsterner Mönch thut eben dergleichen, um sich von der
Strenge des Klosterlebens los zu machen.*"

„*Junge Leute, um nicht in die Schule gehen zu dürfen − und es hält öfters
sehr schwer, den gespielten Betrug zu entdecken.*"

9.2.2.4. „Goldstandard Baldrian". Die Behandlung

Fast die Hälfte seiner Abhandlung über die Epilepsie widmet Tissot der Behandlung der Krankheit. Und mit Recht weist der Autor einleitend zu diesem umfangreichen Abschnitt daraufhin, dass *„wenn man die Epilepsie curiren will, so muß man nothwendig zuerst genau wissen, welches die gelegentlichen Ursachen seyn, um die selben aus dem Wege zu räumen"*. Aufgrund der mannigfaltigen Ursachen, so Tissot, könne es kein „allgemein zuverläßiges Mittel (Specificum)" gegen die Epilepsie geben. Wenn aber ein solches Mittel angepriesen würde, so sei dies *„eine Aufschneiderei (Charlatanerie), welche entweder Unwissenheit oder Betrügerei verrath"*. Und richtigerweise fügt er hinzu: *„Wofern es ja ein zuverläßiges Mittel geben mögte, so wäre es einzig und allein gegen die epileptische Geneigtheit des Gehirnes"*.

Nach der Meinung Tissots musste also vor dem Beginn einer Epilepsietherapie geklärt werden, ob eine idiopathische, eine essenzielle oder eine sympathische (intern- oder extern-sympathisch − s. o.) vorlag. War z. B. eine idiopathische Epilepsie aufgrund einer Kalottenimpression diagnostiziert worden, so musste der eingedrückte Knochen eleviert werden; wurde im Rahmen einer extern-sympathischen Epilepsie ein Hautgeschwür und im Rahmen einer intern-sympathischen Epilepsie ein Wurmbefall des Darmes als Ursache angenommen, so mussten entsprechende spezifische Behandlungen durchgeführt werden. Lediglich wenn eine essenzielle Epilepsie (ohne fassbare Organerkrankung, allein aufgrund der „Geneigtheit" des Gehirns) vorlag, konnte ein allgemein anfallhemmendes Medikament versucht werden. Im Kapitel „Die gegen die Epilepsie besonders gerichteten Mittel (Specifica) überhaupt" bemerkt Tissot allerdings einschränkend: *„daß unter allen diesen Mitteln kein einziges ist, welches den Nahmen eines antiepileptischen Specifici wirklich verdienet, weil es kein einziges giebt, welches die epileptische Geneigtheit des Gehirns zuverläßig und beständig hebet…"*

Allein die Baldrian-Wurzel, und zwar speziell die Wurzel des Klein-Baldrian (Valeriana sylvestris) wurde von Tissot als einigermaßen wirksam angesehen: *„Diese Pflanze ist diejenige, welche in dem Verzeichnisse der besten antι-epileptischen Mittel die erste Stelle verdienet."*

Tissot ist von der Wirkung des Baldrian so überzeugt, dass er sagt: *„Ich bin überzeugt, daß, wenn der selbe nicht anschlägt, es daher rührt, weil das Uebel unheilbar … ist.*

Obwohl also nur Baldrian in den Augen Tissot's als Antiepileptikum Bestand hat, beschreibt er ausführlich andere Fallsuchtmittel, deren Gebrauch zu seiner Zeit üblich war: Päonie (Pfingstrose), Mistel, Bisam, Mohnsaft, Pommeranzenblätter, Chinarinde, Biebergeil, Teufelsdreck (Asa foetida), Raute, Kampfer, Quecksilber, Spießglas. Von diesen genannten Substanzen sind nach Tissot allenfalls (natürlich außer dem bewährten Baldrian) Pommeranzenblätter, Bisam und Kampfer einen Behandlungsversuch wert.

Weitere, oft empfohlene Substanzen müssen nach Tissot zu den unnützen Mitteln gezählt werden und dürfen deshalb „nur bloß dem Nahmen nach angeführt" werden: „Markgrafen-Pulver" (ein Gemisch aus vielerlei pulverisierten Bestandteilen pflanzlicher und tierischer Herkunft), *„Regenwürmer (Lumbrici terrestres — im Heumonathe vor Sonnen-Aufgang, im Augenblicke der Begattung nüchtern eingenommen), Elends-Klaue* (zwei verschiedene Lesarten: abgeschabte Teile eines Elchhufs oder Teile der Ungula alcis, einer Farnart diesen Namens — Anm. d. Verf.), *Hasen-Sprung* (Teile des Sprunggelenks des Hinterlaufes eines Hasen), *Nachgeburt einer Erstgeburt, Menschen-Hirnschale, frische Galle eines schwarzen Hundes, Pfauenkoth ... und sehr viele andere, insbesondere eben so unnütze, eben so widerige, eben so unvernüftige (Mittel)".*

Als geradezu gefährlich stuft Tissot folgende immer wieder empfohlene „Heilmittel" ein: Künstliches Fieber, Bilsenkraut, Nieswurz, Kupfer- oder Silbertinktur, heftiges Erschrecken, Menschenblut.

Während des (großen) Anfalls selbst solle man sich darauf beschränken, Gefahren von dem Kranken abzuhalten, spezifische medizinische Maßnahmen gäbe es nicht; somit sei auch das oft praktizierte Aufbrechen des in die Faust des Krampfenden eingeschlagenen Daumens eher gefährlich (Knochenbruch) als nützlich.

Dass sich Tissot der psycho-sozialen Not seiner anfallkranken Patienten durchaus bewusst war, zeigen die Sätze, mit denen der Autor sein epochales Werk abschließt:

„Die falsche Schande, welche man damit verbindet, ist ein wirkliches Unglück, welches zur Vermehrung derselben beyträgt; und es wäre zu wünschen, daß man sie endlich einmahl wie die übrigen Krankheiten betrachtete. Das gemeine Vorurtheil in diesem Stücke ist die Folge eines alten Aberglaubens, wovon bereits Hippokrates das Lächerliche gezeigt hatte, und welcher sich dem ungeachtet noch seit mehr als zweytausend Jahren erhält."

9.3. Maisonneuve

J. G. F. Maisonneuve, Schüler von Philippe Pinel (1745—1826 [s. Kap. 10.4.2.]), publizierte 1803 sein vielgelesenes Werk „Recherches et observations sur l'épilepsie". In ihm hat der Autor seine klinischen Erfahrungen, die er vor allem durch seine ärztliche Tätigkeit in der Salpêtrière (s. später) gesammelt hatte, niedergelegt und apodiktisch erklärt, dass Forschungen über die Epilepsie letztlich nur im „Hospital", an Patienten, die unter kontinuierlicher Beobachtung stünden, möglich seien [141]. Maisonneuve hielt die Einteilung der Epilepsie in eine idiopathische und sympathische Form bei (übernahm also die „essenzielle Epilepsie" in der Tissot'schen Einteilung nicht), schlug aber vor, beide Gruppen nochmals in fünf Untergruppen aufzugliedern. In der Gruppe der

idiopathischen Epilepsien unterschied er eine kongenitale, spontane, plethori-
sche, humorale und emotionale Form. In der sympathischen Gruppe dienten ihm
verschiedene Organe, von denen die Epilepsie ihren Ausgang nehmen konnte, als
Unterscheidungskriterium: Epilepsie aus Magen, Eingeweiden, Gebärmutter
und „äußerlichen Anteilen" (z. B. Haut) sowie als fünfte Form die „hypochondri-
sche Epilepsie".

In einer seiner Fallbeschreibungen wird sehr anschaulich eine Epilepsieform
beschrieben, die zu Maisonneuves Zeiten als eigenständige Epilepsieform noch
nicht bekannt war, heute aber als ‚benigne fokale idiopathische Epilepsie des Kin-
desalters' gut analysiert, definiert und unter der Bezeichnung „Rolando-Epilep-
sie" durch eine typische Verlaufsgestalt der Anfälle charakterisiert ist: Erkrankung im frühen Kindesalter, Anfälle nahezu ausschließlich aus dem Schlaf, ausgeprägte Speichelbildung (Hypersalivation), Zuckungen im Facialisbereich, meist
erhaltenes Bewusstsein, spontanes Sistieren der Anfälle in der Pubertät [118; 147].

9.4. Esquirol

In seiner berühmten Abhandlung „Des maladies mentales" beschäftigte sich
der bedeutende Psychiater Etienne Esquirol (er war − wie Maisonneuve −
Schüler Philippe Pinels) ausführlich mit der Epilepsie. In seinem Einteilungs-
schema griff er zwar auch auf die sympathische Form Tissots (und damit auch
Galens) zurück, aber idiopathische und essenzielle Epilepsie, die ja bei Tissot
noch sehr unterschiedliche Epilepsieformen repräsentierten, waren für ihn identisch − nach seiner Meinung wurde bei dieser Epilepsieform das Gehirn durch
organische Alteration oder auch durch eine „emotional-moralische Affektion"
traumatisiert [10].

Als neue Epilepsie-Form führte Esquirol jedoch die „épilepsie symptomati-
que" in sein Klassifikationsschema ein; unter ihr verstand er ein epileptisches
Geschehen, das als Begleitsymptom unterschiedlichster Erkrankungen auftrat − so z. B. bei verspäteter Dentition oder bei Krankheiten, die mit einem
Hautausschlag einhergingen.

In der Abhandlung über die Epilepsie, die das 6. Kapitel des o. e. epochalen
Werkes Esquirols bildet, tauchen erstmals die Begriffe „grand mal" und „petit
mal" auf („großer" und „kleiner" Anfall), die über viele Jahrzehnte zum festen
Bestandteil der epileptologischen Fachsprache gehörten. Erst die modernen
Klassifikationsschemata am Ende des 20. Jahrhunderts haben diese in der epi-
leptologischen Alltagssprache noch immer gängigen Begriffe ausgemerzt.

9.5. Calmeil

Ein bedeutender Schüler Esquirols war Louis Florentin Calmeil, dessen Disser-
tationsarbeit aus dem Jahre 1824 ausschließlich der Epilepsie-Thematik gewid-

met war [40]. In ihr findet sich erstmals der Begriff „Absence" für bestimmte „kleine Anfälle", die bereits Tissot als „petits accès" beschrieben (aber nicht mit einem eigenen Namen bezeichnet) hatte. *„Die Absencen"*, heißt es bei Calmeil, *„... bilden eine eigenartige Erscheinung, sind aber ganz harmlos ... die Sinne sind zwar wach, aber dennoch nicht in der Lage, Eindrücke aufzunehmen. Es ist eine Art von Verzückung".*

Calmeil unterschied im wesentlichen drei klinische Anfallsbilder und benützte zur deutlichen Unterscheidung die neuen Begriffe seines Lehrers Esquirol: Grand mal (Prototyp epileptischen Geschehens), petit mal (womit Calmeil die später als psychomotorisch, heute als partial-komplex bezeichnete Anfälle verstand) und die von ihm erstmals so genannten Absencen.

Diese erstmalige Erwähnung der „Absencen" hätte ausgereicht, die Dissertation und ihren Autor (Calmeil) unsterblich zu machen; aber die Arbeit enthält noch einen weiteren Begriff im Zusammenhang mit epileptischer Symptomatik, der ebenfalls als der heutigen Epilepsie-Nomenklatur nicht mehr wegzudenken ist: „état de mal". Mit diesem Ausdruck kennzeichnete Calmeil ein epileptisches Geschehen, das schon Ärzten der Antike bekannt (s. o.), und das bei Patienten und Ärzten gleichermaßen gefürchtet war: *„(Le grand mal) se présente pas toujours ainsi; il est des cas où un accès a peine fini, un autre recommence, et successivement coup sur coup, si bien qu'on peut compter quarante, soixante accès sans interruption; c'est ce que les malades appellent entre eux ‚état de mal'. Le danger est pressant: beaucoup des sujets succombent. Il ne faudrait pas dire ici qu'on a vu l'accès durer une heure, quatre heures, tout un jour, mais bien qu'un grand nombre d'attaques n'ont cessé de se succéder ..."* („Der große Krampfanfall läuft nicht immer so harmlos ab; es gibt Fälle, bei denen ein Anfall gerade aufgehört hat, wenn der nächste schon wieder beginnt und sich Schlag auf Schlag wiederholt, so daß vierzig, sechzig Anfälle ohne Unterbrechung gezählt werden können. Die Kranken nennen das unter sich ‚état de mal'. Die Gefahr ist groß, denn viele Kranke sterben daran. Man sollte hier nicht von einem Anfall sprechen, der eine Stunde, vier Stunden oder einen ganzen Tag dauert, sondern richtiger von einer Vielzahl von Anfällen, die fortgesetzt aufeinander folgen ...").

Der Begriff „état de mal" wird seit der oben zitierten Beschreibung Calmeil's aus dem Jahre 1824 für epileptische Anfälle in Folge, zwischen denen der Patient das Bewusstsein nicht wiedererlangt, gebraucht — oder aber, entgegen der Empfehlung Calmeil's (s. o.), für einen kontinuierlich anhaltenden Anfall ungewöhnlicher Dauer. Wie aus der Textstelle zu erkennen ist, ist der Begriff keine Namensschöpfung des Autors selbst, sondern er wurde, wie Calmeil freimütig erwähnt, von den Betroffenen, den Anfallkranken selbst geprägt.

9.6. Trousseau

In die medizinische Fachsprache ging die Übersetzung des Calmeil'schen „état de mal" durch Armand Trousseau im Jahre 1862 ein [230]: In seinen Vorträgen am Hôtel-Dieu in Paris benützte er erstmals — in Anlehnung an den französischen Ausdruck — den Begriff „status epilepticus": *„L'état de mal, le status epilepticus, est constitué non par une seule attaque, mais par une série d'attaques ..."* („Der ‚état de mal', der ‚status epilepticus', ist nicht durch einen einzelnen Anfall, sondern durch eine Serie von Anfällen gekennzeichnet ...").

Bereits Trousseau hat darauf hingewiesen, dass ein obgligates Merkmal des status epilepticus (den er an anderer Stelle auch „status eclampticus" nennt) die fehlende Rückkehr der Bewusstseinsklarheit während des langdauernden Anfallsgeschehens ist. Dieses wesentliche Kennzeichen war von den Autoren vor ihm nicht zur Statusdefinition gefordert worden — die heute streng gehandhabte Unterscheidung zwischen Anfallsstatus und Anfallsserie war in der Zeit zwischen der ersten Erwähnung des „état de mal" in der Literatur (Calmeil) und der Übersetzung in die medizinische Fachsprache (Trousseau) noch nicht scharf. Im ersten deutschsprachigen Bericht über den Status epilepticus nimmt H. Obersteiner ausdrücklich Bezug auf die französischen „Pioniere": *„In Frankreich hingegen, besonders in der Salpêtrière zu Paris, ist der ‚état de mal epileptique' schon lange Gegenstand besonderer Aufmerksamkeit (Calmeil, Trousseau, Charcot u. a.) und erst vor kurzem von Bourneville (Études cliniques et thermometriques sur les maladies du système nerveux II. fasc.) trefflicher als je zuvor geschildert worden"* [164].

In Calmeil's Dissertation von 1824 bezog sich der état de mal ausschließlich auf die Häufung großer Anfälle. Aber bereits ein Jahr später bezeichneten Bouchet und Cazauvieilh auch einen Status von Herdanfällen als „état de mal" [34], und tatsächlich verwendet man heute für alle epileptischen Staten, ob sie nun mit dem klinischen Bild „großer" oder „kleiner" Anfälle einhergehen, den Begriff „status epilepticus".

Trousseau gebraucht noch einen weiteren Namen für die Zustände, in denen ein neuer Anfall begann, bevor der vorherige beendet war: „attaques imbriquées" nannte er diese sich aneinanderreihenden Anfälle, indem er anschaulich zur Beschreibung des Geschehens das Bild eines ziegelgedeckten Daches benützte, bei dem ein Ziegel (brique) über den anderen greift [69; 193].

9.7. Delasiauve

In seinem Buch, das den selben Titel führte wie Tissots epochales Werk 75 Jahre zuvor („Traité de l'épilepsie"), formulierte der französische Arzt L. J. F. Delasiauve 1854 eine Klassifikation, die auch heute noch in ihren Grundzügen Gültigkeit hat; er unterschied dabei idiopathische (oder essenzielle), symptomatische und sympathische (sympathetische) Epilepsieformen.

Während die Begriffe „idiopathisch" und „symptomatisch" für Delasiauve bereits die Bedeutung hatten, die ihnen auch in der heutigen Epileptologie zugemessen wird, blieb der Begriff „sympathisch" („sympathetisch") nach wie vor unscharf. Bei den sympathischen Epilepsieformen galt das Organ „Gehirn" primär als gesund. Während nun Tissot in der zweiten Hälfte des 18. Jahrhunderts noch der Ansicht war, dass der Anfallsgenerator bei der sympathischen Epilepsie tatsächlich extra-zerebral lokalisiert war, entspricht es 100 Jahre später dem epileptologischen Denken Delasiauves und seiner Zeitgenossen eher, auch bei den sympathischen Epilepsien das epileptische Geschehen ins Gehirn zu lokalisieren, die *Auslösung* für die Anfälle aber peripher (extrazerebral) anzunehmen – wie z. B. bei den Reflex-Epilepsien oder bei toxisch oder anoxisch ausgelösten Anfällen (die etwa durch eine Nieren- oder Herzerkrankung verursacht sein konnten); eine eindeutige, zweifelsfreie diesbezügliche Aussage findet sich jedoch kaum – immer wieder schwingt bei der Beschreibung der sympathischen Epilepsie in dieser Zeit der Gedanke an einen extra-zerebralen Anfallsgenerator mit.

9.8. Vater und Sohn West

Während des o. e. Werk von Delasiauve allein aufgrund seines Erscheinungsjahres (1854) bereits in die zweite Hälfte des 19. Jahrhunderts zu plazieren wäre

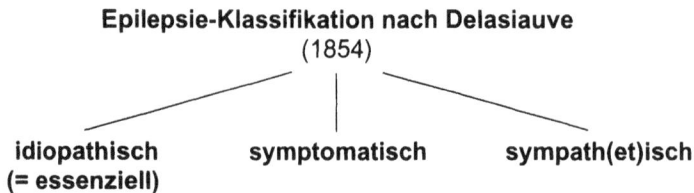

Epilepsie-Klassifikation nach Delasiauve
(1854)

idiopathisch   **symptomatisch**   **sympath(et)isch**
(= essenziell)

(also eigentlich in das „nächste Kapitel" unserer geschichtlichen Abhandlung!), ist ein anderes schriftliches Zeugnis, das für die heutige Epileptologie ebenfalls Bedeutung hat, noch in der ersten Hälfte des 19. Jahrhunderts verfasst worden – gemeint ist der Brief, den der Engländer William James West (1794–1848) im Januar des Jahres 1841 an den Herausgeber des Lancet schrieb. West war seit 1823 niedergelassener Arzt in Tonbridge (Kent); mit seiner Frau Mary hatte er drei (überlebende) Kinder, das jüngste, James Edwin, wurde im Februar 1840 geboren [174]. Als James Edwin 4 Monate alt war, bemerkte sein Vater erstmals „slight bobbings of the head forward" („leichte Rucker mit dem Kopf nach vorne"), die in kurzer Zeit an Häufigkeit und Intensität rasch zunahmen – charakteristisch war das serienhafte Auftreten dieser „kleinen Nick-Anfälle" in einem begrenzten Zeitabschnitt, z. B. zehn bis zwanzig mal innerhalb von zwei bis drei Minuten.

Mit dieser Anfallsschilderung wird zum ersten Mal in einer medizinischen Abhandlung eine Epilepsieform beschrieben, die über fünfzig Jahre nach dieser kasuistischen Darstellung erstmals BNS-(Blitz-Nick-Salaam-)Epilepsie genannt [257] und später (ab 1960) im Gedenken an diesen ersten bekannten Patienten und seinen Vater als „West-Syndrom" bezeichnet wurde.

Dr. West suchte damals bei den anerkannten ärztlichen Kapazitäten Rat und Hilfe − u. a. in London bei Charles Mainfield Clarke, der die Anfälle erstmals „Salaam-Krämpfe" nannte, und bei Charles Locock, dessen Name eng verknüpft ist mit der Entdeckung des Broms als Antiepileptikum (s. später); aber die epileptischen Anfälle des kleinen Patienten waren nicht zu beeinflussen.

James Edwin West, der seit dem 7. Lebensjahr in einer Behinderteneinrichtung untergebracht war, starb − in der psychomotorischen Entwicklung erheblich retardiert − im Alter von 20 Jahren [175].

9.9. „Jammer, Gichter, Eklampsie" − Pädiatrische Epileptologie im 18. Jahrhundert

Im letzten Viertel des 18. Jahrhunderts nimmt die junge Disziplin der Kinderheilkunde, deren erste Ansätze bis ins 15. Jahrhundert zurückreichen (s. o.: Bagellardus, Kap. 6.4.1.) einen deutlichen Aufschwung. In Bezug auf kindliche Anfallsleiden wird die Beobachtung, die bereits Ärzte der gräko-romanischen Antike gemacht haben, immer wieder bestätigt − nämlich die besondere Affinität des kindlichen Gehirns zu epileptischen Anfällen.

In seinem berühmten, viel gelesenen Buch „Anweisung zur Kenntnis und Cur der Kinderkrankheiten" versucht der schwedische Arzt Nils Rosen von Rosenstein (der auch „Leibarzt" des schwedischen Königs war), diese Neigung des kindlichen Gehirns zu epileptischen Anfällen so zu erklären, dass die Kinder sehr empfindliche oder „leicht bewegliche" Nerven hätten, die im Verhältnis zum Körper „weit größer" als bei Erwachsenen seien [184; 206]. Die Nerven seien außerdem weicher, mehr durchsaftet als bei erwachsenen Personen und mit sehr dünnen, empfindlichen Häuten bedeckt; all diese Gegebenheiten − so Rosen von Rosenstein − würden das kindliche Nervensystem besonders anfällig für ein epileptisches Geschehen machen.

Als anfallsauslösende Ursachen nennt der Autor Verstopfung, Zahnen, Würmer, „Reißen im Leibe" und auch Versäumnisse der Amme. Rosen von Rosenstein weist auch darauf hin, dass ansteckende Krankheiten wie Pocken, Masern oder Scharlach initial mit Krämpfen einhergehen können.

Medikamente scheinen dem Autor wenig hilfreich, statt dessen sei eher die gute Versorgung des Kindes eine anfallhemmende Maßnahme. Zur Lösung des akuten Krampfes empfiehlt der schwedische Arzt Klistiere sowie lauwarme Bäder. „*Reiche Leute mögen ihre Kinder in ein warmes mit Rheinwein getränktes Tuch einschlagen, die Armen sollen ein kleines Tuch mit Branntwein auf den Magen applizieren*" [206]! (Die Zwei-Klassen-Medizin ist wahrlich keine Erfindung unserer Zeit!)

Rosen von Rosenstein und andere Autoren dieses Zeitabschnitts unterscheiden durchaus verschiedene Formen kindlicher Anfälle, wobei immer wieder auf die verschiedenen Verlaufsgestalten von „inneren Krämpfen" (stiller Jammer, Eklampsie, Gichter), allgemeinen konvulsivischen Bewegungen (convulsiones), „der eigentlichen Fallsucht" (Epilepsie) mit ausgestaltetem, dramatischem Erscheinungsbild und von Veitstanz (Chorea Sancti Viti) hingewiesen wird. Schon diese Auflistung zeigt, dass es den Ärzten im 18. Jahrhundert nicht immer leicht fiel, zwischen „echten" epileptischen Anfällen und anderen Krankheitsbildern zu unterscheiden.

10. Die zweite Hälfte des 19. Jahrhunderts

10.1. Einleitung: Meilensteine

Fast ist man versucht, den Zeitabschnitt zwischen 1850 und 1900 als „Goldenes Zeitalter" der Epileptologie zu bezeichnen. Die Entwicklung der wissenschaftlichen Medizin, die im 18. Jahrhundert und in der ersten Hälfte des 19. Jahrhunderts eingesetzt hatte, ging nach 1850 unaufhaltsam weiter. Diese Dynamik ergriff nicht zuletzt das umfangreiche Gebiet der Nervenheilkunde und damit auch die Epilepsie.

In diesem halben Jahrhundert wurden entscheidende Fortschritte in der morphologischen und funktionellen Anatomie des Gehirns, in der zerebralen Topographie, in patho-physiologischen Erkenntnissen des Nervensystems — insbesondere auch im Hinblick auf epileptisches Geschehen —, in der medikamentösen antiepileptischen Therapie und nicht zuletzt in Bezug auf den Stellenwert, das „Image" der Epilepsiekrankheit und der von ihr betroffenen Patienten erzielt.

10.2. Erste Epilepsie-Forschung im Labor

In dieser Epoche konnte endlich auch die uralte Frage, ob epileptische Anfälle ausschließlich zerebral entstünden, beantwortet werden.

1870 konnten Gustav Theodor Fritsch (1838–1927) und Eduard Hitzig (1838–1907) tierexperimentell (als Versuchstiere dienten insbesondere Hunde) nachweisen, dass sich durch elektrische Reizung bestimmter Großhirnbereiche motorische Reaktionen (auf der Körpergegenseite) auslösen ließen. *„Diese Muskelkontraktionen lassen sich bei Anwendung ganz schwacher Ströme auf bestimmte, eng begrenzte Muskelgruppen lokalisieren. Auf stärkere Ströme beteiligen sich bei Reizung der gleichen oder sehr benachbarter Stellen sofort andere Muskeln ..."* [76]. In Fortsetzung dieser Experimente gelang es den beiden Forschern, durch „Tetanisierung", d. h. längerdauernde elektrische Reizung, epileptische Anfälle auszulösen. Die graue Gehirnsubstanz als Anfallsgenerator war zweifelsfrei nachgewiesen!

Wenige Jahre später hat David Ferrier (1843–1928) in London ähnliche Reizversuche wiederholt, ausgeweitet und in einer ausführlichen Publikation demonstriert [70].

Schon einige Jahre zuvor (1857) hatten Adolf Kußmaul (1822–1902) und A. Tenner ebenfalls tierexperimentell nachgewiesen, dass epileptische Anfälle durch die Unterbrechung der Blutzufuhr zur Großhirnrinde ausgelöst werden konnten [128].

10.3. Therapie: Der Durchbruch

Ein weiterer Meilenstein in der Entwicklung der Epileptologie zu einem eigenständigen Wissenschaftszweig stellte die Entdeckung des ersten objektiv wirksamen Antiepileptikums dar.

Nach seiner Entdeckung als Element und seiner problemlosen Gewinnung aus Meerwasser (1826) wurde Brom im zweiten Viertel des 19. Jahrhunderts ein „Allerweltsmittel", mit dem Hauterkrankungen, Gicht, Syphilis, Schlafstörungen und Unruhezustände behandelt wurden. Bei dem zunächst häufigen Einsatz der Substanz (in aller Regel als Salz) wurden bald auch ihre Nebenwirkungen bekannt: Reizung der Schleimhäute, Hautveränderungen, Müdigkeit und Potenzstörungen.

Aus der letztgenannten Beobachtung schloss der englische Arzt Charles Locock (1799–1875), Präsident der Royal Medical and Chirurgical Society in London und Leibarzt und Geburtshelfer Königin Victorias, dass epileptische Anfälle, bei denen ein Zusammenhang mit sexuellen Funktionen vermutet wurde, möglicherweise durch Brom günstig beeinflusst werden könnten [153]. So setzte er die Substanz bei epilepsiekranken Frauen ein, bei denen er die Ursache der Epilepsie in den Ovarien vermutete („hysterische Epilepsie"). In der Tat besserten sich bei zahlreichen Frauen die epileptischen Anfälle; Erfolge konnten dann auch bei anfallkranken Frauen, die nicht im Verdacht standen, an einer „hysterischen" Epilepsie zu leiden, und schließlich auch bei Männern gesehen werden.

Manche Autoren bezweifeln allerdings, dass Charles Locock das Verdienst zukomme, als erster die antiepileptische Wirkung der Bromsalze erkannt zu haben; Locock habe Brom zunächst ausschließlich als Anaphrodisiakum, also als „Geschlechtslust hemmendes Mittel" eingesetzt [75; 153]; den Einsatz als „Fallsuchtmedikament" hätten erstmals Edward Henry Sieveking (1816–1904 [211]) und Samuel Wilks (1824–1911 [94; 248]) konsequent vorgenommen und dokumentiert.

Viele Therapeuten, die nach diesen ersten Nachrichten über die antiepileptische Wirksamkeit des ursprünglichen „Allerweltsmittels" in den folgenden Jahren Brom bei ihren Epilepsiepatienten einsetzten, konnten den anfallhemmenden Effekt der Substanz bestätigen – der Siegeszug dieser ersten objektiv wirksamen medikamentösen Epilepsietherapie hatte begonnen!

Durch die Entdeckung weiterer anfallhemmender Substanzen (Phenobarbital 1912, Phenytoin 1938) wurde das nebenwirkungsreiche Brom im 20. Jahrhundert wieder in den Hintergrund gedrängt; in den letzten Jahren erlebt es allerdings eine gewisse Renaissance [194].

10.4. Die Entwicklung der Institutionen

10.4.1. Die „Vergessenen"

1865, auf der „Zweiten Deutschen Konferenz für Innere Mission" in Bruchsal, führte Dr. Albert Moll, Arzt in der Anstalt „Auf der Pfingstweide" (s. u.), zum Thema der Unterbringung von anfallkranken Menschen in geeigneten Institutionen folgendes aus:

„Für (den Epileptiker) verschließen sich alle Anstalten, er ist verlassener als der Geisteskranke, als der Blinde, als der Taubstumme, als der Cretine; denn nirgends hat er ein Asyl zu finden, das eine menschenfreundliche Idee ihm geschaffen oder geöffnet hätte. Er muß an den Palästen, welche die Humanität für die Geisteskranken geschaffen hat, vorüberziehen; er darf nicht über die Schwellen von Häusern schreiten, wie sie dem Blinden, dem Taubstummen geöffnet sind! Er hat nicht das Recht, Aufnahme unter einem Dache zu suchen, wo er, der Verlassenste von allen, gleich dem gewöhnlichsten Verwahrlosten aufgenommen würde! Die einzigen Stätten, die ihm offen bleiben, sind die entlegensten Winkel eines Armen- oder Tollhauses, in welchem er durch die Hartherzigkeit der Menschen alles dasjenige entbehrt, worauf der Kranke aus naturrechtlichen Gründen Anspruch machen darf" [16].

In der Tat, bis zur Periode der „Anstaltsgründungen", d. h. bis in die zweite Hälfte des 19. Jahrhunderts, waren die Anfallkranken und ihre Bedürfnisse von den Anstaltsgründern fast vergessen worden − zumindest in Deutschland [183; 203].

Im späten Mittelalter hatte es nur vereinzelte kirchliche Einrichtungen gegeben, die sich bereit erklärten, epilepsiekranke Menschen in einem Asyl oder Hospital aufzunehmen [245].

Das bekannteste diesbezügliche Hospital gehörte zum Benediktinerkloster Rufach im Oberelsaß (s. Kap. 6.3.) [94]. Aber selbst in einer solchen kirchlichen Spital-Einrichtung muss das Los der darin untergebrachten Anfallkranken als erbärmlich bezeichnet werden. So heißt es in einem Bericht über das Rufacher Spital aus dem 16. Jahrhundert: *„Die armen lutten und bresthaften menschen, (welche) mit essen, tringken unnd geliger gar ellendiglich werden gehalten, dorzu mit warttung megde und knecht nit versehen, do von grosser unrat erwachset. Wann die armen menschen miteinander Kinder machent auch in iren gebresten ertringken unnd ersticken unnd one bewarung der heilligen sacrament unnd bicht sterben müssen"* [67].

10.4.2. Vorreiter Frankreich

In Frankreich waren bereits im 18. Jahrhundert Institutionen entstanden, in denen epilepsiekranke Menschen Aufnahme, Pflege und – soweit nach den Erkenntnissen der Zeit möglich – medizinische Versorgung finden konnten.

In Paris wurden die „Salpêtrière" – benannt nach einem Salpeter-Depot, dessen Fabrikhallen als erste Unterkunft für Patienten dienten – und das „Hospice de Bicêtre" (untergebracht in einem ehemaligen Königsschloss) bereits im 17. Jahrhundert zum „Hôpital général" zusammengeschlossen.

Beide Hospitäler entwickelten sich im 19. Jahrhundert zu angesehenen medizinischen Zentren für neurologisch-, psychisch- und anfallkranke Menschen. Die für die Patienten zunächst unzumutbare Verhältnisse änderten sich erst durch die Aktivitäten Philippe Pinels, der 1795 medizinischer Leiter der Salpêtrière wurde. Pinel, der sich vor allem der Psychiatrie widmete, führte humanere Behandlungsmethoden ein und schuf für die Geisteskranken je nach ihren Krankheitsbildern spezielle Abteilungen; er hielt psychiatrische Krankheiten, die bisher als unbehandelbar angesehen worden waren, für prinzipiell heilbar. Unter Pinel und dessen Nachfolger Esquirol, der sich vor allem auch der Epilepsiekranken annahm, entwickelte sich die Salpêtrière zu der damals wohl fortschrittlichsten psychiatrischen Klinik, an der u. a. auch Sigmund Freud einige Zeit arbeiten konnte.

Während in der Salpêtrière ausschließlich Frauen untergebracht waren, blieb das Hospice de Bicêtre den Männern vorbehalten. Auch hier setzten Pinel und seine Nachfolger entscheidende Verbesserungen durch, so dass beispielsweise das Anketten der Kranken abgeschafft wurde.

Die Abteilungen für Anfallkranke in der „Salpêtrière" und im „Bicêtre" dienten nicht nur der Unterbringung der Epilepsiekranken, sie wurden vor allem im 19. Jahrhundert zu Stätten der klinischen Forschung und Lehre. Die exakte Anfallsbeschreibung, die Dynamik des einzelnen Anfallsgeschehens und die des Krankheitsverlaufs, Auswirkungen der chronischen Krankheit Epilepsie auf Körperlichkeit und Psyche der betroffenen Menschen, die differenzialdiagnostische Abklärung (nicht zuletzt im Hinblick auf psychogene Anfälle) – all dies wäre ohne die Existenz solcher Spezialeinrichtungen nicht oder nicht in diesem Maße möglich gewesen.

10.4.3. Die erste deutsche Epilepsieklinik: Görlitz

Am 1. August 1855 wurde in Deutschland die erste „Heilanstalt für Epileptische" eröffnet – und zwar in Görlitz, etwa 100 km östlich von Dresden. Das neu errichtete Gebäude lag in einsamer ländlicher Umgebung, nicht weit von der Neisse; es war in der typischen Form der „Villa im italienischen Stil" erbaut worden.

Gründer und erster ärztlicher Leiter dieser neuen Einrichtung war der in Berlin geborene Arzt Hermann Andreas Reimer (1825–1906), der sich 1850 als „Arzt, Wundarzt und Geburtshelfer" in Görlitz niedergelassen hatte. Im selben Jahr hatte er Anna Jung geheiratet, eine Tante des Psychoanalytikers Carl Gustav Jung.

Reimer hatte die Absicht, die bisher in „Irrenhäusern, Anstalten für Blödsinnige oder Siechenhäuern" untergebrachten Epilepsiekranken in einer gesonderten Einrichtung fachgerecht unterzubringen, und dort *„durch eine genaue Erhebung der Krankengeschichte, durch ärztliche Beobachtung des Krankheitsverlaufs und durch eine genau kontrollierte Therapie mit den damals üblichen mineralischen und vegetabilischen Mitteln seinen wissenschaftlichen Beitrag in der Psychiatrie zu leisten"* [5].

Das Haus war zunächst für 12 Epilepsiepatienten aus wohlhabenden Familien bestimmt. Jeder Kranke hatte Anspruch auf zwei Zimmer. Gesellschaftsräume sollten einen günstigen Einfluss auf das Wohlbefinden ausüben. Einem „Wärter" oblag die Bedienung und Pflege von zwei Kranken bei Tag und Nacht. Sein Zimmer lag zwischen den Schlafzimmern seiner Schützlinge. Besondere Lagerstätten, Vermeidung scharfer Ecken und weiche Teppiche sollten die Gefahr von Verletzungen beim Sturz im Anfall mindern.

Die Behandlung bestand in der Anwendung kalter, lauer oder warmer Bäder, in körperlicher Bewegung und in der Verordnung einer speziellen Diät auf mineralischer und vegetarischer Basis.

Da es offensichtlich nur wenige finanzkräftige Epilepsiekranke gab, kam die Reimer'sche Heilanstalt rasch in wirtschaftliche Probleme. Aus diesem Grund wurden neben Epilepsiepatienten bald auch psychisch Kranke aufgenommen, unter denen die berühmteste Christiane Friedrike Wilhelmine (Minna) Walch, geb. Herzlieb war, die Goethe in seinen „Wahlverwandtschaften" als Ottilie unsterblich gemacht hat [95]. (Sie starb etwa ein Jahr nach der stationären Aufnahme in der Einrichtung.)

1867 übergab Dr. Reimer die Einrichtung dem deutschen Psychiater Karl Ludwig Kahlbaum, der sie bis zu seinem Tod 1899 leitete und ihr als psychiatrischer Klinik Weltruf verschaffte.

Das von Reimer errichtete Gebäude hat, wenn auch in veränderter Gestalt, die Zeiten überdauert. Es beherbergt heute die II. Medizinische Klinik des Bezirkskrankenhauses Görlitz [5; 95].

10.4.4. Pfingstweide/Tettnang

Als zweitälteste spezielle Epilepsieeinrichtung in Deutschland kann die 1862 in Tettnang am Bodensee gegründete „Heil- und Bewahranstalt für Epileptische auf der Pfingstweide" gelten.

1849 war das Anwesen auf dem Gewann „Pfingstwaid" an die Pilgermission St. Crischona bei Basel verkauft worden und sollte zunächst als regionale Missionszentrale und Herberge dienen. Die Planungen wurden jedoch geändert – man trug dem Bedarf an Unterbringungsmöglichkeiten für epilepsiekranke Menschen Rechnung, und im Herbst 1862 wurden die ersten (zunächst ausschließlich männlichen) Patienten aus der Baseler Region aufgenommen, wenige Zeit später kamen Anfallkranke aus ganz Deutschland in diese neue Einrichtung. Die Behandlung der Kranken bestand aus „nahrhafter, leicht verdaulicher Kost", viel Bewegung und Beschäftigung im Freien. Es wurde auf ausreichenden Schlaf, möglichst wenig Aufregung und auf nicht allzu große körperliche Belastung geachtet. Interessanterweise wird bereits in den ärztlichen Berichten aus dem Beginn der 70iger Jahre (1870−1875) die medikamentöse Behandlung mit Brom-Kalium erwähnt (das kaum fünfzehn Jahre zuvor in England als anfallhemmende Substanz entdeckt worden war − s. o.) und als „relativ wirksam" beurteilt − aber nur, wenn die Epilepsie noch im Anfangsstadium war und noch keine „anatomischen Störungen im Gehirn eingetreten waren" [24].

Wie aus den schriftlichen Unterlagen weiter hervorgeht, versuchten die Verantwortlichen (Amts-)Ärzte regelmäßig, die Ursachen der Epilepsien ihrer Pflegelinge zu ergründen. 1869 wurden folgende vermuteten Ursachen aufgelistet: „Erbliche Anlage, Geisteskrankheit in der Familie, nervöse Reizbarkeit in Verbindung mit übermäßiger körperlicher Anstrengung, Schreck, Sommerhitze, Skrophulose und einmal" − besonders bemerkenswert! − „Unterdrückung eines vieljährigen reichlichen Fußschweißes" [24].

Heute ist die „Pfingstweid" eine modernen Behinderteneinrichtung für über hundert geistig behinderte Menschen, unter denen sich auch mehrfach behinderte Anfallkranke befinden.

10.4.5. Bethel

1867 wurde in der Nähe von Bielefeld eine „Pflegestätte für epileptische Knaben" eingeweiht − in einem kleinen westfälischen Bauernhaus, das in einem Seitental im Teutoburger Wald gelegen war („Steinkampsche Stätte" im Kantensiektal). Die Initiative zu dieser Neugründung war vom rheinisch-westfälischen Provinzialausschuss für innere Mission ausgegangen, der das Projekt dann einem „Verein opferwilliger Männer zu Bielefeld" übertragen hatte. Zum ersten Leiter der zunächst sehr bescheidenen Einrichtung wurde Pastor Simon aus Bensburg berufen. Vier Jahre später übernahm Friedrich von Bodelschwingh (1831−1910) die Leitung der Institution und führte sie bald zu überregionalem Ansehen. Heute ist sie unter dem Namen „Epilepsiezentrum Bethel" weltberühmt. Diese Berühmtheit verdankt das Zentrum nicht zuletzt dem derzeitigen hohen medizinischen Standard in der epileptologischen Betreuung der anfallkranken Patienten im Langzeitbereich, in den Epilepsiekliniken und in den Ambulanzen für Kinder, Jugendliche und Erwachsene. Seit einigen Jahren werden auch epilepsiechirurgische Eingriffe auf höchstem internationalem Niveau durchgeführt.

Zu Bodelschwinghs Zeiten lagen die Schwerpunkte der Arbeit noch ganz anders: *„Und doch ist auch hier, aller neuen Anläufe ungeachtet, die Arbeit des Arztes dieser furchtbaren Krankheit gegenüber eine so einförmige, trostlose, ermüdende, dass der Arzt als Arzt zugrunde gehen müsste, wenn ihm nichts zu thun*

blieb, als die Behandlung der Epilepsie ... So einförmig und ermüdend die ärztli-
che Arbeit bei den Epileptischen, so mannigfach und reich ist das Gebiet der
Erziehung und Beschäftigung und der seelsorgerischen Einwirkung auf diese
Kranke. Für Lehrer, Erzieher, Oekonomen, Seelsorger ist Arbeit die Fülle in
einer solchen Kolonie und wenn der Arzt für diese Seite und Aufgabe Lust und
Fähigkeit hat, kann er freilich auch Leiter einer solchen sein, aber seinen ärztli-
chen Beruf muss er ganz hinten an setzen" [31].

Heute ist der ärztlich-medizinische Stellenwert im Betheler Zentrum natürlich ein ganz anderer: Modernste epileptologische Diagnostik und Therapie
(einschl. Epilepsiechirurgie) kommen nicht nur den etwa 2500 meist mehrfach
behinderten Anfallkranken im Langzeitbereich sondern auch „externen" Epilepsiepatienten in den Ambulanzen und auf den Klinikstationen (über 100 Betten) zu Gute. Darüber hinaus ist das Epilepsie-Zentrum Bethel eine Stätte hoch-
qualifizierter wissenschaftlicher Forschung auf allen Gebieten der Epileptologie.

10.4.6. Zürich

1886 war die Betheler Einrichtung Vorbild für die Gründung zweier Schweize-
rischer Anstalten: Am 1. Juni wurde die „Anstalt für Epileptische ‚Bethesda'"
in Tschugg/Bern eingeweiht, zwei Monate später die „Schweizerische Anstalt
für Epileptische" in der Nähe von Zürich. (1978 wurde die Züricher Einrichtung in „Schweizerische Epilepsie-Klinik" und vor wenigen Jahren in „Schwei-
zerisches Epilepsie-Zentrum" umbenannt.) Wie Bethel waren auch die beiden
Schweizer Einrichtungen Gründungen der evangelischen Kirche, in der die
„Ärmsten der Armen Pflege, Heilung und Erziehung" erfahren sollten. Heute
ist insbesondere das Schweizerische Epilepsiezentrum in Zürich eine weit über
die Landesgrenze hinaus bekannte und angesehene Einrichtung mit hohem internationalem epileptologischem Standard.

Ein ähnlich hohes Niveau (dem Wissen der Zeit entsprechend) zeichnete die
Züricher Einrichtung aber bereits um die Wende vom 19. zum 20. Jahrhundert
aus: Das einzig objektiv wirksame antiepileptische Medikament jener Zeit,
Brom, wurde in der Schweizer Einrichtung konsequent und unter wissenschaftlichen Bedingungen eingesetzt. Insbesondere der erste hauptamtliche Chefarzt,
Dr. Alfred Ulrich, der 1898 in diese Position berufen worden war, beschäftigte
sich intensiv mit der Brom-Therapie, nachdem in den Jahren zuvor diätetisch-
hygienische Maßnahmen ganz im Vordergrund der Epilepsie-Behandlung gestanden hatten.

Insbesondere seit der Entdeckung des Antagonismus zwischen Brom und
Chlor (Bestandteil des Kochsalzes) durch Richet und Toulouse im Jahre 1898
[182] führte Ulrich bei seinen Epilepsiepatienten eine akribisch berechnete
Brombehandlung bei gleichzeitiger kochsalzarmer Diät durch. Ulrich war zu-
dem in der Lage, Brom quantitativ im Urin, später auch im Serum, zu bestim-
men, so dass die Therapie bzw. die Dosierung auch objektiv überwacht werden

konnte (erste mittels Medikamentenspiegelbestimmung kontrollierte Epilepsie-behandlung!).

Berühmt wurde die „Züricher Brom-Suppe", deren Zusammensetzung Ul-rich genau festlegte und kontinuierlich überprüfte. Längsschnittuntersuchun-gen, die Ulrich über viele Jahre sorgfältig durchführte, belegen eindeutig den Erfolg des Broms bei Patienten mit „großen" Anfällen [53; 60].

10.4.7. Kork

1892 wurde in Kork bei Kehl eine „Heil- und Pflegeanstalt für epileptische Kinder" eingeweiht; ein Jahr zuvor hatte die „Innere Mission" (Diakonie) der evangelischen Kirche das alte, im klassischen Barockstil erbaute Korker Amts-haus erworben („Korker Schloß"), in dem zunächst 48 epilepsiekranke Kinder Aufnahme fanden, insbesondere um eine Beschulung der von öffentlichen Schulen abgewiesenen Kinder zu ermöglichen [93; 207].

Schon nach kurzer Zeit erwies sich das „Schloss" als zu klein – neue Ge-bäude mussten angekauft bzw. gebaut werden; auch die medizinischen und pflegerischen Aufgaben wuchsen rasch, so dass es sich als notwendig erwies, bereits 1899 einen hauptamtlichen, psychiatrisch ausgebildeten Anstaltsarzt an-zustellen. Wie in den ärztlichen Unterlagen aus damaliger Zeit zu entnehmen ist, waren Brompräparate die Mittel der ersten Wahl bei der medikamentösen Epilepsiebehandlung; weitere therapeutische Maßnahmen bestanden in der An-wendung von Bädern und Wasserkuren, in kräftiger, möglichst salzarmer Kost und in einer sorgfältigen Strukturierung des Tagesablaufs mit „möglichster Fernhaltung von Aufregung". Die Behandlungen scheinen in vielen Fällen von Erfolg gekrönt gewesen zu sein, denn immer wieder konnten Patienten geheilt oder zumindest in deutlich gebessertem Zustand nach Hause entlassen werden. 1901 wurde der offizielle Name der Einrichtung in „Heil- und Pflegeanstalt für Epileptische" ungewandelt – Hinweis darauf, dass man sich nicht mehr auf die Behandlung und Betreuung anfallkranker Kinder beschränkte.

1904 beherbergte die Anstalt bereits etwa 200 anfallkranke Patienten.

Heute stellt die frühere „Heil- und Pflegeanstalt" ein hochmodernes, überregio-nales Epilepsiezentrum dar, in dem epilepsiekranke Menschen im ambulanten, stationären (106 Betten) und Langzeitbereich (340 Plätze) medizinische Hilfe, sozial-medizinische Unterstützung, schulische und berufliche Ausbildung und Wohnmöglichkeit finden [191].

Zusammen mit dem Neurozentrum der Universität Freiburg bildet die Kor-ker Einrichtung heute ein Epilepsiezentrum der höchsten Stufe (Grad IV), an dem nach internationalem Standard Diagnostik, medikamentöse und epilepsie-chirurgische Therapie sowie wissenschaftliche Forschung betrieben wird.

Viele der z. Zt. gängigen Epilepsielehrbücher und Informationsschriften stammen aus dem Korker Zentrum. In unmittelbarer Nachbarschaft zum Epi-lepsiezentrum wurde in Kork 1998 das weltweit erste Epilepsiemuseum einge-richtet [196].

10.4.8. Weitere spezialisierte Einrichtungen

In einer Aufstellung aus dem Jahre 1902 über Heilerziehungs- und Pflegeanstalten in Deutschland, die zwischen 1850 und der Jahrhundertwende gegründet worden waren, wurden außer den bereits genannten Institutionen folgende Einrichtungen aufgeführt, die ausschließlich (in der folgenden Auflistung *kursiv* gedruckt) oder ausdrücklich auch „Epileptische" aufnahmen [218; die Jahreszahlen geben das Jahr der Institutionseröffnung an]:

Polsingen (Mittelfranken, 1866); *Nieder-Ramstadt* (Victoria Melita-Stift, Hessen, 1900); Lemgo (Eben-Ezer, Fürstentum Lippe, 1870); Potsdam (Wilhelmstift, 1865); *Potsdam* (Provinzanstalt, 1886); *Wuhlgarten* (Berlin, 1893); *Rotenburg* (Hannover, 1880); *Kiedrich* (St. Valentinhaus, Rheingau, 1884); *Carlsdorf* (Ostpreußen, 1882); Stettin (Kückenmühler Anstalten, Pommern, 1863); *Unterrath* (Düsseldorf, 1883); Kattowitz (Oberschlesien, 1894); Tilbeck (Stift Mariahilf, Münster, 1882); *Hochweitzschen* (Westewitz, 1892); *Klein-Wachau* (Radeberg, 1889); Heggbach (Biberach, 1887); Stetten (Remstal, 1849); *Bordesholm* (Kiel, 1897); *Wormditt* (Heilstätte St. Andreasberg, Ostpreußen, 1902).

1860 wurde in London das „(National) Hospital for the Paralysed and Epileptic" eröffnet — Ergebnis einer privaten Initiative der (durch einen entsprechenden Krankheitsfall selbst betroffenen) Londoner Familie Chandler [174]. Das Hospital wurde im Haus Queen Square Nr. 24 eingerichtet — die Bezeichnung ‚Queen Square' wurde bald ein Synonym für moderne Diagnostik, Behandlung und Unterweisung im Hinblick auf zerebral-bewegungsgestörte und epilepsiekranke Menschen (s. u.).

In den USA wurde die erste allein für Epilepsiekranke bestimmte Einrichtung 1891 in Gallipolis (Ohio) eröffnet [226].

10.5. Die Epileptologen

Wer waren nun die Ärzte, die sich in dieser Epoche des medizinisch-naturwissenschaftlichen, aber auch humanitären Aufschwungs der Epilepsiekrankheit und der von ihr Betroffenen annahmen?

10.5.1. John Hughlings-Jackson

Wie ein Komet leuchtet über der nicht gerade kleinen Schar der Epileptologen dieses Zeitabschnittes der Name eines Arztes und Forschers, der das epileptologische Denken entscheidend geprägt, vorangetrieben und auf einen zukunftsgerichteten Weg gebracht hat: John Hughlings-Jackson (1835–1911), nicht nur der „Vater der britischen Neurologie" sondern auch „Vater der modernen Epileptologie".

10.5.1.1. Lebensdaten

John Hughlings-Jackson wurde am 4. April 1835 auf einem Gehöft in der Grafschaft Yorkshire geboren. Seine medizinische Grundausbildung erhielt er in York, die er 1856 in London abschloss. 1859 fasste er den Entschluss – obwohl er sich bereits zum „Member of the Royal College of Surgeons (M.R.C.S.)" und zum „Licentiate of the Society of Apothecaries (L.S.A.)" qualifiziert hatte – die Medizin zu Gunsten eines Philosophiestudiums aufzugeben. Glücklicherweise gelang es Jonathan Hutschinson und Charles Edouard Brown-Séquard, den 24-Jährigen umzustimmen; ein Jahr später erwarb er den medizinischen Doktorgrad. 1861 wurde er „Member of the Royal College of Physicians of London (M.R.C.P.)", und im selben Jahr erschien die erste seiner über 300 wissenschaftlichen Veröffentlichungen, von denen eine große Zahl der Epilepsie gewidmet war – wie auch diese erste, die die Brom- und Jodtherapie bei Epilepsie zum Thema hatte.

1862 wurde Hughlings-Jackson der vierte Arzt am 1860 in London am Queen Square eröffneten „National Hospital for the Paralysed and Epileptic" (s. o.) und blieb mehr als 40 Jahre an dieser Klinik tätig. *„In dem glänzenden Team, das aus dem Queen Square eines der bedeutendsten Neurologie-Zentren der Welt machte, ist er der hervorragendste"* – so Lennox über Hughlings-Jackson! 1865 heiratete Hughlings-Jackson seine Cousine Elizabeth Dade-Jackson, eine Autorin von Kinderbüchern, die nach kinderloser Ehe 1876 mit 39 Jahren an einer Gehirnvenenthrombose, die – tragischerweise! – mit „Jackson-Anfällen" (s. u.) einherging, verstarb. Mehr als 30 Jahre blieb Hughlings-Jackson in der Folgezeit allein und mied auch das gesellschaftliche Leben; er wurde 76 Jahre alt und verstarb – hoch angesehen und mit zahlreichen Ehrungen ausgezeichnet – im Jahre 1911.

10.5.1.2. Die Definition

1873 gab Hughlings-Jackson eine Epilepsie-Definition, die für seine Arbeiten und Überlegungen späterer Jahre richtungsweisend blieb: *„Vom Anfall her definiert, ist eine Epilepsie eine plötzliche, exzessive und schnelle Entladung grauer Substanzen irgendeines Teils des Gehirns; sie ist eine lokale Entladung. Wenn wir es von der Funktionsänderung her definieren, (so) sagen wir, in einem Fall von Epilepsie gibt es graue Substanz, die so abnorm ernährt ist, daß sie gelegentlich sehr hohe Spannung und sehr instabiles Gleichgewicht erreicht, und daher gelegentlich ‚explodiert'. Die beiden Definitionen behandeln verschiedene Seiten der selben Sache"* [105].

Obwohl nach Hughlings-Jacksons Meinung das Konzept der Lokalentladung keineswegs nur für das herdmäßige Anfallsgeschehen, sondern auch für primär generalisierte Anfälle (im Rahmen der damals so genannten „genuinen Epilepsie") zutraf, darf angenommen werden, dass die Erkenntnisse, die Hughlings-Jackson zu dieser Definition geführt haben, vorwiegend aufgrund des Studiums an den Anfallsformen gefunden wurden, die später mit seinem Namen verbunden wurden. Diesem besonderen epileptischen Geschehen, das klinisch durch einseitigen Beginn an eng umschriebener Stelle gekennzeichnet ist, und sich von dort aus – evtl. bis zur völligen Generalisierung – ausbreitet, widmete Hughlings-Jackson drei Jahre vor der Formulierung der o. e. Definition eine ausführliche, richtungsweisende Studie: „A study of convulsions" [104].

10.5.1.3. Der „Klassiker": ‚A study of convulsions'

Mit folgenden Bemerkungen leitet Hughlings-Jackson diese epochale Arbeit ein:

„A convulsion is but a symptom, an implies only that there is an occasional, an excessive, and a disorderly discharge of nerve tissue on muscles. This discharge occurs in all degrees; it occurs with all sorts of conditions of ill health, at all ages, and under innumerable circumstandes" (*„Ein Krampf ist bloß ein Symptom und bedeutet nur, daß eine gelegentliche, übermäßige und ungeordnete Entladung des Nervengewebes auf Muskel stattfindet. Diese Entladung erfolgt in jeder möglichen Stärke, bei allen Arten von Erkrankungen, in jedem beliebigen Alter und unter allen erdenklichen Umständen"* [106].

Die akribische Beschreibung des Krankheitsgeschehens lassen in dieser Arbeit nicht nur eine höchst bemerkenswerte Beobachtungsgabe, sondern auch ein tiefes Verständnis für objektivierbare Gegebenheiten und vermutete (patho-) physiologische Abläufe erkennen (insbesondere im Hinblick auf die von Hughlings-Jackson angenommene kortikale Lokalisation als Ausgangspunkt des epileptischen Anfallsgeschehens):

„... z. B. sahen wir zuerst eine Bewegung des Zeigefingers, dann der Hand, dann des ganzen Armes, dann des Gesichts, des Beines usw. Überdies können die Kranken den Beginn und einen großen Teil des Verlaufs solcher Anfälle beschreiben... Der Anfall beginnt gewöhnlich, dies muß beachtet werden, in dem Teil des Gesichtes, des Armes oder Beines, der den mannigfaltigsten Gebrauch hat... Beobachtet man überdies eine größere Zahl von Fällen von einseitig beginnenden Krämpfen, so zeigt sich das selbe Gesetz, wenn ich es so nennen darf. Anfälle, die in der Hand beginnen, sind etwas gewöhnliches, Anfälle, die in der Wange oder in der Zunge beginnen, sind weniger häufig; Anfälle, die im Fuß beginnen, sind selten. Das Gesetz läßt sich auch in Einzelheiten nachweisen. Denn betrachtet man wieder eine größere Zahl von Fällen, so beginnen die in der Hand einsetzenden Anfälle gewöhnlich im Zeigefinger und Daumen; im Fuß einsetzende Anfälle beginnen gewöhnlich in der großen Zehe... Teile, die dan mannigfaltigsten Gebrauch haben, werden im zentralen Nervensystem durch mehr Ganglienzellen vertreten sein. Ich sage sehr mannigfaltige Bewegungen, da es nicht nur auf die Zahl der Bewegungen ankommt, sondern auch auf die Zahl verschiedener Bewegungen..." [104; 106].

Hughlings-Jackson war keineswegs der erste, dem diese Epilepsieform aufgefallen war; bereits antike Ärzte hatten dieses sich ausbreitende Anfallsgeschehen beschrieben – u.a. Galen, Alexander von Tralleis und Aëtios von Amida

(s. o.). Und 1827, etwa 40 Jahre vor der detaillierten Beschreibung Hughlings-Jacksons, hatte Louis François Bravais (1801–1842), Internist an der Salpêtrière, im Rahmen seiner Dissertation die exakte Beschreibung des einseitig beginnenden Anfalls vorweggenommen und die Häufigkeit dieser Epilepsieform – aber auch die bisherige Unkenntnis über sie – unterstrichen: *„Cette Epilepsie, très peu connue, pour ne pas dire méconnue, est fréquente"* [35].

1887 empfahl Jean Martin Charcot, diese von Hughlings-Jackson so detailliert beschriebenen Anfällen nach ihrem Beschreiber „Jackson-Anfälle" zu nennen, führte aber dabei, im Wissen um die Bravais'sche Arbeit folgende Überlegung an: „Wenn man Bravais und Jackson, den Franzosen und Engländer, miteinander verschmelzen könnte, indem man von einer Bravais-Jackson-Epilepsie spricht, so wäre das sehr recht; aber es ist wahr, dass diese Bezeichnung ein wenig zu lang sein würde" [45].

10.5.1.4. „Traumhafte Zustände"

Auch mit den sog. Dämmerattacken, die später psychomotorische und heute partial-komplexe Anfälle genannt werden, hat sich Hughlings-Jackson ausführlich auseinandergesetzt und sie richtig gedeutet. Nicht weniger als 13 wissenschaftliche Arbeiten hat er zwischen 1866 und 1899 dieser Epilepsieform gewidmet, die er mit verschiedenen Namen belegte: „uncinate group of epileptic fits", „uncinate fits", dreamy state". Die Schilderung der Epilepsie eines ärztlichen Kollegen zeigt besonders eindrücklich die Symptomatik eines „dreamy state" und die exzellente Beobachtung durch Hughlings-Jackson: *„Er nahm dabei einen starken Geruch war, den er als Campfer- oder Äther-ähnlich beschrieb. Diesem Geruch folgte das, was man gewöhnlich als „Intellectual-Aura" („dreamy state") bezeichnet; er fühlte sich dabei, um seine eigenen Worte zu gebrauchen, als ob er Dinge sagte, tat oder betrachtete, die er schon früher erlebt hatte. Er gab auch an, daß die Leute in seiner Umgebung einen seltsamen Gesichtsausdruck zu haben schienen, daß er den Eindruck gehabt habe, als ob die Menschen und Gegenstände in seiner Umgebung weit entfernt seien (er meinte räumlich entfernt). Eine solche Attacke dauerte durchschnittlich eine Minute"* (zitiert nach [94]).

Im Mai 1886 war Hughlings-Jackson, zusammen mit William R. Gowers und David Ferrier im National Hospital in London Zeuge des weltweit ersten epilepsiechirurgischen Eingriffs: Der Chirurg Victor Horsley operierte einen 22-jährigen Schotten, der seit einem Unfall im Kindesalter an linksseitigen epileptischen Anfällen litt. Horsley exstirpierte nach der Trepanation die kortikale Narbe, über den Erfolg des Eingriffs ist nichts bekannt – es ist lediglich überliefert, dass der Patient nach dem Eingriff lebend in sein Bett gebracht wurde [228].

Mit seinem Lebenswerk hat John Hughlings-Jackson die Epileptologie endgültig zu einer wissenschaftlichen Disziplin gemacht, deren Basis – wie bei kaum einem anderen medizinischen Teilgebiet – klinische Beobachtung sowie analysierendes und deduduktives Denken des Arztes sind.

10.5.2. Hughlings-Jacksons Kollegen

Eine stattliche Zahl sehr qualifizierter und angesehener Ärzte hat sich in Mitteleuropa in der zweiten Hälfte des 19. Jahrhunderts der Epilepsie und der von ihr Betroffenen angenommen. Besondere Bedeutung haben dabei folgende Mediziner erlangt:

10.5.2.1. Gowers

William Richard Gowers (1845−1915) war neben Hughlings-Jackson der bedeutendste englische Neurologe in der zweiten Hälfte des 19. Jahrhunderts. Die beiden Ärzte arbeiteten gemeinsam einige Jahre im National Hospital Queen Square, wobei Gowers in dem zehn Jahre älteren Hughlings-Jackson immer seinen Lehrmeister sah. Im Gegensatz zu diesem war Gowers ein exzellenter Lehrer und Autor. Er schrieb zahlreiche Artikel und Bücher über die Epilepsie. Im Alter von 36 Jahren verfasste er sein Meisterwerk „Epilepsy and other Chronic Convulsive Diseases: Their Causes, Symptoms und Treatment" [88]. Nicht weniger populär wurde sein 1907 erschienenes Buch „The Borderland of Epilepsy", das bereits ein Jahr später unter dem Titel „Das Grenzgebiet der Epilepsie" von Ludwig Schweiger ins Deutsche übersetzt wurde. In dieser Schrift befasste sich Gowers in erster Linie mit der Differenzialdiagnose der Epilepsie und ihrer Abgrenzung aber auch ihrer Gemeinsamkeiten und Überschneidungen im Hinblick auf Ohnmachten, Schwindelzuständen, Migräne, vaso-vagalen Anfällen und Auffälligkeiten im Schlaf. Einleitend zu dieser von einer breiten klinischen Erfahrung getragenen Abhandlung schreibt Gowers: *„Durch viele Jahre habe ich eine spezielle Liste aller Fälle geführt, welche in das Grenzgebiet der Epilepsie zu gehören schienen, ihr zwar nahe standen, aber doch nicht ganz zu ihr gehörten. Viele gehörten in diese Kategorie durch ihre charakteristischen Merkmale, andere, weil sie zu einer falschen Diagnose Veranlassung gegeben hatten"* [87].

10.5.2.2. Charcot

Jean Martin Charcot wurde 1825 in Paris als Sohn eines Kutschers geboren. Schon sehr früh kam er als Assistenzarzt an die Salpêtrière, an der er ab 1882 die eigens für ihn geschaffene „Klinik für Krankheiten des Nervensystems" leitete. Sein Ruf als glänzender Neurologe verbreitete sich in ganz Europa (wobei er keineswegs nur neurologisch sondern in vielen Bereichen der Medizin mit großem Erfolg tätig war). Charcot war ein großer Bewunderer Hughlings-Jacksons; in seinen poliklinischen Vorträgen, die er jeweils dienstags in der Salpêtrière hielt („Leçons du mardi à la Salpêtrière"), kam er oft auf Hughlings-Jackson und seine Ansichten zur Epilepsie zu sprechen und verbreitete so das epileptologische Denken des englischen Neurologen auf dem europäischen Festland. Charcot verwahrte in seinem Büro eine Fotografie des englischen Kollegen mit dessen persönlicher Widmung. (Auf seinen Vorschlag, die herd-

förmigen Anfälle, die durch eine Ausbreitung des epileptischen Geschehens
[„marche aux convulsions" bzw. „march of convulsions"] gekennzeichnet waren, Jackson-Anfälle zu nennen, wurde bereits hingewiesen − s. o.).

Wie Hughlings-Jackson hatte Charcot besonderes Interesse an den fokalen
epileptischen Anfällen. So beschäftigte er sich ausgiebig mit den später so genannten Dämmerattacken (psychomotorische bzw. partial-komplexe Anfälle),
die er „automatismes ambulatoires" nannte − beeindruckt von der Tatsache,
dass die Patienten im Anfall ihre Position nicht verloren und durchaus in der
Lage waren, weiter umherzugehen [44].

Charcots Hauptinteresse galt jedoch der Hysterie und der Hystero-Epilepsie. Charcot unterschied eine konvulsive und eine non-konvulsive Hysterie;
erstere nannte er „Hystero-Epilepsie" oder „Hysteria major" − durchaus im
Wissen, dass es sich hierbei nicht um ein epileptisches Geschehen handelte,
auch wenn das „Anfallsbild" einem ausgestalteten epileptischen Anfall zum
Verwechseln ähnlich sein konnte [46]. Es war Charcot's besonderes Anliegen,
die Differenialdiagnose zwischen der (nicht epileptischen) Hystero-Epilepsie
und der „gewöhnlichen Epilepsie" aufzuzeigen. Eine große Sammlung ein-
drücklicher Zeichnungen und Fotografien sowie differenzierte Beschreibungen
und tabellarische Gegenüberstellungen dokumentieren dieses Arbeitsgebiet
Charcots. Der große Kliniker, zu dessen Schülern auch Sigmund Freud gehört
hatte (der allerdings Charcots Ansichten über das Wesen der Hysterie nicht
teilte), starb 1893.

10.5.2.3. Herpin

Theodore Herpin (1799−1865), der große Pariser Epileptologe, verfasste insgesamt zwölf Schriften zu unterschiedlichen Epilepsie-Themen (die teilweise
ins Deutsche übertragen wurden) und beschäftigte sich insbesondere mit dem
klinischen Bild unterschiedlicher Anfallsformen und ihrer medikamentösen
Therapie. Schon in seiner ersten Publikation (1852) wehrte er sich gegen die
Behauptung, die Epilepsie sei eine unheilbare Krankheit [118]. In seinen Fall-
beispielen lassen sich Patienten entdecken mit (später so genannten) BNS-An-
fällen, die er „Propulsions" nannte (der Begriff, den die „Heidelberger Schule"
nach dem Zweiten Weltkrieg prägte, nämlich „Propulsiv-Petit mal", lehnte sich
an diese Bezeichnung an), mit partial-komplexen Anfällen („aura intellectu-
elle"), mit status epileptici („Paroxysmen") und mit impulsiven Myoklonien
(später „Impulsiv-Petit mal", „juvenile Myoklonus-Epilepsie" und „Janz-Syn-
drom" genannt). Vor allem dieser letztgenannten Anfallsform galt Herpins besonderes Interesse. In einer (posthum − 1867 − veröffentlichten) Fall-Beschrei-
bung heißt es: *„Zu Beginn beschränkte sich die Erschütterung (‚commution')
oder der Stoß (‚secousse') auf die obere Körperpartie, später wurde sie allgemein.
Wenn der Junge steht oder geht, kann er fallen; aber das ist selten, daß es zum
Sturz kommt ... Im Augenblick des Stoßes läßt er fahren oder schleudert von
sich, was er in den Händen hält. Er behauptet, dass er die Sicht im Augenblick*

der Erschütterung verliert, aber sie kehre sofort danach wieder. Die Mutter nennt diese Zustände ‚Beben' (,tremblement'), der Vater ‚Stöße' (,secousses')". An anderer Stelle seiner Aufstellung nennt Herpin diese „ruckartigen" Anfälle „impulsions" (Vorläufter der späteren Bezeichung „Impulsiv-Petit mal") [98].

Herpins bedeutendste, von der Medizinischen Akademie in Paris preisgekrönte Schrift „Du pronostic et du traitement curatif de l'épilepsie" aus dem Jahr 1859 wurde bereits zwei Jahre später unter dem Titel „Dr. Th. Herpin's bewährte Heilmethode der Epilepsie" von J. Frank ins Deutsche übersetzt [73; 97]. Interessanterweise trägt die deutsche Übersetzung auf dem Titelblatt den Hinweis: „Für Ärzte, wie für die beklagenswerthen Opfer dieser schrecklichen Krankheit" – Hinweis darauf, dass Heilungschancen und prognostische Aussichten für Epilepsiekranke vom Übersetzer, der übrigens selbst Arzt war, prinzipiell wohl als sehr ungünstig angesehen wurden.

Ausführlich geht Herpin in dieser Abhandlung auf Therapiemöglichkeiten ein. Das von ihm am häufigsten und nach eigenen Angaben mit größtem Erfolg eingesetzte Mittel war Zinkoxyd (Flores Zinci). Auf neun Seiten seines Buches beschreibt Herpin detailliert Wirkung, Zubereitung, Nebenwirkungen und Dosierungen dieser Substanz. Als weitere chemisch definierte Antiepileptika verwendet er Kupfer, Silbernitrat und Ammoniak. Aber auch phytotherapeutische Maßnahmen hält er für sinnvoll: Beifuß, Baldrian, Bilsenkraut oder Teufelsdreck (Asa foetida). Selbst Maulwurfpulver hat Herpin in verzweifelten Fällen als animalisches Therapeutikum eingesetzt, allerdings nach eigenen Worten erfolglos – aber immerhin: *„Das Mittel verursachte niemals irgendeine Beschwerde".*

Dass sich auch für Herpin die Behandlungen seiner Patienten mitunter als langwierig gestalteten, geht aus seiner abschließenden Empfehlung hervor: *„Es ist daher bis jetzt das Beste, die verschiedenen Behandlungen, die wir empfohlen haben, mit Ausdauer und in der Ordnung ihrer constatirten Wirksamkeit nacheinander anzuwenden."*

10.5.2.4. Reynolds

Neun Jahre nach der Erst-Publikation der Herpin'schen Monografie erschien in England John Russell Reynolds' umfangreiches Werk „Epilepsy: Its Symptoms, Treatment, and Relation to other Chronic Convulsive Diseases" [179], das ebenfalls einige Jahre später ins Deutsche übersetzt wurde. Interessant und möglicherweise kennzeichnend für die epileptologische Fachsprache der Zeit ist dabei die Anmerkung, mit der der deutsche Übersetzer (Hermann Beigel) sein Vorwort einleitet: *„In keinem Gebiete der medicinischen Literatur finden wir, trotz der bereits begonnenen Klärung der Ansichten und grösserer Präcisirung der Begriffe, eine solche Verwirrung und ein solches vages Anwenden von Namen und Bezeichnungen, als in dem Bereiche der Nervenkrankheiten ... dass diese Confusion in der Epilepsie kulminirt, liegt in der Natur der Erkrankung, in der Art und Weise, wie sie in die Erscheinung tritt, und wie Publikum und Ärzte sich* *zu der selben verhalten"* [19]. (Nota bene: vielleicht würde sich ein solcher Hinweis auch als Leitgedanke für manche der modernen Klassifikationsversuche eignen!)

Nach einer allgemeinen Einleitung über Nervenkrankheiten werden in den sieben Kapiteln des umfangreichen Reynolds'schen Werkes Definition, Symptomatik, Naturgeschichte (d. h. Epidemiologie und Auswirkungen), Pathologie, Diagnose, Prognose und Behandlung der Epilepsie nach dem Stand des damaligen Wissens abgehandelt. Im Behandlungskapitel schreckt Reynolds auch nicht davor zurück, heroische Maßnahmen zur Anfallsunterbrechung oder -prophylaxe anzuführen (auch wenn er selbst diese Prozeduren nicht immer für hilfreich und sinnvoll hält): Chloroforminhalation, Kompression der Carotiden, Kauterisation der Stelle, an der das fokale Anfallsgeschehen beginnt, Tracheotomie!

10.5.2.5. Féré

Einer der bedeutendsten Schüler Charcots war Charles Féré (1852–1907). Er war Neuropathologe, interessierte sich aber auch für die klinischen Aspekte der Epilepsie. 1890 erschien sein Hauptwerk „Les épilepsies et les épileptiques" [69] und wurde 1896 (von Paul Ebers) ins Deutsche übertragen [58]. Es ist bemerkenswert, dass Féré für den französischen Originaltitel die Pluralform „épilepsies" wählte; er trug damit der Erkenntnis Rechnung, dass es *die* Epilepsie eigentlich nicht gibt, sondern dass es sich bei diesem Krankheitsbild um ein Bündel verschiedener epileptischer Verlaufsgestalten handelt, die sich bezüglich Ursache, Erscheinungsbild, Therapiemöglichkeiten und Prognose deutlich von einander unterscheiden. Féré war einer der ersten, der diese „moderne" Erkenntnis in Wort und Schrift umsetzte. Erst ab Mitte des 20. Jahrhunderts wurde es üblich, allgemein von *den* Epilepsien zu sprechen. Der deutsche Übersetzer des Féré'schen Werkes konnte der richtungsweisenden Anschauung des französischen Originals noch nicht folgen und übersetzte den französischen Titel mit „Die Epilepsie (von Charles Féré)" [58].

Féré geht im Hauptteil seines Werkes ausführlich auf die verschiedenen Anfallsformen und Epilepsieverläufe ein und beschreibt dabei auch seltene und ungewöhnliche Krankheitsbilder („Schwatz-Epilepsie", „Lauf- und Schlaf-Anfälle", „Moralisches Irresein"). Im Therapiekapitel bespricht Féré zunächst die „Akut-Therapie", also die Versuche, ein Anfallsgeschehen zu unterbrechen, und beschreibt dabei vorwiegend physikalische Prozeduren (z. B. Umschnürung des vom Anfall befallenen Glieds, beidseitige Kompression der Carotiden, Akupressur der Schläfengegend, Kühlung mit Eis an verschiedenen Körperregionen, Setzen von Schmerzreizen), erwähnt aber auch die Morpheuminjektion.

Das Kapitel über die Langzeitbehandlung beginnt mit „Epilepsie-chirurgischen" Maßnahmen (Entfernung von Tumoren und Narben, Oedementlastung durch Trepanation). Bei der Besprechung der medikamentösen Maßnahmen geht der Autor anschließend auf das Brom-Kalium ein und vertritt die Meinung, dass dem gegenüber andere chemisch definierte Substanzen und Phytotherapie nicht erfolgversprechend seien. Eher könnten – so Féré – auch in der Langzeittherapie physikalische Maßnahmen sinnvoll sein, z. B. die kontinuierliche bitemporale Kompression durch eine „Kompressionskappe". Auch die elektrische Behandlung („Galvanisation") wird von Féré in Einzelfällen für nützlich gehalten – sie würde per se anfallshemmend wirken und außerdem die Ansprechbarkeit auf Brom-Präparate erhöhen und deren Nebenwirkungen (z. B. an der Haut) vermindern.

10.5.2.6. Nothnagel

Der Schwerpunkt epileptologischer Forschung lag im 18. und 19. Jahrhundert zunächst in Frankreich, dann aber zunehmend auch in England (mit der Krönung in der Person von Hughlings-Jackson). In Deutschland fasste die Epileptologie nur zögerlich Fuß. In den 70iger Jahren des 19. Jahrhunderts erschien im „Handbuch der Krankheiten des Nervensystems" eine umfangreiche Abhandlung über die Epilepsie; Autor war der Internist Hermann Nothnagel (1841–1905), der an der Charité in Berlin, in Breslau, Freiburg, Jena und schließlich in Wien tätig war („Wiener Schule"). Obwohl Nicht-Neurologe, faszinierte Nothnagel das Nervensystem und seine Krankheiten, insbesondere die Epilepsie. In seinem Beitrag beklagt der Autor die Ausuferung von Begriffen und Theorien im Bereich der Epilepsiekrankheiten und plädiert für ein einfacheres Klassifikationsschema: Für die Epilepsie, für die keine Verursachung fassbar ist und bei der keine zerebralen morphologischen Veränderungen erkennbar sind, schlägt er – in Anlehnung an Reynolds – die Bezeichnung „idiopathische" oder „primäre" Epilepsie vor; als „secundäre" Epilepsien bezeichnet er solche, bei denen eine Affektion des Großhirns, des Rückenmarks und der peripheren Nerven als Ausgangspunkt für die Krankheit anzusehen ist. Somit beinhaltet also die „secundäre" Epilepsie Nothnagels alle symptomatischen und sympathischen Epilepsienformen Esquirols (da für Nothnagel offensichtlich auch extra-zerebrale Epilepsiegeneratoren – s. o. – denkbar sind; im übrigen war er der Meinung, dass es in der „Pons" [„Brücke" des Hirnstamms] ein eigenes „Krampfcentrum" gebe, dem für die Generierung epileptischer Anfälle eine besondere Bedeutung zukomme [162]). Nothnagel ist der Ansicht, dass sich bei richtiger Anwendung der Begriffe „primäre und secundäre" Epilepsie die zahllosen Epilepsienamen, die bis dahin auf der Basis der unterschiedlichsten ätiologischen Überlegungen entstanden waren, erübrigten [163].

Einleitend zu seinem Therapiekapitel schreibt Nothnagel skeptisch: *„In der Tath ein wenig erquickender Eindruck hinterbleibt, wenn man diejenigen Kapitel der gesammten Literatur von den ältesten bis auf die neueste Zeit durchblättert, welche sich auf die Behandlung der Epilepsie beziehen. Die Methoden, die Mittel wechseln – das Endresultat bleibt immer das selbe dürftige: Es gibt kein einziges Mittel, welches auch nur annähernd ... sicher wirkte ..."*

Im folgenden führt Nothnagel zahlreiche übliche Behandlungsmethoden auf (chemische Substanzen, Phytotherapie, Trepanation, Elektrizität, diätetische Maßnahmen), bevor er auf das Brom zu sprechen kommt: *„Das Gesamtergebnis lautet: Brom-Kalium ist kein unfehlbares souveränes Antiepileptikum, aber es leistet sicher mehr, als alle anderen Mittel."*

10.5.2.7. v. Strümpell

Am Ende des Jahrhunderts wird die Epilepsie meist immer noch zu den psychiatrischen Krankheitsbildern gezählt, obwohl ihr „neurologischer Charakter" nicht zuletzt auch durch die experimentelle Epilepsie-Forschung augenscheinlich war. Auch die 1898 erschienene Abhandlung von Adolf von Strümpell (1853−1925), einem der Begründer der Neurologie als klinischem Lehrfach in Deutschland, über die Epilepsie im Handbuch der Therapie innerer Krankheiten erscheint im Kapitel „Allgemeine Neurosen".

Interessant in dieser Arbeit ist die Erwähnung des Chlorals: *„Außer den Brom-Salzen verdient unserer Erfahrung nach namentlich noch das Chloral Empfehlung"* [219]. Diese Substanz wird heute noch, vorwiegend im Kindesalter, als anfallunterbrechende Substanz (in Rectiolen-Form) eingesetzt.

10.5.2.8. Binswanger

Einer der bedeutendsten deutschen Neurologen der zweiten Hälfte des 19. Jahrhunderts war Otto Binswanger (1852−1925). Noch heute erinnert ein Krankheitsbegriff an seinen Namen: „Binswanger-Demenz" (arteriosklerotische Enzephalopathie mit demenziellem Verlauf).

Binswanger war der Autor der ersten ausführlichen deutschen Monographie über die Epilepsie, die 1899 in Wien erschien [29].

Schon in der Einleitung seiner Abhandlung über die Epilepsie, die er übrigens neben der Hypochondrie und Hysterie zur „Trias der großen diffusen Neurosen" zählt, weist Binswanger auf den Stellenwert eines einzelnen epileptischen Anfalls und auf die nötige Unterscheidung zwischen epileptischem Anfall und Epilepsie hin: *„Erst allmählich wurde erkannt, dass der Anfall nur ein Glied in der Kette manigfachster Krankheitserscheinungen darstellt, die zum Theil auf somatischem, zum Theil auf psychischem Gebiet gelegen sind … nur wenn wir den Nachweis erbringen, dass der einzelne Anfall die Theilerscheinung eines in seiner Entwickelung und seinem Verlauf chronischen und alle Theile des centralen Nervensystems umfassenden Krankheitszustandes ist, haben wir die Berechtigung, ihn der Epilepsie im engeren Sinne einzureihen."* Diese Ansicht Binswangers, die klar darlegt, dass ‚epileptischer Anfall' nicht gleichbedeutend ist mit ‚Epilepsie', stellt ein Fundament moderner Epileptologie späterer Jahrzehnte dar: Von Epilepsie spricht man erst dann, wenn bei einem Menschen epileptische Anfälle immer wieder spontan rezidivieren. Und diese Aussage der modernen Epileptologie ist mit der zitierten Bemerkung Binswangers am Ende des 19. Jahrhunderts inhaltlich identisch.

Binswanger geht in seinem Buch nicht zuletzt auf die psychische Problematik des Anfallkranken ein und vertritt die (heute nicht mehr akzeptierte) Meinung, dass Epilepsiekranke im Anfall eine große Gefahr darstellten: *„Große Paroxysmen"*, schreibt Binswanger, *„sind gewaltsame motorische Entladungen, welche sich klinisch auf der Basis mächtigster gemischter Zorn- und Angstaffekte schreckhafter, drohender Halluzinationen entwickeln."* Und weiter: *„Ein blinder Zerstörungstrieb charakterisiert demgemäss dieses Krankheitsbild. Gewalthandlungen, welches gegen das eigene und das Leben anderer gerichtet sind, machen die Anfälle so häufig zum Ausgangspunkt gerichtlicher Untersuchungen."* (Dieser Aussage Binswangers widersprechen moderne Statistiken, die belegen, dass Epilepsiekranke [ohne zusätzliche Behinderung] keine größere „kriminelle Potenz" haben als Menschen ohne Epilepsie [147].)

10.5.2.9. Koževnikov

Noch in den letzten Jahren des 19. Jahrhunderts wurde ein Epilepsie-Begriff geschaffen, der Anfallsformen kennzeichnet, die erstmals von einem russischen Neurologen exakt beschrieben und interpretiert wurden – von Aleksey Jakovlevič Koževnikov; was Hughlings-Jackson für die britische Neurologie war, das war Koževnikov für die russische – „Vater der russischen Neurologie" wird er noch heute genannt! Koževnikov lebte von 1836 bis 1902 und war zwischen 1884 und 1899 erster Inhaber des Lehrstuhls für Nerven- und Gemütskrankheiten an der Universität Moskau.

Am 21. Januar 1894 hielt Koževnikov auf einer Sitzung der von ihm selbst gegründeten „Gesellschaft der Neuropathologen und Psychiater" einen Vortrag mit dem (übersetzten) Titel: „Eine besondere Form der kortikalen Epilepsie" [125].

„In den letzten Jahren", so leitete Koževnikov seinen Vortrag ein, *„konnte ich mehrere Fälle von corticaler Epilepsie beobachten, die sich von der gewöhnlichen typischen Form dieser Krankheit weitgehend unterscheiden: Neben den epileptischen Anfällen kam es bei meinen Kranken noch zu einer Reihe kontinuierlicher nervaler Sensationen, die für den Kranken eher noch belastender waren als die eigentlichen Anfälle."*

Im folgenden beschrieb Koževnikov vier männliche Patienten, bei denen es zu kontinuierlichen, nahezu unaufhörlichen Zuckungen (Kloni) auf einer Körperseite bei erhaltenem Bewusstsein kam; die kürzeste Beobachtungszeit betrug dabei dreieinhalb, die längste mehr als fünf Jahre. Alle vier Patienten litten gleichzeitig an Grand mal-Anfällen, die zumeist auf der betroffenen Seite begannen oder betont waren.

Die Patienten zeigten alle eine Schwäche der betroffenen Gliedmaßen, z. T. mit atrophischen Veränderungen. Therapeutische Bemühungen blieben erfolglos – in keinem Fall konnte die medikamentöse Therapie (Bromid, Quecksilber) das fokale Geschehen beeinflussen, lediglich die begleitenden Grand mal-Anfälle zeigten Besserungstendenz.

Koževnikov schlug selbst eine beschreibende Bezeichnung der Anfälle vor: *„Somit hatten also unsere Kranken eine kortikale Epilepsie, aber in ihrer schwersten Form ... um diese Form von der gewöhnlichen kortikalen Epilepsie zu unterscheiden, kann man sie ‚Epilepsia corticalis sive partialis continua‘ nennen, da die Krämpfe hier kontinuierlich bestanden."*

Die Zuhörer Koževnikov's waren offensichtlich von dem Vortrag sehr beeindruckt, so dass auf der selben Sitzung beschlossen wurde, diese Sonderform epileptischen Geschehens den Namen „Koževnikov-Epilepsie" zu geben, den sie tatsächlich bis heute trägt.

10.6. Anmerkung: Volksmedizinische Fallsucht-Behandlungen der Zeit

Trotz der stürmischen Entwicklung der Epileptologie zu einer wissenschaftlichen Disziplin im 19. Jahrhundert blieb noch Raum für eine volksmedizinische irrationale „Fallsucht-Therapie" – möglicherweise Hinweis darauf, dass die Informationen über medizinische Fortschritte und vor allem auch konkrete Auswirkungen (z. B. bezgl. einer effektiven Behandlung) nur sehr zögerlich zu den Betroffenen selbst vordrangen. Einige wenige Beispiele seien aufgeführt:

- *„Getrocknete und gepulverte menschliche Nachgeburt zu 1.65 g jedes mal in geistigem Vehikel"* („geistiges Vehikel": alkoholisches Getränk);
- *„Auch gegen Epilepsie wird das Schlafen im Rindviehstall als ein wohltätiges Heilmittel empfohlen. Das Bett muß dabei über der Krippe angebracht werden";*
- *„Kümmel, mittags um zwölf am Johannistage gepflückt, hat ganz besonders heilkräftige Würkung gegen Gichter"* („Gichter": epileptische Anfälle besonders im Kindesalter);
- *„Man schabe etwas von der Hirnschale eines Totenkopfes und dieses gebe man einige Morgen hintereinander ein. Ist Patient ein Mann, so muß der Schädel von einem Weibe herrühren, und umgekehrt";*
- *„Nimm eine junge Schwalbe aus dem Nest in zunehmendem Mond, schneide ihr den Kopf ab, lass Blut in ein halb Loth Weihrauch fallen, mache eine Salbe und gib davon dem Kranken in abnehmendem Mond drei Tage hintereinander je ein Viertheil ein";*
- *„Ein Kind durch eine benutzte Henkerschlinge gezogen, bleibt von Fraisen verschont"* („Fraisen": epileptische Anfälle im Kindesalter);
- *„Daß die Kinder sicher sind vor fallender Sucht und Gichtern Taglebens, mache denselben das Näbelein zu Pulver, so ihnen abgefault ist, und gib's ihnen in Milch und Brei ein".*

11. Das 20. Jahrhundert

11.1. Man rückt zusammen: Die Epilepsie-Liga

Einige der im letzten Kapitel genannten Epileptologen, die ihren Arbeitsschwerpunkt an der Wende vom 19. zum 20. Jahrhundert hatten, waren am Beginn des 20. Jahrhunderts maßgeblich an der „Internationalisierung" der Epileptologie beteiligt.

Während des Internationalen Ärztekongresses 1909 in Budapest kam es zur Gründung der *Internationalen Liga gegen Epilepsie („International League Against Epilepsy [ILAE]")*. Die Initiative zu dieser Gründung war von den vier Medizinern L. J. J. Muskens, J. van Deventer (beide aus Amsterdam), A. Marie (aus Villejuif bei Paris) und G. Donath (aus Budapest) ausgegangen [245]. Schon auf der 1. Sitzung (2. September 1909) einigten sich die etwa 45 Gründungsmitglieder darauf, die ein Jahr zuvor erstmals erschienene Zeitschrift ‚Epilepsia' zu „ihrem" Zeitschriftenorgan zu machen. Dem ersten Herausgeberstab dieser neuen Fachzeitschrift hatten die renommierten Neurologen (Epileptologen) W. Bechterew, O. Binswanger, J. Hughlings-Jackson, L. Luciani, H. Obersteiner und F. Raymond angehört. (Den Platz von Hughlings-Jackson nahm später W. Gowers ein.)

Die Satzung der ILAE ist in 12 (englische Version) bzw. 13 (deutsche Version) Paragraphen festgelegt. Schon in der ersten Sitzung der neu gegründeten Organisation wurden nationale Komitees gegründet (heute: nationale Sektionen) – und zwar zunächst für die Länder Algerien, England, Frankreich, Italien, Österreich und die USA. Die deutsche Liga-Sektion besteht seit 1957.

Heute ist die ILAE eine weltumspannende Organisation mit z. Zt. knapp 90 nationalen Sektionen und über 12 000 Mitgliedern (überwiegend Ärzte). Die ILAE arbeitet eng zusammen mit dem 1961 gegründeten *„International Bureau for Epilepsy (IBE)"*, einem internationalen Dachverband der Laienorganisationen, der sich vor allem um die Verbesserung der sozialen Situation der Anfallkranken kümmert.

Geleitet wird die ILAE durch ein Executiv-Komitee, dem außer dem auf vier Jahre gewählten Präsidenten u. a. ein Generalsekretär, der Chefherausgeber der Zeitschrift ‚Epilepsia' sowie Präsident und Generalsekretär des IBE (s. o.) angehören.

11.2. Die epileptologischen Grundpfeiler: Therapie und Diagnostik

11.2.1. Einleitung

Nachdem die Epileptologie des 19. Jahrhunderts geprägt war von pathophysiologischen, topografischen und semiologischen Erkenntnissen, von der Anerkennung der Epilepsie als einer rational erfassbaren zerebralen Erkrankung und von der Einsicht, dass epilepsiekranke Menschen der ärztlichen Betreuung, mitunter auch − insbesondere beim Vorliegen einer Mehrfachbehinderung − der Pflege und der Bewahrung bedürfen, war die Epileptologie des 20. Jahrhunderts geprägt von aufsehenerregenden Fortschritten auf dem Gebiet der Therapie und der Diagnostik.

11.2.2. Epilepsie ist heilbar

11.2.2.1. Die Medikamente

Bis 1912 war *Brom* seit seiner Entdeckung als anfallhemmende Substanz (1857) das einzige objektiv wirksame Antiepileptikum (s. o.).

In diesem Jahr − 1912 − wurde ein weiterer Meilenstein in der medikamentösen Epilepsietherapie errichtet: Alfred Hauptmann (1881−1948), damals Assistenzarzt an der Nervenklinik in Freiburg im Breisgau, entdeckte die antiepileptische Wirkung von *Luminal* (Phenobarbital). Ihm war aufgefallen, dass das neue Schlaf- und Beruhigungsmittel bei Epilepsiepatienten, denen er die Substanz als Sedativum oder Hypnotikum verordnet hatte, nicht nur die erhoffte Wirkung entfaltete sondern auch − gewissermaßen als nicht erwartete „Nebenwirkung" − zu einer Reduzierung der Anfallshäufigkeit und/oder -intensität führte.

Aufgrund seiner Beobachtungen und Analysen kam Hauptmann zu dem richtigen Schluss, dass *„das Luminal natürlich kein Heilmittel gegen die Epilepsie ist; es beeinflusst nicht spezifisch den epileptischen Gehirnprozeß, sondern es ist nur imstande, die Erregbarkeit der Hirnrinde herabzusetzen, und auf diese Weise die Anfälle hintanzuhalten"* [91].

Mit dieser Publikation Hauptmanns trat das Phenobarbital seinen Siegeszug als wirksames Antiepileptikum an, der bis heute anhält − nicht zuletzt auch in der Variation des Primidon (seit 1952 als Antiepileptikum eingesetzt), dessen Hauptmetabolit das Phenobarbital darstellt.

Während Brom und Phenobarbital ihre Entdeckung als wirksame Antiepileptika zunächst dem Zufall verdankten, kam 1938 erstmals ein Antiepileptikum zum Einsatz, dessen Entwicklung auf einem systematischen Vorgehen bei der Suche nach einem anfallhemmenden Medikament beruhte: Ausgehend von der Wirksamkeit des Phenobarbital veränderten Houston H. Merritt und Tracy J. Putnam gezielt die chemische Struktur dieser Wirksubstanz (aus der 6er-Ring-

Struktur des Phenobarbital wurde ein 5er-Ring) und prüften die neue Substanz in kontrollierten Tierversuchen [153; 154] – mit Erfolg: Die neue Substanz erwies sich als hervorragend anfallhemmend und als prinzipiell gut verträglich; vor allem zeigte sie – im Gegensatz zu Brom und Phenobarbital – keine sedierende Wirkung. Nicht zuletzt auf Grund dieser Komponente eroberte sich die neue Wirksubstanz – *Phenytoin* – rasch einen anerkannten Platz als effektives, psychisch kaum belastendes Antiepileptikum.

In den folgenden Jahrzehnten wurden kontinuierlich weitere anfallhemmende Substanzen entdeckt:

1954 kam mit den *Oxazolidinen* erstmals ein Antiepileptikum zum Einsatz, das gegen „kleine" Anfälle im Sinne von Absencen, generalisierten Myoklonien und astatischen Anfälle wirksam war.

Im Jahr 1952 wurde das bereits erwähnte *Primidon* entwickelt, das jedoch im Vergleich zu Phenobarbital (Luminal) keine entscheidende Verbesserung brachte.

Das 1958 eingeführte *Ethosuximid* verdrängte die nebenwirkungsreicheren Oxazolidine in der Behandlung „kleiner" Anfälle.

Aber bereits 1962 erwuchs auch dem Ethosuximid eine Konkurrenz: In diesem Jahr wurde das *Valproat* (Salz der Valproinsäure) als nahezu „omnipotent" wirksames Antiepileptikum erkannt. Dabei entdeckte der Doktorand Pierre Eymard zufällig die anfallhemmende Wirkung der bereits 1881 von Berverly Burton erstmals synthetisierten Substanz, als er die Valproinsäure als organisches Lösungsmittel für wasserunlösliche Khellinderivate verwandte, deren mögliche antikonvulsive Wirkung Eymard im Rahmen seiner Promotionsarbeit untersuchen wollte. Es waren aber nicht die Khellinderivate – wie der junge Forscher richtig erkannte –, die eine anfallhemmende Wirkung zeigten, sondern diese beruhte auf dem zufällig gewählten Lösungsmittel! Heute ist Valproat ein weltweit eingesetztes, hochpotentes Antiepileptikum für viele Anfallsformen; im Kindesalter ist es das meist verordnete antiepileptisch wirkende Medikament.

1963 wurde mit der Substanz *Carbamazepin* die anfallhemmende Substanz eingeführt, die auch heute noch weltweit am häufigsten gegen epileptische Anfälle angewandt wird (Wirkung auf fokale Anfälle).

Im selben Jahr wurden zum ersten Mal *Benzodiazepine* (Diazepam) klinisch eingesetzt; damit stand erstmals eine Substanzgruppe zur Verfügung, die prinzipiell alle Anfallsformen akut (d. h. unmittelbar während des Anfallsgeschehens) unterbrechen konnte – noch heute sind die Benzodiazepine die am häufigsten eingesetzten und die wirksamsten Medikamente zur Anfallsunterbrechung (Diazepam, Clonazepam, Lorazepam).

Zwischen 1965 und 1990 stagnierte die Entwicklung neuer Antiepileptika. Zu Beginn der 90er Jahre setzte dann aber eine Flut von Neuentwicklungen ein – die Palette anfallhemmender Medikamente wurde durch folgende Substanzen deutlich erweitert (die in Klammern gesetzten Zahlen geben das Jahr der Zulassung in Deutschland an): *Vigabatrin* (1992), *Lamotrigin* (1993), *Felbamat* (1995), *Gabapentin* (1995), *Tiagabin* (1997), *Topiramat* (1998), *Oxcarbazepin* (2000), *Levetirazetam* (2000).

Berichte aus den Forschungslaboratorien der Universitäten und der pharmazeutischen Industrie zeigen, dass damit die Entwicklung neuer antiepileptisch wirksamer Substanzen aber keineswegs abgeschlossen ist.

Ob mit den „Neuen Antiepileptika" tatsächlich eine „neue Ära" in der Epilepsietherapie begonnen hat, muss eher skeptisch beurteilt werden − Effektivität und Nebenwirkungsprofil der neuen Substanzen können nach den wenigen Jahren ihres klinisches Einsatzes doch nicht so positiv beurteilt werden, wie es zu Beginn ihrer Anwendung den Anschein hatte.

Immerhin: Mit den z. Zt. zur Verfügung stehenden anfallhemmenden Medikamenten gelingt es heute, bei 55−60 % aller Epilepsiepatienten Anfallsfreiheit und bei 20−25 % eine entscheidende Verbesserung der Anfallssituation zu erzielen. Etwa 20 % der Anfallkranken sind also therapieresistent, d. h. sie sprechen auf eine medikamentöse Therapie nicht oder nur ungenügend an. Bei ca. 15−25 % dieser Patienten mit Therapieresistenz (d. h. bei etwa 4−5 % aller Menschen mit behandlungsbedürftiger Epilepsie) kann die Epilepsiechirurgie eine wesentliche Hilfe darstellen (s. u.).

11.2.2.2. „Sauer": Die „uralte neue" Behandlungsmethode

In der bereits zitierten Textstelle des Markus-Evangeliums (s. Kap. 6.2.1.), mit der über die Heilung des mondsüchtigen (fallsüchtigen) Knaben berichtet wird, heißt es abschließend: „Diese Art kann nur durch Gebet ausgetrieben werden". In einer späteren Übersetzung der korrespondierenden Matthäus-Stelle ist zu lesen: *„Diese Art wird nicht ausgetrieben, es sei denn durch Gebet und Fasten"*.

Offenbar hatte man bereits in früherer Zeit die Beobachtung gemacht, dass sich eine Epilepsie (besonders im Kindesalter) bei nur geringer Nahrungsaufnahme, beim bewußten oder nicht beabsichtigten Fasten, bessern konnte. An diese Beobachtung erinnerte man sich in den 20er Jahren des 20. Jahrhunderts. Erstmals in den USA erklärte man sich die beobachtete fasteninduzierte Anfallsreduzierung durch die beim Hungern entstehende Azidose („Hungerazidose") und versuchte dies therapeutisch auszunützen, indem man mittels fettreicher, eiweiß- und kohlehydratarmer Kost eine metabolische Azidose herbeiführte − Geburtsstunde der ketogenen Diät [85; 153; 247]! Noch heute wird jede konsequent durchgeführte ketogene Diät mit einem Fasttag eingeleitet!

Die ersten Erfolge waren ermutigend. Mit der Entwicklung neuer Antiepileptika in den nächsten fünf Jahrzehnten wurde die ketogene Diät wieder in den Hintergrund gedrängt. Ende des 20. Jahrhunderts erlebte sie allerdings eine gewisse Renaissance − zum einen aufgrund der Tatsache, dass es trotz der Entwicklung neuer Antiepileptica immer noch therapieresistente Epilepsien gab (vor allem im Kindesalter), zum anderen, weil es ein Symptom der Zeit war,

die Einnahme chemischer Substanzen auf Kosten „natürlicher" Behandlungsmethoden (in diesem Fall: Diät) zu begrenzen.

Derzeit wird die ketogene Diät gerade im Kindesalter bei schweren therapierefraktären Epilepsien immer wieder als alternative Behandlungsmethode eingesetzt.

11.2.2.3. Der Schnitt ins Gehirn: Epilepsie-Chirurgie

Operative Behandlungsversuche bei schwierigen Epilepsien wurden in zurück-
liegenden Epochen – bis hin zur Antike – immer wieder durchgeführt. Dabei
konnten durchaus „vernünftige" Indiaktionen Anlass zu den heroischen Eingriffen sein – z. B. die Anhebung einer traumatischen Impression der Schädel-
kalotte, in der durchaus berechtigten Annahme, dass möglicherweise das das
Gehirn irritierende Knochenstück für die epileptischen Anfälle verantwortlich
war; oder die Entleerung intrakranieller Abszesse.

Mitunter wurden in früheren Jahrhunderten allerdings auch Trepanationen
mit mystischen und obskuren „Indikationen" durchgeführt – z. B. um vermuteten giftigen Dämpfen oder Säften, gelegentlich aber auch Krankheitsdämo-
nen, die man für die Epilepsie ursächlich verantwortlich hielt, einen Ausgang
aus dem Schädelinnern zu ermöglichen!

Die rationale, medizinisch begründete, systematisch durchgeführte und wissenschaftlich begleitete Epilepsie-Chirurgie begann Ende des 19. Jahrhunderts.
Auf den ersten Epilepsie-chirurgischen Eingriff durch Victor Horsley (im Beisein John Hughlings-Jacksons, W. R. Gowers und D. Ferriers) und seinen
zweifelhaften Ausgang wurde bereits eingegangen (s. Kap. 10.5.1.4.).

Ein erster Aufschwung der Epilepsie-Chirurgie war in den 20er und 30er
Jahren des 20. Jahrhunderts zu verzeichnen. In Montreal führte Wilder Penfield (1891 – 1976) seinen ersten Epilepsie-chirurgischen Eingriff durch: Er ent-
fernte bei einem Jugendlichen einen Hirntumor und befreite den Patienten so
von seinen bis dahin fast täglich aufgetretenen fokalen Anfällen. Dieser Opera-
tionserfolg war ein Schlüsselerlebnis für Penfield: Bis zum Ende seiner aktiven
Zeit als Neurochirurg war er bestrebt, Menschen mit therapierefraktären Epilepsien durch die operative Entfernung des zerebralen Anfallsgenerators Hilfe
zu bringen [169]. Ein besonderes Gewicht legte er auf die „Narben-Epilepsien",
bei denen posttraumatische Narben, post-encephalitische Gliosen oder auch
dysplastische kortikale Veränderungen für die epileptischen Anfälle verantwortlich waren. Seine Operationserfolge am von ihm initiierten Neurological
Institute in Montreal nahmen deutlich zu, als es zu einer intensiven Zusammen-
arbeit mit dem Neurologen und Neurophysiologen Herbert Jasper (1906 –
1999) kam, der es verstand, mit der von Hans Berger entdeckten Elektroence-
phalographie prä-operativ den Anfallsgenerator präzise zu lokalisieren. Penfield und Jasper entwickelten gemeinsam die Elektrokortikographie, mit der
intraoperativ das Ausmaß der notwendigen Resektion präzise festgelegt werden

konnte („Montreal-Methode"). Gleichzeitig diente diese kortikale EEG-Regist-
rierung, verbunden mit kortikaler Stimulation, dazu, die „Hirnkarte" für bestimmte zerebrale Funktionen zu optimieren und neue Funktionszentren aufzuspüren (z. B. Supplementär-Region, Erinnerungsareale). Der „zerebrale Ho-
munculus", der angibt, an welchen Stellen der vorderen und hinteren Zentral-
windung der Großhirnrinde die willkürlichen motorischen und die sensiblen
Funktionen repräsentiert sind, hat seinen Ursprung in den Arbeiten Penfields
[170].

In Deutschland waren es vor allem Fedor Krause (1857–1937) und Otfried
Foerster (1873–1941), die die Epilepsiechirurgie begründeten und auf ein international anerkanntes Niveau führten. F. Krause war vor allem in den zwanzi-
ger Jahren ein nicht nur in Deutschland anerkannter Neurochirurg; er legte
seine Epilepsie-chirurgischen Erfahrungen in ausführlichen Abhandlungen nieder [126].

O. Foerster war vorwiegend in Breslau tätig und kann als Pionier der intra-
operativen Cortex-Stimulation gelten. Bei ihm lernte Wilder Penfield im Rahmen eines mehrmonatigen Aufenthaltes das Operieren am nicht narkotisierten
(lediglich lokal-anästhesierten) Patienten kennen, das er dann auch in Montreal
kontinuierlich verbesserte und zum Epilepsie-chirurgischen Standard erhob
[228].

Neben der schon von Penfield (in vereinfachter Form) durchgeführten ‚Top-
ektomie' (d. h. umschriebene Resektion von funktionsgestörtem, epileptogenem,
kortikalem Gewebe, z. B. kortikale Narbe) stellten vor allem die ‚Temporallap-
penresektion' (Schläfenlappenamputation; seit 1947 [14]) und (seit 1975) die ‚se-
lektive Amygdala-Hippokampektomie' (bei der mesiale Teile des Temporallap-
pens, nämlich Mandelkern, vordere Hippokampusformation und ein Teil des gy-
rus parahippocampalis en bloc entfernt werden [246]) heute wesentliche Pfeiler
epilepsie-chirurgischer Intervention dar.

Heute versteht man unter Epilepsie-Chirurgie im *weiteren Sinn* einen operativen (zerebralen) Eingriff, der ausschließlich oder in erster Linie der Ausschal-
tung oder Reduzierung epileptischer Anfälle (unabhängig von der Ursache)
dient. Epilepsie-Chirurgie im *engeren Sinn* bedeutet die Entfernung epileptogenen Hirngewebes (elektroenzephalografisch aufgespürt und eingegrenzt) ohne
nachweisbare zerebral-organische Alteration.

Derzeit profitieren etwa 4–5% aller Anfallkranken von einem epilepsiechirurgischen Eingriff.

11.2.3. Dem Ursprung auf der Spur: Die Diagnostik

Akribische Erhebung der Vorgeschichte (Anamnese), sorgfältige Beobachtung
und klinische Untersuchung waren zu allen Zeiten (auch zu Beginn des 21.
Jahrhunderts!) die Pfeiler, auf denen sich eine medizinische Diagnose aufbaut.
Dies galt und gilt ganz besonders im Bereich der Epilepsie. Nicht zuletzt vor
diesem Hintergrund ist es verständlich, dass die entscheidenden Erkenntnisse

über epileptisches Geschehen im 18. und vor allem 19. Jahrhundert dort gewonnen wurden, wo die ärztliche Beobachtung am besten erfolgen konnte: In
den Hospitälern. Bei der Lektüre der überlieferten Schriften hat man fast den
Eindruck, als seien Ärzte wie Tissot, Esquirol oder Hughlings-Jackson bei ihren Diagnosestellungen auf kein anderes Untersuchungsinstrumentarium als
die Summe ihrer „fünf Sinne" in Verbindung mit ihrem Intellekt angewiesen.

Und dennoch hat eine Entdeckung in den 20er Jahren des 20. Jahrhunderts
die Erkenntnis über die Epilepsie, die Diagnose- und letztlich auch die Thera-
pie-Möglichkeiten in ganz erheblichem Umfang, in einer nicht für möglich gehaltenen Art und Weise befruchtet: Die Entdeckung der Elektroenzephalographie.

11.2.3.1.   „Strom aus dem Gehirn": Das Elektroenzephalogramm

11.2.3.1.1. Wegbereiter

Bereits 1786 hatte der Bologneser Anatom Luigi Galvani (1737−1798) aus
seinen Froschversuchen geschlossen, dass das animalische Nervengewebe in der
Lage sei, eigene Elektrizität zu produzieren.

Vor allem in der zweiten Hälfte des 19. Jahrhunderts hatte sich für die Neurologen und Hirnforscher die Erkenntnis verdichtet, dass physiologische und
patho-physiologische Vorgänge im Gehirn „etwas mit Elektrizität" zu tun haben müssen. Nicht zuletzt die bereits erwähnten Experimente von Fritsch und
Hitzig (s. Kap. 10.2.) untermauerten diese Vermutung.

Schon im Jahre 1875 konnte der englische Chirurg Richard Caton (1842−
1926) elektrische Potentiale an frei gelegten Gehirnen von Kaninchen und Af-
fen nachweisen [42]. Aber schon einige Jahre zuvor hatte Emil du Bois-Rey-
mond, Lehrstuhlinhaber für Physiologie in Berlin, hirnelektrische Potentiale an
einem Nicht-Säugetier, nämlich am Froschgehirn nachgewiesen [112]. Ähnliche
Ergebnisse wie Caton sollen um 1880 dem Russen Danilewsky gelungen sein,
und 1890 konnte der Psychologe und spätere Rektor der polnischen Universität Krakau, Adolf Beck (1863−1939) bei ähnlichen Tierversuchen eine „Wel-
lenform" der registrierten elektrischen Potentiale nachweisen [36].

1912/13 dokumentierte der russische Physiologe V. V. Pravdich-Neminski
(1879−1952) fotografisch die Existenz von elektrischer Hirnaktivität an Hun-
degehirnen (bei intakter Kopfhaut) – das erste Elektroenzephalogramm (von
Pravdich-Neminski noch Elektrocerebrogramm genannt) war aufgezeichnet
[86]!

Als Messinstrument diente den Forschern der damaligen Zeit (vor der Entwicklung der Verstärkertechnik) das Galvanometer; die minimalen Amplituden
der Hirnströme lagen dicht an der Störgrenze dieser Methode, so dass die Abgrenzung zwischen „echten" Hirn-Potentialen und gerätebedingten Artefakten
stets problematisch war.

11.2.3.1.2. Vom Psychiater zum Neurologen: Hans Berger

Die Entdeckung menschlicher Gehirnströme verdanken wir dem deutschen Psychiater Hans Berger (1873–1941).

Hans Berger, Enkel des bedeutenden romantischen Dichters, Orientalisten und Koranübersetzers Friedrich Rückert, wurde am 21. Mai 1873 als Sohn eines Arztes in Neuses bei Coburg geboren. Nach seinem Medizinstudium begann er seine ärztliche Tätigkeit in der Psychiatrischen Universitätsklinik in Jena (damals von Otto Binswanger – s. o. – geleitet); dieser Klinik blieb Berger während seiner gesamten beruflichen Tätigkeit treu.

In Jena durchlief Berger alle Hierachiestufen einer Universitätsklinik: Assistenzarzt, Oberarzt, ordentlicher Professor und – als Nachfolger O. Binswangers – Klinikdirektor. 1938 wurde er – ohne Angabe von Gründen – von den nationalsozialistischen Machthabern aus seinem Amt entlassen.

Berger war Psychiater aus tiefster Überzeugung. Es war ihm ein großes Anliegen, eine Untersuchungsmöglichkeit zu finden, mit der psychische und psychiatrische Vorgänge im Gehirn objektiviert werden konnten. Schon in jungen Jahren suchte Hans Berger nach der Verknüpfung von „Seelenleben und Energiehaushalt des Gehirns" [21].

Um die vermutete „psychischen Energie" nachweisen zu können, suchte Berger nach verschiedenen objektiven Untersuchungsmethoden (z. B. Thermometrie). Ab 1920 führte er dann systematisch Messungen durch, um elektrische Vorgänge am Gehirn zu registrieren. Die Untersuchungen führte er überwiegend in einem kleinen Gartenhäuschen auf dem Gelände seiner Klinik an freiwilligen Studenten und vor allem an seinen eigenen Kindern Klaus und Ilse durch, aber auch im Operationssaal des Jenaer Chirurgen Nikolai Guleke. Berger verwendete Elektroden aus Zink, Nickel, Silber, Platin, Blei und anderen Metallen. Das Hauptproblem stellte jedoch die Verstärkung der zerebralen Potentiale in ihrer Größenordnung von Millionstelvolt dar. Erst als Berger später eine Verstärker-Anlage der Jenaer Carl-Zeiss-Stiftung erhielt, gelang die Registrierung der Potentiale ohne allzu große Probleme.

Der erste zweifelsfreie Nachweis von kortikal erzeugten Potentialen gelang Hans Berger am 6. Juli 1924 (intra-operativ bei einem 17-jährigen tumorkranken Jungen).

Die Registrierung erfolgte dabei über eine Nadelableitung von einer Trepanationsstelle aus; als Messinstrument diente Berger damals noch ein Saitengalvanometer [112].

1929 publizierte der sehr zurückhaltende, gegenüber seinen Untersuchungsergebnissen eher skeptische und sich selbst immer hinterfragende Berger die erste von 14 Abhandlungen über das EEG: „Über das Elektrenkephalogramm des Menschen" hieß der bescheidene Titel dieser epochalen Publikation [22]. (Noch in den dreißiger Jahren wurde der Name der neuen Untersuchungsmethode in ‚Electroencephalographie', abgekürzt ‚EEG', umgewandelt [72; 111]).

In seiner 7. Mitteilung über das „Elektrenkephalogramm" finden sich in der photografischen Wiedergabe seiner Kurven zweifelsfrei elektroenzephalographische Korrelate zu epileptischen Anfällen (Absence und fokaler Anfall) [23]. Berger hat jedoch die Bedeutung seiner neuen Untersuchungsmethode für das Krankheitsbild der Epilepsie nicht vollkommen erkannt − sein Interesse galt nach wie vor der von ihm erhofften Hirn-Seele-EEG-Korrelation. Dennoch war ihm bald die Bedeutung der Hirnstromkurven für die Diagnostik neurologischer Erkrankungen klar.

Eine Anerkennung seiner Arbeit blieb Berger in Deutschland zunächst versagt. Eine gewisse Aufmerksamkeit erregte er nur im neurobiologischen Labor des Ehepaars Oskar und Cécile Vogt in Berlin.

In einem anderen Teil der Welt wurden Bergers Entdeckungen und seine wissenschaftlichen Abhandlungen nach anfänglicher Skepsis mit großem Interesse, ja mit Enthusiasmus aufgenommen: In den Vereinigten Staaten von Amerika. Der Nobelpreisträger Edgar Douglas Adrian war der erste, der sich für Bergers Arbeiten interessierte, die Messungen (zur Vermeidung von Artefakten) in einem Faraday-Käfig wiederholte und die Ergebnisse aus Jena bestätigte. In der Folgezeit waren es die Ehepaare Hallowell und Pauline Davis sowie Fred und Erna Gibbs, der Internist und Epileptologe William Gordon Lennox und Penfields Mitarbeiter Herbert Jasper, die die Ideen und Untersuchungsmethoden Bergers aufgriffen, erweiterten und optimierten [108]. Insbesondere fokussierten sie ihre Untersuchungen auf Epilepsiepatienten und schufen so die Basis für die überaus sinnvolle und fruchtbare Kombination aus EEG und Epileptologie.

Schon bei den ersten Messungen an anfallkranken Menschen wurden von der Bostoner Gruppe um W. G. Lennox ungewöhnlich spitze Ausschläge und nachfolgende langsame Wellen registriert, die Berger zwar schon 1927 nachgewiesen und dokumentiert, in ihrer Bedeutung jedoch noch nicht erkannt hatte. In Boston erhielten diese Potentiale nun die Bezeichnung „spikes and waves" − sie wurden zum Symbol des aufregenden Aufschwungs, den die Epileptologie durch die Entdeckung der Elektroenzephalographie erfuhr.

In Deutschland erfolgte die Anerkennung Bergers und seiner Arbeit bedeutend langsamer. Insbesondere war es dann aber Otfried Foerster, der die Bedeutung der intra-und auch präoperativen EEG-Ableitung erkannte und für eine Verbreitung dieser Untersuchungsmethode sorgte.

Internationale Anerkennung erfuhr Hans Berger auf dem internationalen Psychologiekongreß 1937 in Paris; dort wurden der Elektroenzephalographie und ihrem Entdecker Ovationen zuteil, denen der bescheidene Berger emotional kaum gewachsen war. „In Deutschland werde ich nicht so geehrt", flüsterte Berger dem neben ihm sitzenden Adrian mit halb erstickter Stimme zu.

Der in Paris ausgesprochenen Einladung zum Besuch Amerikas konnte Hans Berger aufgrund der unglücklichen politischen Entwicklung in seinem Land nicht folgen.

Auch in Bergers persönliches Schicksal griff die unheilvolle Zeit grausam ein: Nach seiner von niemandem begründeten abrupten (in einem kurzen Telephongespräch mitgeteilten!) Entlassung als Klinikdirektor geriet Berger immer mehr in depressive Zustände, so dass er schließlich in seiner früheren Klinik als Patient Hilfe suchte – sie konnte ihm aber nicht zuteil werden: Während eines stationären Aufenthaltes, am 1. Juni 1941, erhängte sich Hans Berger in seinem Krankenzimmer.

Einer der Schüler und Bibliographen Hans Bergers, der Neurologe und Neurophysiologe Richard Jung, schließt seine Ausführungen über „Hans Berger und die Entdeckung des EEG nach seinen Tagebüchern und Protokollen" mit folgender Bemerkung: *„Berger's Aufzeichnungen zeigen das Bild eines der wissenschaftlichen Forschung hingegebenen Mannes, der planmäßig mit größter Gewissenhaftigkeit und zäher Verfolgung seines Zieles arbeitete und der regelmäßig über seine Handlungen und Gedanken Rechenschaft ablegt. Berger hat mit den unvollkommenen methodischen Hilfsmitteln seiner Zeit mehr neue Tatsachen entdeckt, als viele spätere Forscher, denen die Perfektion der modernen elektronischen Technik zur Verfügung stand"* [113].

Und Berger selbst schreibt im Hinblick auf den Sinn seiner wissenschaftlichen Arbeit: *„Im Grunde wollen wir doch alle ein und dasselbe, die Wahrheit lesen lernen im großen Buche der Natur, von dem der Mensch und sein Gehirn doch nur ein Teil ist"* [244].

Die Symbiose zwischen Epileptologie und Elektroenzephalographie ist bis heute unverändert eng; ja, in den letzten drei Jahrzehnten ist sie mit den Fortschritten in der Epilepsie-Chirurgie noch fester geworden: Langzeitableitungen (videogestützt), sub- und epidurale sowie intrazerebrale Ableitungen sind als prächirurgische diagnostische Maßnahmen auf der Suche nach dem operablen Anfallsgenerator und als intra-operative Leitschiene zur Festlegung der Operationsgrenzen unentbehrlich. Gerade im Rahmen der „Epilepsie-Chirurgie im engeren Sinn", also bei operativen Eingriffen ohne bildgeberischen Nachweis einer zerebral-organischen Störung, ist die differenzierte EEG-Diagnostik unverzichtbar. Hier zeigt allein das pathologisch veränderte EEG – prä- und intra-operativ – dem Epilepsie-Chirurgen den richtigen Weg.

11.2.3.2. Das Gehirn im Bild: Weitere diagnostische Möglichkeiten

Die bildgebende Diagnostik bei zerebralen Störungen hat in den letzten 30 Jahren einen unaufhaltsamen, staunenswerten Fortschritt erfahren: *Computertomographie* (*CT*; ein spezielles Röntgen-Schichtungs-Verfahren), *Kernspintomographie* (*NMR*; Untersuchung mit Hilfe starker Magnetfelder), *Positronen-Emissions-Tomographie* (*PET*; Verfahren, bei dem die Stoffwechselaktivität einzelner Hirnregionen dargestellt wird), *Single Photon-Emission Computed Tomographie* (*SPECT*; Verfahren, bei dem die Durchblutung einzelner Hirnregionen zur Darstellung kommt) und – in den vergangenen Jahren entwickelt und nun auf ein Niveau mit hoher Aussagekraft angehoben – *funktionelle Kernspinto-mographie* (die die Hirnmorphologie mit der Lokalisation bestimmter Funktionen [z. B. Bewegung, Empfindung, Sprache, Kognition] in Korrelation bringt) – all diese bildgebenden Untersuchungsmethoden haben die Chancen für eine epilepsiechirurgische Intervention deutlich erhöht (ganz zu schweigen von den durch diese Untersuchungen und die Operationsergebnisse gewonnenen Erkenntnisse über physiologische und patho-physiologische zerebrale Prozesse).

Die Entwicklung der Elektroenzephalographie, der bildgebenden Verfahren und die der epilepsiechirurgischen Techniken haben vergleichsweise schnell Auswirkungen auf den epileptologischen Alltag und damit auf den Krankheitsverlauf des einzelnen Patienten; deshalb werden die Optimierung und Ausweitung dieser diagnostischen und therapeutischen Fortschritte von Ärzten und Betroffenen gespannt verfolgt und auf allen Ebenen diskutiert. Dem gegenüber vollzieht sich die stürmische Entwicklung einer anderen Subspezialität innerhalb der Epileptologie weitgehend im Verborgenen, zumindest nicht vor den Augen der Öffentlichkeit: die *experimentelle Epileptologie* in den abgeschiedenen Labors der Universitäten und industriellen Unternehmen! Die Forscher, die in diesem Bereich tätig sind, haben unser Wissen über die elektro-chemischen Vorgänge des physiologischen und des epileptischen Geschehens in den letzten Jahrzehnten in aufregender Weise vermehrt. Die Entdeckung inhibitorischer und exzitatorischer Transmitter, der Ionenkanäle und ihrer Regulierung, der Bedeutung der einzelnen Ionen im extra- und intracellulären Raum, der elektrischen Potential-Abläufe während und unmittelbar nach einem zerebralen Anfall, der Entstehungs-, Ausbreitungs- und Beendigungsmechanismen epileptischen Geschehens, der Einflüsse der Anfallsaktivität auf die Zellfunktion – all diese Erkenntnisse, die nahezu täglich zunehmen, wachsen zunächst im Hintergrund und bleiben vielen epileptologisch tätigen Ärzten und besonders den Betroffenen längere Zeit verborgen. Diese Erkenntnisse, die vor allem am Beginn der zweiten Hälfte des 20. Jahrhunderts ihren Anfang genommen haben und seither eine stürmische Entwicklung durchmachen, werden aber die Zukunft der Epileptologie entscheidend mitbestimmen – z. B. auf dem Gebiet der medikamentösen Behandlung (die in Zukunft vermehrt darauf ausgerichtet sein wird, die als pathophysiologisch erkannten Abläufe chemisch zu beeinflussen).

11.3. Anmerkung: Epilepsiedämonen im 20. Jahrhundert

Die Ausführungen in den vorangegangenen Abschnitten haben zeigen können, dass es heute möglich ist, mit Hilfe der modernen Diagnostik in den meisten Fällen einer Epilepsie die zu Grunde liegende ursächliche Störung aufzudecken.

Für den (Aber-) Glauben, dass böse Geister, Dämonen oder Teufel eine Epilepsie bewirken können, ist in der Epileptologie des 20./21. Jahrhunderts selbstverständlich kein Platz mehr. Allerdings: In den sog. Entwicklungsländern, in den Ländern der „Dritten Welt", spielt die Meinung, böse Geister könnten für unterschiedliche Krankheiten ursächlich verantwortlich sein, durchaus noch eine Rolle – vor allem bei den Völkern und Volksstämmen, die den Anschluss an die sog. Zivilisation noch nicht gefunden haben oder einer solchen Annäherung noch skeptisch gegenüber stehen [17].

So können wir z. B. in manchen afrikanischen Regionen auch heute noch Epilepsiegeistern begegnen [110]:

In Tansania sind es die ‚shetani' (Dämonen) und die rächenden Ahnengeister, die die Epilepsie bringen können.

Die Baganda in Uganda glauben, dass eine Eidechse im Kopf des Epilepsiekranken herumläuft und für die epileptischen Anfälle verantwortlich ist. Dieses „epileptogene" Tier kann durch Behexung in den Kopf des Betroffenen gelangen, kann sich aber auch schon beim Neugeborenen finden („angeborene Epilepsie"). Nach Ansicht der Baganda ist das Treiben der Eidechse durch westliche Medizin auf keinen Fall zu beeinflussen. In Ruanda und Burundi ist es keine Eidechse sondern ein irrationales Insekt, das – unter dem Einfluss von Dämonen – eine Epilepsie hervorrufen kann.

In Abessinien glaubt man an einen epilepsiebringenden Teufel, der eher durch „Wallfahrten" zu den „Heiligen Wassern" als durch ärztliche Maßnahmen vertrieben werden kann; letztere würden nur bewirken, dass sich der irritierte Teufel nach einem anderen nahen Opfer umschauen würde.

Bei einer Umfrage in Nigeria (1968) waren über 25 % der Befragten der Meinung, dass schwarze Magie (juju) oder böse Geister für die Epilepsie verantwortlich seien [50].

Auch im südlichen Asien, sowohl in islamischen als auch hinduistischen Kulturen, hält mancherorts der Volksglaube die Epilepsie für die Folge einer dämonischen Besessenheit; so glauben nach einer Umfrage in Indien 15 % der Befragten daran, dass im epileptischen Anfall ein Dämon aus dem Kranken ausfahre [238].

Bei den Tolai in Südostasien besteht die Meinung, dass die Epilepsiedämonen den im Anfall Bewusstlosen verlassen und ein in der Nähe befindliches neues Opfer suchen – in der Meinung, der Gestürzte sei tot und so als Aufenthaltsort nicht mehr geeignet.

Auf einer kleinen südostasiatischen Insel glauben die dortigen Bewohner, dass ein böser Geist den Vogel Perlika in den Kopf eines Menschen sendet, um diesen ‚epileptisch' werden zu lassen.

Noch in den Dreißiger Jahren hat man Anfallkranke in Burma Prügelprozeduren unterzogen, um mit dieser Maßnahme die Krankheitsgeister aus dem Körper des Betroffenen zu treiben [39] – eine „Behandlungsmethode", die übrigens auch für das europäische 18. Jahrhundert verbürgt ist!

Bei den Najavo-Indianern Nordamerikas gilt die Epilepsie bis weit ins 20. Jahrhundert hinein als von Geistern auferlegte Strafe, insbesondere für inzestiöse Vergehen. (Die Krankheit wird übrigens von den Najavos „iich'aa" [Mottenkrankheit] genannt, weil ein Kranker im Anfall „wie eine Motte" ins Feuer fallen kann [193].)

Dass der Glaube an epilepsieverursachende Geister auch in unseren Tagen noch eine bedeutsame Rolle spielen kann, zeigt die 1997 in den USA erschienene Buch-Dokumentation „The Spirit Catches You and You Fall Down" (drei Jahre später in Deutschland erschienen, unter dem Titel „Der Geist packt dich und du stürzt zu Boden"). Darin wird beschrieben, wie in den achtziger Jahren (des 20. Jahrhunderts!) ein „Epilepsiegeist" von einem (in den USA geborenen) laotischen Mädchen Besitz ergreift. Dieser Geist wird vom Volk der Hmong ‚qaug dab peg' genannt, und in diesem Namen sind Ursache, Anfallsbild und Schicksal des Mädchens zusammengefasst – qaug: vornüber fallen; dab: Geist; peg: packen [63].

Aber: Auch im „modernen Europa" ist der (Aber-) Glaube an Epilepsiedämonen nicht völlig verschwunden. Noch in den siebziger Jahren des 20. Jahrhunderts wurde in Süddeutschland ein von der Kirche sanktionierter (!) Exorzismus praktiziert, der für das betroffene epilepsiekranke Mädchen mit dem Tod endete („Der Fall Anneliese Michel").

11.4. Ausgegrenzt, verfolgt, vernichtet

Die Kapitel über die Entwicklung der Epileptologie im letzten Jahrhundert sind geprägt von aufsehenerregenden Entdeckungen, bewunderswerten Leistungen von Ärzten und Forschern, von einem Aufschwung in Diagnostik und Therapie. Und doch: In kaum einer anderen Epoche sind der Niedergang von Menschlichkeit, das Ausmaß von Menschenverachtung und die Grausamkeit menschlichen Verbrechens so hervorgebrochen wie in den Jahren vor dem Zweiten Weltkrieg und in den Kriegsjahren selbst. Und so müssen wir den Kapiteln über die erfreuliche und segensreiche Entwicklung auf dem Gebiet der Epilepsien und der Epileptologie gewissermaßen als Gegenpol ein in gleicher Weise bestürzendes wie ernüchterndes Kapitel folgen lassen.

Die Geschichte der Epilepsie und die individuellen Geschicke der von ihr Betroffenen machen deutlich, dass diese chronische Krankheit in vielen Epochen einen sehr niedrigen Stellenwert hat, dass ihrem sozialen „image" häufig ein ungünstiges, mitunter auch ein durchaus negatives Moment zukommt.

Schon die Eponymik der Epilepsie, die Namensgebung, die die Krankheit über Jahrhunderte erfahren hat, erhellt diesen Tatbestand: nosos ais-chra (die hässliche Krankheit) im Griechischen, morbus detestabilis (die verabscheuungswürdige Krankheit) und morbus insputatus (die Krankheit, vor der man ausspuckt) im Lateinischen, die dämonische, gichtige (d. h. angehexte), böse Krankheit oder die schedelnde Gottesstraf im deutschsprachigen Mittelalter!

Auch die zunächst positiv klingenden Krankheitsbezeichnungen wie hiëra nosos (heilige Krankheit) im Griechischen, morbus sacer (was zunächst heilig, in einer zweiten Lesart aber auch „den Dämonen geweiht", also „verflucht" heißen konnte!) im Lateinischen, das Höchste, die Verzückung im deutschen oder mal des prophètes (Prophetenkrankheit) im französischen Sprachraum waren eher euphimistische Umschreibungen – zum einen, um die schreckliche Krankheit nicht beim Namen nennen zu müssen, zum anderen, um die höheren Gewalten günstig zu stimmen bzw. böse Krankheitsverursacher abzuschrecken.

Erst die mehr symptomorientierten Krankheitsnamen im Zeitalter der Aufklärung und im 19. Jahrhundert (stürzende Krankheit, Fallsucht, tonisch-klonischer Anfall, Absence, Dämmerattacke) sowie die sich immer mehr durchsetzende „Fachsprache" nahmen die Epilepsie und die Epilepsiekranken aus der „verbalen Schußlinie".

Aber auch Bestimmungen, Vorschriften und Gesetze zeigen in vielen Zeitabschnitten der Geschichte die soziale Zurückweisung der Anfallkranken: Das Rückgaberecht bzgl. des anfallkranken Sklaven zu Zeiten Hamurabis (s. Kap. 1.1.2.), das Verbot für Anfallkranke, den Göttern zu opfern im alt-iranischen Awesta (s. Kap. 1.4.1.), die Unmöglichkeit für epilepsiekranke Menschen, als glaubwürdige Zeugen vor Gericht aussagen zu können im Talmud (s. Kap. 1.5.3.), in den alten mittelamerikanischen Kulturen die Erlaubnis für den Mann, die anfallkranke Ehefrau zu verstoßen [61], die Verwahrung von Anfallkranken in Toll- und Zuchthäusern im europäischen Mittelalter und in der beginnenden Neuzeit (s. Kap. 10.4.1.), die Aussage über die Gemeingefährlichkeit anfallkranker Menschen (s. Kap. 10.5.2.8.) bis hin zu dem im Codex juris canonici der katholischen Kirche festgehaltenen Verbot für epilepsiekranke junge Männer, den Priesterberuf zu ergreifen (1983 aufgehoben, [199]) und zu der Badeordnung einer mittelgroßen Stadt aus dem Jahre 1998 (!): *„Die Benutzung des Bades und seiner Einrichtungen steht grundsätzlich jedermann frei. Ausgeschlossen sind Personen mit ansteckenden Krankheiten, Epileptiker, Drogenkonsumenten und Betrunkene".* (Diese kommunale Verordnung erinnert sofort an die über fünfhundert Jahre alte, bereits zitierte Empfehlung aus dem Jahre 1484, nicht mit Epileptikern zu baden – s. Kap. 7.3.2.!)

Zu einem schrecklichen, traurigen Höhepunkt der Demütigung, Ausgrenzung und Verfolgung, ja bis zur Vernichtung von anfallkranken Menschen kam es dann unter der Herrschaft der Nationalsozialisten: Zur Zeit des sog. Dritten Reiches wurde die „Fallsucht" selbst von Medizinern überwiegend als Erbkrankheit angesehen – sei es aus rassenhygienischer Verblendung der Ärzte, sei es aufgrund fehlenden medizinischen Wissens (das damals aber prinzipiell zur Verfügung stand!).

So wurden anfallkranke Menschen in Deutschland in den dreißiger und beginnenden vierziger Jahren Opfer „rassenhygienischer Maßnahmen", zu denen auch das „Gesetz zur Verhütung erbkranken Nachwuchses" gehörte, das am 14. Juli 1933 von der Reichsregierung geschlossen wurde. An vierter Stelle der Auflistung der „acht Erbkrankheiten" war die Epilepsie als „erbliche Fallsucht" aufgeführt.

Aufgrund dieses Gesetzes wurden im Dritten Reich unzählige Menschen, darunter viele Anfallkranke zwangssterilisiert – vor allem Menschen, die in Einrichtungen (sofern es sich nicht um geschlossene Anstalten handelte) untergebracht waren. So wurden beispielsweise in der „Korker Anstalt für Epileptische" zwischen 1934 und 1939 insgesamt 102 Bewohner (von insgesamt etwa 380) zwangssterilisiert.

Im Oktober 1939 begann im damaligen deutschen Reichsgebiet die systematische Erfassung aller in Heil- und Pflegeanstalten lebenden Menschen. Ende Oktober 1939 verfasste Hitler eine Ermächtigung (kein Gesetz), die den Verantwortlichen Handlungsfreiheit für eine Gewährung des „Gnadentodes" zubilligte.

Im Rahmen der dann einsetzenden „T4-Aktion" sollten etwa 70 000 Anstaltsbewohner vernichtet werden. Diese „Soll-Zahl" wurde bereits im August 1941 erreicht.

Man nimmt an, dass sich unter den getöteten „lebensunwerten Behinderten" etwa 10- bis 20 000 anfallkranke Menschen befanden – aus der Korker Einrichtung waren es 113 Epilepsiekranke (d. h. fast ein Drittel der Anstaltsbewohner!). Genaue Zahlen für das gesamte Reichsgebiet sind nicht bekannt.

11.5. Letzte eponymische Anmerkung: Die heutige epileptologische Fachsprache

Kaum eine andere Krankheit hat im Verlauf ihrer Geschichte so viele Namen und Bezeichnungen erfahren wie die Epilepsie – sowohl bei den Ärzten als auch bei den Betroffenen („Volksmund"). Unser geschichtlicher Abriss hat dafür zahlreiche Beispiele bringen können.

Namen und Begriffe sind Zeiterscheinungen und nicht auf Dauer angelegt: In einer begrenzten Epoche charakterisieren sie zeitbezogen sowohl das Benannte als auch den Namensgeber selbst – und in dieser Funktion sind auch Epilepsienamen und epileptologische Klassifikationsversuche gewissermaßen Narben unserer Medizin- und Kulturgeschichte; sie sind ein Gradmesser für die Erkenntnis, das Wissen und die geistige Grundhaltung eines Zeitabschnitts, aber auch – gerade bei den Namen, die der Volksmund schafft – ein Zeichen für die subjektive Empfindung der Betroffenen und ihrer Angehörigen.

Die moderne epileptologische Fachsprache, die moderne Eponymik, die heute in internationalen Klassifikationen ihren Niederschlag findet, ist derzeit durch drei Grundsätze bestimmt:

1. Es gilt streng zu unterscheiden zwischen *epileptischen Anfällen* und *Epilepsien.* Nicht jeder epileptische Anfall bedeutet das Vorliegen einer Epilepsie – und: Anfälle mit dem gleichen Erscheinungsbild können durchaus unterschiedlichen Epilepsieformen angehören; dieser Betrachtungsweise sind wir z. B. schon in Otto Binswangers Epilepsiemonographie aus dem Jahr 1899 begegnet (s. Kap. 10.5.2.8.).
2. Das Fundament der Klassifikationen wird durch die elektro-klinische Differenzierung (d. h. durch EEG und Anfallsbild) zwischen *fokalen* und *generalisierten* Anfällen bzw. Epilepsien gebildet.
3. Die weitere Unterteilung wird nach *ätiologischen* Gesichtspunkten vorgenommen, wobei zwischen *idiopathischen* und *symptomatischen* bzw. *kryptogenen* (d. h. „vermutlich symptomatischen") Epilepsien unterschieden wird.

Diese drei Grundsätze münden z. Zt. in recht komplizierte differenzierte Anfalls- und Epilepsieklassifikationen, die einem ständigen Wandel unterworfen sind (wobei nach erfolgter Änderung die neue Begrifflichkeit nicht immer eine Verbesserung gegenüber der abgelösten darstellt!).

Dass auch heute Namensgebung und Klassifikation der Epilepsie noch keineswegs abgeschlossen sind, kann Hinweis darauf sein, dass auch unsere Zeit das Phänomen „Epilepsie" noch nicht vollkommen beherrscht – die Epilepsiegeschichte geht weiter!

12. Anhang I: Prominente Epilepsiekranke

12.1. Einleitung: Epilepsie und Hirnleistung

Theoretisch unterscheidet sich die psychische Situation anfallkranker Menschen nicht von der der Durchschnittsbevölkerung – aus dieser Theorie lässt sich ableiten, dass epileptisches Geschehen in aller Regel nicht zu kognitiven Defiziten, sprachlichen Schwächen oder zu seelischen Störungen führt. Und doch zeigt die Praxis des epileptologischen Alltags, dass Epilepsiekranke häufiger als andere Menschen psychische Auffälligkeiten aufweisen.

Dies liegt nicht an der Epilepsie bzw. den epileptischen Anfällen selbst; denn Anfälle führen nicht zu Schädigungen des Nervengewebes – entgegen einer weit verbreiteten Meinung. Nur in *Ausnahmefällen* kann epileptisches Geschehen Nervenzellen schädigen oder gar zerstören – z. B. dann, wenn ausgestaltete große Anfälle ungewöhnlich lange andauern (z. B. mehr als 30 Minuten oder gar stundenlang), wenn sie in ungewöhnlich großer Zahl auftreten (z. B. mehrmals wöchentlich über einen längeren Zeitraum) oder wenn kontinuierliche „Krampfströme" (sog. Krampfpotentiale, nachgewiesen im EEG) über Wochen und Monate auf die Nervenzellen beider Großhirnhälften einwirken – auch wenn klinisch keine Anfälle erkennbar sind.

Dass epilepsiekranke Menschen in der Realität dennoch häufiger als andere psychische (evtl. auch motorische und/oder sprachliche) Störungen zeigen, liegt überwiegend an der die Epilepsie verursachenden Grunderkrankung (z. B. angeborene Fehlbildung des Gehirns, Stoffwechsel- oder Durchblutungsstörungen, Narbenbildungen im Gehirn nach Unfall oder Entzündung, Geburtsschädigungen); auch schwere oder wiederholte Stürze im Anfall können zu Schädigungen des Gehirns führen; Nebenwirkungen der anfallhemmenden Medikamente können sich sowohl im psychischen Bereich (Müdigkeit, Apathie, Wesensveränderung, Hyperaktivität) als auch in neurologischen Symptomen (Gangunsicherheit, Störung der Feinmotorik) äußern; schließlich kann es auch zu psycho-reaktiven Störungen im Rahmen der emotionalen Krankheitsverarbeitung kommen.

Mehr als die Hälfte aller epilepsiekranken Menschen zeigen in ihrer psychischen Konstitution keinen Unterschied zu den Menschen ohne Epilepsie. Dies bedeutet, dass wir unter Anfallkranken – wie in der Durchschnittsbevölkerung auch – normal begabte, minderbegabte und überdurchschnittlich begabte Menschen finden.

Cesare Lombroso (1835–1909), ein italienischer Psychiater, Gerichtsmediziner und Anthropologe, hat in mehreren Arbeiten seine These zu begründen versucht, dass Epilepsie überzufällig mit Kriminalität („Verbrechertum") einerseits und Höchstbegabung („Genieleistungen") andererseits kombiniert sei [137; 138].

Lombroso schuf den Begriff der „epileptoiden Degeneration beim Genie" und meint damit, dass die Natur, in ihrer Funktion als „unerbittliche Gleichmacherin", das Genie „nicht dulden wolle", und dass deshalb z.B. ein allzu großes Talent durch das Auftreten einer Epilepsie „büßen müsse" [138].

In der selben Abhandlung schreibt Lombroso: *„Das wesentlichste Merkmal des Genies ist … die unbewußte Thätigkeit, und diese ist auch das eigenthümlichste, wenn nicht das hauptsächlichste, Phänomen der Epilepsie; von hier bedarf es nur eines Schrittes zu dem Schlusse, dass das Genie nur eine specielle, titanische Varietät des ‚morbus sacer' ist…"* Und weiter: *„Wenn ein Genie epileptisch ist, so ist die Epilepsie bei ihm nicht eine blosse Begleiterscheinung, sondern sie ist ein wahrer ‚morbus totius substantiae'* (eine ‚Gesamterkrankung des Wesens' – Anm. d. Verf.) *…; und hieraus ergiebt sich ein neuer Hinweis darauf, dass das Genie seiner Natur nach eine epileptoide Erscheinung ist"* [138].

Auch Friedrich Nietzsche vertritt in seinem Aphorismus „Selbstflucht" eine ähnliche Meinung, wenn er schreibt: *„Man erwäge doch, … daß vier von den Tatendurstigsten aller Zeiten Epileptiker gewesen sind (nämlich Alexander, Caesar, Mohammed und Napoleon) sowie auch Byron diesem Leiden unterworfen war"* [158].

Auch wenn Lombroso bemüht ist, seine Theorien durch pathophysiologische und histo-pathologische Befunde zu untermauern, besteht nach heutigen Erkenntnissen kein Zweifel daran, dass „Epilepsie und Genie" (und das selbe gilt auch für die Konjunktion „Epilepsie und Verbrechertum") keine wie auch immer geartete Symbiose eingehen. Nichtsdestotrotz finden sich selbstverständlich auch unter Menschen mit Epilepsie hochbegabte, geniale Persönlichkeiten.

12.2. Personen der Bibel

12.2.1. Bileam (ca. 1500 v. Chr.): s. Kap. 1.5.1.

12.2.2. Saul (ca. 1000 v. Chr.): s. Kap. 1.5.1.

12.2.3. Heiliger Paulus (ca. 10–67 n. Chr.): s. Kap. 6.2.2.

12.3. Staatsmänner, Herrscher, Heerführer

12.3.1. Gaius Julius Caesar (100–44 v. Chr.)

Es wurde bereits darauf hingewiesen, dass auch Shakespeare wusste, dass der römische Feldherr und Staatsmann Gaius Julius Caesar an Epilepsie litt (s. Kap. 7.3.2.): *„Denn er ward ohnmächtig und fiel nieder"*, heißt es in der zweiten Szene des Ersten Aufzugs in Shakespeare's Tragödie ‚Julius Caesar'; und einige Verse weiter: *„Er fiel auf dem Marktplatz nieder, hatte Schaum vor dem Mund und war sprachlos"* [208].

Die Annahme, Caesar habe an Epilepsie gelitten, stützt sich auf mehrere Quellen aus römischer Zeit. So berichtet beispielsweise Gaius Suetonius Tranquillus (Sueton; etwa 70–140 n. Chr.), Biograph der ersten römischen Kaiser („Vitae Caesarum"), Caesar sei während der laufenden Geschäfte zweimal von epileptischen Anfällen ergriffen worden [223]. Im Originaltext heißt es an der entsprechenden Stelle: *„Comitiali quoque morbo bis inter res agendas correptus est"*. („Zweimal ist er während der Geschäfte vom morbus comitialis ergriffen worden.") [Bezüglich des Begriffs ‚morbus comitialis' s. Kap. 3.2.2.1.]

Auch Appianus, römischer Geschichtsschreiber aus dem zweiten nachchristlichen Jahrhundert, spricht in seiner Beschreibung der republikanischen Zeit von „Epilepsie und plötzlichen Konvulsionen" Caesars [zit. n. 116]. Bei Plutarch ist zu lesen, dass Caesar an der für ihn siegreichen Schlacht bei Thapsus (Nordafrika, 46 v. Chr.) nicht teilnehmen konnte, weil er während der Truppenaufstellung, unmittelbar vor Beginn der Schlacht, das Herannahen eines Anfalls gespürt habe (Aura?) und sich deshalb in ein nahe gelegenes Kastell habe bringen lassen; dort habe er den Anfall „in Ruhe vorübergehen lassen" [zit. n. 116].

Diesen von Plutarch erwähnten Anfall erlitt Caesar zwei Jahre vor seinem Tod. Auch an anderer Stelle wird darauf hingewiesen, dass Caesar erst gegen Ende seines Lebens an epileptischen Anfällen erkrankt sei, also an einer sog. Spätepilepsie gelitten habe [103; 116]. Ebenfalls nach Plutarch [176] soll Caesar seinen ersten Anfall 49 v. Chr. in Cordoba erlitten haben – er war damals 51 Jahre alt [188].

Bereits römische Autoren bringen Caesars Epilepsie ätiologisch mit einer Zerebralsklerose, an anderer Stelle mit Alkoholismus in Verbindung [131].

12.3.2. Kaiser Karl III. [‚Karl der Dicke'] (839–888)

Karl der Dicke, Sohn Ludwigs des Deutschen und Urenkel Karls des Großen, galt schon als Kind (Karlito, Karlchen) als von „bösen Geistern besessen" – möglicherweise erster Hinweis auf das Vorliegen einer Epilepsie. Exorzistische Bemühungen mehrerer Bischöfe blieben wohl ohne Erfolg [132].

Augustin, nach den spärlichen Hinweisen, die wir über ihn besitzen, wohl ein fränkischer Geistlicher in Köln, notiert in seinen Aufzeichnungen einen seltsamen, beunruhigenden Vorfall am 20. Januar 873: Der 34-jährige Karl (der übrigens — möglicherweise zu Unrecht — erst im 12. Jahrhundert seinen Beinamen ‚der Dicke‘ erhielt) begann in einer Versammlung wirre Reden zu führen, sich zu entkleiden und in Krämpfe zu fallen. Von sechs Männern musste er festgehalten werden; das Geschehen klang offensichtlich in einem länger dauernden Dämmerzustand aus [33]. (Eine solche „szenische Symptomatik" ist recht kennzeichnend für einen partial-komplexen [früher psychomotorisch genannten] epileptischen Anfall.)

Manche Historiker und Medizingeschichtler bringen das zögerliche Handeln des späteren Kaisers (Karl III.) mit seiner Epilepsieerkrankung (bzw. mit der diese Epilepsie verursachenden Grundkrankheit) in Zusammenhang [18]. Immerhin gelang es Karl während seiner kaiserlichen Regierungszeit (876−887) aber doch, das einstige Reich seines Urgroßvaters Karls des Großen nochmals unter seiner Herrschaft zu vereinigen.

Medizingeschichtlich interessanter dürfte die Frage sein, ob die berühmte „Kopfoperation", die 887 am Kaiser vorgenommen wurde, mit der Epilepsie Karls in Zusammenhang stand, ob der Eingriff also als frühe „Epilepsie-chirurgische Intervention" gewertet werden kann. In den Fuldaer Annalen wird von einer „Capitis incisio" gesprochen, einem „Kopfschnitt", der in der Kaiserpfalz Bodman am Bodensee vorgenommen wurde; ob es sich hierbei wirklich um eine Trepanation, möglicherweise sogar um eine „kurative Trepanation" im Rahmen der bestehenden Epilepsie gehandelt hat, muss offen bleiben. Möglicherweise bestand der Eingriff „nur" in einem Aderlass an einer Kopfvene [165].

Karl muss den Eingriff gut überstanden haben — wenige Wochen später hat er bereits wieder eine Reichsversammlung in Waiblingen abgehalten.

Noch im selben Jahr wurde Karl von seinen politischen Widersachern abgesetzt und in Verbannung geschickt. Er starb (Mord? Selbstmord?) im darauffolgenden Jahr.

12.3.3. Napoleon I. (1769−1821)

„Il gémissait et il bavait, il avait des espèces de convulsions qui cessèrent au bout d'un quart d'heure ..." („Er stöhnte und speichelte, er hatte eine Art Convulsionen, die nach einer viertel Stunde aufhörten ..."). Dieses Zeugnis Talleyrands aus dem Jahre 1805 [zit. nach 139] ist nicht der einzige zeitgenössische Bericht, der von epileptischen Anfällen bei Napoleon Bonaparte spricht. *„Von Jugend an hatte er epileptische Zufälle. So wurde er, als er auf der Schule zu Paris zur Strafe für eine Insubordination ... auf den Knien essen sollte, von einem so heftigen Krampfanfall ergriffen, daß man ihm die Strafe erlassen mußte"* [161] — so heißt es (ins Deutsche übertragen) in einer bereits 1838 erschienenen Biographie über Napoleon; und in den Memoiren des kaiserlichen Kammerdieners Constant liest man in einer Eintragung vom 10. September 1804, dass der Kaiser in der vorhergegangenen Nacht *„einen heftigen Nervenschock oder epi-*

leptischen Anfall gehabt, von denen er behaftet sei" [120]. Die Frage, ob Napoleon epilepsiekrank gewesen sei, wird allerdings seit jeher kontrovers diskutiert. Die Forscher, die an der Epilepsie des Franzosenkaisers keinen Zweifel haben, führen als ätiologische Faktoren die Trunksucht des Vaters, die mehrfach erwähnte auffallende Bradycardie Napoleons (mit sekundärer zerebraler Durchblutungsstörung) und einen mäßig ausgeprägten Hydrozephalus an. Die Gegner der „Epilepsiethese" verweisen u. a. darauf, dass keiner der zahlreichen Ärzte aus der Umgebung des Kaisers jemals den Verdacht auf ein epileptisches Leiden bei Napoleon geäußert habe; dies könnte allerdings auf einem verständlichen euphemistischen Umgang mit den medizinischen Diagnosen des kaiserlichen Patienten beruhen! In diesem Zusammenhang ist interessant, dass Napoleon mehrmals gegenüber Personen seiner Umgebung die dringende Bitte geäußert hat, mit niemandem über seine „Zustände" zu sprechen.

Aus der Zeit der Verbannung auf der Insel St. Helena wird in mehreren Arbeiten von „Nerven-Zufällen" des abgesetzten Kaisers berichtet, ohne dass die Symptomatik − bis auf begleitende „Ohnmachten" − genauer geschildert wäre [115].

Falls Napoleon wirklich an einer Epilepsie gelitten hat − und es sprechen tatsächlich mehr Gesichtspunkte für als gegen die Epilepsiediagnose (s. insbesondere das eingangs erwähnte Zitat!) −, so waren seine Anfälle offenbar selten und haben ihn in seinen Aktivitäten nicht wesentlich eingeschränkt.

12.3.4. Erzherzog Karl von Österreich (1771−1847)

Fast mutet es als eine seltsame Laune der Geschichte an, dass die beiden bedeutendsten Feldherren der so kriegerischen Zeit an der Wende vom 18. zum 19. Jahrhundert, nämlich der Franzose Napoleon I. und der Habsburger Erzherzog Karl von Österreich, ganz offensichtlich an epileptischen Anfällen gelitten haben [27]. Während die sehr wahrscheinliche Epilepsie Napoleons in zahlreichen medizinischen und medizin-historischen Abhandlungen dargestellt ist, findet das Anfallsleiden seines großen Kriegsgegners, des „Siegers von Aspern" − „des beharrlichen Kämpfers für Deutschlands Ehre" (Inschrift auf dem Reiterstandbild Karls auf dem Heldenplatz in Wien), bisher nur wenig Beachtung.

Erzherzog Karl wurde 1771 als Sohn des damaligen Großherzogs Leopold von Toskana (dem zweitältesten Sohn der Kaiserin Maria-Theresia, der seinem Bruder Joseph II. 1790 als Leopold II. auf dem Kaiserthron nachfolgte) geboren. Schon in den ersten Lebensjahren zeigte sich bei Karl eine schwache gesundheitliche Konstitution, die ihn jedoch nicht hinderte, mit der ihm eigenen Ausdauer und Zähigkeit eine militärische Laufbahn einzuschlagen [27; 256].

Erste Hinweise auf ein epileptisches Leiden wurden im 8. Lebensjahr sichtbar: *„Oft zuckte er an allen Gliedern, während der Blick der verglasten Augen einen starren Ausdruck bekam ..."* [27]. In den ersten Jahren seiner Erkrankung versuchte man, die sich häufenden Anfälle mit Chinin und Eisentropfen anzugehen [256] − wohl eher *dennoch* als *deshalb* ging die Anfallsfrequenz allmählich zurück. Aber auch aus der militärischen Zeit Karls werden epileptische Anfälle geschildert – so vor allem aus dem Jahre 1795, dem Jahr, in dem der Erzherzog von seinem kaiserlichen Bruder Franz II. (vorübergehend) demissioniert wurde. Dieser Demission diente zwar das Anfallsleiden Karls als vordergründiger Anlass, in Wirklichkeit hatte es jedoch zwischen den Brüdern Unstimmigkeiten bezüglich militärischer und politischer Ansichten gegeben. Nach dieser Anfallshäufung in den ersten Monaten des Jahres 1795 kam es dann wieder zu einer überraschenden Besserung der Epilepsie, so dass Karl – nachdem es auch zu einer Annäherung in den unterschiedlichen Meinungen der beiden Habsburger-Brüder gekommen war – wieder in den Militärdienst zurückkehren konnte [256].

Leider zeigte diese Besserung keine Konstanz. 1799 (Karl war damals als Reichsgeneralfeldmarschall in höchster militärischer Funktion) wird mehrfach von epileptischen Anfällen berichtet; so heißt es z. B. in einem Brief des Hofmedicus Ludwig Wolff [27]: *„Die Gesundheit Seiner Königlichen Hoheit ist leider seit mehreren Monaten nicht die beste. Die sogenannten Nervenkrämpfe plagen höchst Dieselbe sehr oft ... Da höchst Dieselbe in der vergangenen Nacht einen epileptischen Anfall erlitten, der Sie so abgemattet hat, daß Sie heute den ganzen Tag das Bett nicht verlassen können, so erlaubt mir meine Gewissenspflicht nicht, länger zu schweigen."*

In der Tat kam es zwischen 1800 und 1803 nochmals zu einer Aggravierung der Anfallsymptome, so dass mehrmals mit dem Ableben des in der Bevölkerung ungemein beliebten Erzherzogs gerechnet wurde [47]. Selbst Napoleon ließ sich gelegentlich über den Gesundheitszustand des Herzogs unterrichten. Allerdings hatte der französische Kaiser Bedenken, den damals berühmten Mailänder Arzt Moscati als „Konsiliarius" nach Wien zu senden, weil er fürchtete, dass man ihm selbst die Schuld zuschreiben würde, wenn die Krankheit Karls nach einem solchen Konsilium eine „unglückliche Wendung nehmen würde" [47].

Und dennoch scheint die Epilepsie Erzherzog Karl in seinen Aktivitäten letztlich nicht allzu sehr eingeschränkt zu haben – immerhin war er es, der 1809 in der Schlacht bei Aspern Napoleon („seinem epileptischen Leidensgenossen") die erste Niederlage beibrachte, und der 1813 sein überaus intelligent geschriebenes dreibändiges Werk „Grundzüge der Strategie" veröffentlichte, „eine Kriegslehre, die ebenbürtig neben der späteren von Clausewitz steht" [239].

Die Ursache der Epilepsie Karls ist nicht bekannt. Immerhin ist bemerkenswert, dass seine Mutter, Maria Luisa von Bourbon-Parma, ebenso wie deren Bruder Karl (von 1788–1808 als Karl IV. König von Spanien) an Epilepsie gelitten haben sollen [252].

12.3.5. Kaiser Ferdinand I. (1793–1875)

Auch der Neffe Erzherzog Karls, der älteste Sohn Kaiser Franz', Ferdinand, litt an epileptischen Anfällen [205]. Allerdings bestanden bei dem Thronfolger neben der Epilepsie zusätzlich neurologische und psychische Auffälligkeiten („vollkommen willenlos, am Rande des Schwachsinns" [84]). Somit ist anzunehmen, dass bei Ferdinand eine globale zerebrale Störung vorlag; nicht zuletzt ließ die Konfiguration seines Kopfes an einen Hydrozephalus denken [96].

Charakterlich war Ferdinand wohl ein angenehmer, freundlicher Mann, der in der Bevölkerung durchaus beliebt war – dies erklärt seinen Beinamen „der Gütige".

Trotz seiner Schwächen bestieg Ferdinand nach dem Tod seines Vaters 1835 den habsburgisch-österreicherischen Kaiserthron – allerdings führte eine ‚Staatskonferenz‘, zu der u. a. auch Metternich gehörte, die Regierungsgeschäfte.

Über die Epilepsie Ferdinands ist nicht allzu viel bekannt; es ist aber denkbar, dass sie – wie auch die psycho-pathologischen Auffälligkeiten (s. o.) – ein Symptom einer primären zerebralen Störung war. Die Anfälle müssen schon in jungen Jahren aufgetreten sein und haben den Wiener Hof nicht selten – wie es in den Quellen heißt – um das Leben des Thronfolgers bangen lassen [48]. Eine eindeutige Epilepsiediagnose wurde aber erst gestellt, als Ferdinand etwa 38 Jahre alt war. (Zu diesem Zeitpunkt war der kaiserliche Kronprinz bereits gekrönter König von Ungarn und Böhmen [205].)

„Le caractère de la maladie est à présent bien décidé. Le prince sent son état et s'en afflige vivement", heißt es in einer Notiz vom 16. November 1830. („Die Art der Krankheit ist jetzt gesichert. Der Prinz weiß um seinen Zustand und ist darüber überaus betrübt.")

1848 verzichtete Ferdinand aus gesundheitlichen Gründen zu Gunsten seines Neffen Franz-Joseph auf den Thron. Ferdinand zog sich aus dem öffentlichen Leben zurück und starb 82-jährig auf dem Hradschin in Prag.

12.4. Persönlichkeiten der Kirche

12.4.1. Kardinal Richelieu (1558–1642)

Über den französischen Kardinal und Staatsmann Armand-Jean du Plessis, Herzog von Richelieu, schreibt der berühmte französische Epileptologe A. Gélineau im Jahre 1900:

„Richelieu a été également sujet de l'épilepsie mais chez lui les manifestations du mal étaient plutôt incomplètes et psychologiques que complètes et classiques" [82].

Gélineau weist mit dieser Aussage darauf hin, dass der Staats- und Kirchenmann zwar an einer Epilepsie litt, dass aber seine Anfälle nicht dem Bild ausgestalteter („kompletter") Grand mal-Attacken, sondern „kleineren" („inkompletten"), möglicherweise fokalen (herdmäßigen) Anfällen mit überwiegend psychischer Komponente (z. B. Umdämmerung oder Desorientierung) entsprachen. In Zeiten von Anfallshäufungen soll der Kardinal besonders „finster und

grausam" („sombre et cruel") gewesen sein, während er außerhalb der epileptischen Episoden durchaus dem überlieferten Bild des „eleganten Kavaliers"
(„élégant cavalier") entsprochen haben soll.

Auch Cesare Lombroso zählt Richelieu in seiner bereits zitierten Arbeit
„Entartung und Genie" zu den „genialen Epilepsiekranken" [138].

Bei Carl Jacob Burckhardt, einem der bedeutendsten Richelieu-Biographen,
findet sich folgende Aussage: *„Richelieu war fast niemals frei von schweren
Kopfschmerzen; nervöse Störungen epileptischer Art folgten ihm auf Zeiten
mächtiger Steigerung aller Fähigkeiten* [38].

In dem bereits zitierten Aufsatz von A. Gélineau findet sich der Hinweis,
dass der Kardinal von einem (namentlich unbekannten) zeitgenössischen Arzt
empfohlen worden sei, gegen seine „Zustände" („accès") unterschiedliche Par-
füms einzusetzen; diese „Therapie" wurde von dem Kardinal dann auch in
übertriebener Art und Weise eingesetzt, so dass die Ärzte, die Richelieu nach
seinem Tod sezierten, ganz überrascht waren von dem „angenehmen Duft, der
seinem Gehirn entströmte" („... une odeur fort agréable s'exhalant de son cer-
veau" [82]).

12.4.2. Papst Pius IX. (1792–1878)

Kein anderer Papst hat in der Petrus-Nachfolge so lange die römische Tiara
getragen wie Giovanni Maria Conte Mastai-Ferretti, der 1846 als Pius IX. den
päpstlichen Thron bestieg.

Das Pontifikat Pius, IX. war nicht nur durch die Dauer, sondern auch durch
richtungsweisende Entscheidungen gekennzeichnet – u. a. Verteidigung der
Souveränität des Kirchenstaates während des italienischen Unabhängigkeitskrie-
ges, Einberufung des Ersten Vatikanischen Konzils, Dogmatisierung der päpstlichen Unfehlbarkeit, Abschluss zahlreicher Konkordate.

Pius IX. war in seiner Jugend von schwächlicher Konstitution. Dennoch
bewirbt sich der 23-jährige Graf Mastai-Ferretti um die Aufnahme in die päpst-
liche Nationalgarde. Als man dort jedoch davon Kenntnis erhält, dass der
junge Mann an epileptischen Anfällen leidet [215], wird sein Name aus der
Bewerbungsliste gestrichen.

Der Abgewiesene vertraut sich Vinzenz Pallotti an, dem späteren Gründer
einer Priester- und Brüdervereinigung („Pallottiner"); dieser prophezeit ihm:
„Seien Sie beruhigt. Sie werden nicht Wache halten, sondern Wache erhalten"
[6]. Mit der Wahl zum Papst – 31 Jahre später – geht diese Voraussage in Er-
füllung.

Trotz der seit 1818 im Codex Juris Canonici verankerten Bestimmung, dass
epilepsiekranke Männer nicht zum Priester geweiht werden dürfen (1983 wird
dieser Passus wieder gestrichen!), empfängt Graf Mastai-Ferretti 1819 die
Priesterweihe.

Während seiner „öffentlichen Zeit" als Priester, Bischof, Kardinal und Papst
ist tatsächlich nie mehr von epileptischen Anfällen die Rede.

Die schwächliche Gesundheit in der Kinderzeit und die Epilepsie in jungen Jahren haben die Schaffenskraft und die Standfestigkeit dieses Papstes gegenüber den ungeheuren psychischen und körperlichen Strapazen des schweren Amtes in unruhiger Zeit (u. a. Flucht aus Rom, Exil, Gefangenschaft) offensichtlich nicht gemindert. Pius starb 85-jährig im Jahre 1878.

12.5. Künstler, Dichter, Entdecker

12.5.1. Norbert Burgmüller (1810–1836)

„Nach Franz Schuberts frühzeitigem Tod konnte keiner schmerzhafter treffen als der Burgmüllers" [159] – so kommentierte Robert Schumann den frühen Tod des hochbegabten, vielversprechenden Komponisten Norbert Burgmüller, der am 7. Mai 1836 infolge eines epileptischen Anfalls in einem Heilbad in Aachen ertrunken ist.

Norbert Burgmüller wurde am 8. 2. 1810 in Düsseldorf geboren. Sein Vater, August Burgmüller, war Kapellmeister und Musiklehrer, seine Mutter, Therese von Zandt, war eine hochbegabte Sängerin und Pianistin; sie war außerdem als Schriftstellerin tätig. Es gibt Hinweise dafür, dass Therese von Zandt vor ihrer Heirat im engen Kontakt – ja, möglicherweise in einer Liebesbeziehung – zu Beethoven stand; die Vermutung liegt nahe, dass die Sängerin Therese Vorbild für Leonore in Beethovens einziger Oper ‚Fidelio' war [123].

Schon sehr früh zeigte sich die außergewöhnliche musikalisch Begabung des jungen Norbert. 1825 komponierte er das erste bemerkenswerte Werk, ein dreisätziges Streichquartett.

Im Alter von 20 Jahren erlebte der junge Komponist einen schweren persönlichen Schicksalsschlag, der sein weiteres Leben prägen sollte: Burgmüller verlobte sich mit der umschwärmten Sängerin Sophia Roland, die die Verlobung aber wenige Monate später löste und kurz darauf verstarb. Der ohnehin sensible, häufig in sich gekehrte, von seinen Freunden oft als melancholisch geschilderte Burgmüller erlitt einen „Nervenzusammenbruch", wenig spater begann seine Epilepsiekrankheit. (Es ist durchaus denkbar, dass es sich bei dem als „Nervenzusammenbruch" bezeichneten Ereignis bereits um ein erstes epileptisches Geschehen gehandelt hat.)

In den dann noch verbleibenden sechs Lebensjahren waren vor allem die Komponisten Felix Mendelsohn und Louis Spohr sowie der Dramatiker Christian Dietrich Grabbe enge Weggefährten Burgmüllers. Der deutsche Schriftsteller und Theaterkritiker Karl Immermann (1796–1840) kommentierte die Grabbe-Burgmüller-Beziehung so: „*Mit diesem ausgestalteten Menschen (Burgmüller) kam Grabbe hinter der Flasche fleißig zusammen, und es entspann sich zwischen Beiden ein fröhliches Verhältniß…*" [102]. In diesen Jahren brach Burgmüller, wie dies ja im Zitat von Immermann anklingt, immer wieder aus seiner Düsternis und Melancholie aus, durchzechte die Nächte, führte mitunter lange polemische Wortgefechte und gab sich immer wieder einem Bohème-Leben hin [122].

Über Burgmüllers Epilepsie ist nicht allzu viel bekannt. Die epileptischen Anfälle begannen wahrscheinlich im Alter von 20 Jahren (s. o.). An keiner Stelle der zur Verfügung stehenden Quellen sind die Anfälle des jungen Komponisten detailliert beschrieben. Aus der Sorge, ja der Furcht der Freunde um die Gesundheit Burgmüllers muss jedoch geschlossen werden, dass das Anfallsbild ausgestaltet, möglicherweise „dramatisch" war, dass es sich also um „große" Anfälle (Grand-mal-Anfälle) gehandelt hat. Bezüglich der Anfallshäufigkeit kann die Bemerkung des Freundes Wolfgang Müller einen Hinweis geben, die er unmittelbar nach Burgmüllers Ertrinkungstod zu Papier brachte: *„Ein epileptischer Anfall, wie sie ihn von Zeit zu Zeit packten..."* [159]. Auch von anderen Freunden werden die epileptischen Anfälle Burgmüllers erwähnt, z. B. von Christian Dietrich Grabbe und Karl Immermann; in dessen Erzählung „Grabbe" heißt es: *„Im Mai 1836 reiste Norbert nach Aachen, um sich von alt-eingewurzelten Uebeln zu heilen. Seit seiner Kindheit schwächlich, war er späterhin epileptischen Zufällen unterworfen gewesen"* [102]. Für Freiherr Karl von Ferber war die Epilepsie Burgmüller's (die er als „Nervenübel" bezeichnete) Anlass gewesen, dem Freund diese von Immermann erwähnte Reise zu den Heilbädern in Aachen zu empfehlen − diese würden sicherlich zur Linderung seines Leidens beitragen.

Es wurde Burgmüllers letzte Reise. 14 Tage sollte der Aufenthalt in der Bäderstadt dauern, aber bereits am 5. Aufenthaltstag kam es zu der Katastrophe − Wolfgang Müller hat die letzten Stunden Burgmüllers in einer romanhaften Erzählung nachempfunden. Dort heißt es: *„So gingen sie (gemeint sind von Ferber und Burgmüller − Anm. d. Verf.) in die Bäder und ließen sich zwei Stuben anweisen, die nebeneinander lagen. Während des Auskleidens bis zum Betreten der Wanne wechselten sie noch Reden durch die dünnen Wände. Da hörte Ferber plötzlich einen seltsamen, ächzenden Ton aus Burgmüllers Zelle herausdringen. Er rief sogleich; aber es kam keine Antwort. Der geängstete Freund sprang aus dem Wasser, umhüllte sich mit dem Nothwendigsten und eilte an die Thür der benachbarten Klause. Sie war verschlossen. Auch jetzt erfolgte kein Zeichen. Da machte Ferber Lärm, indem er zugleich das Schloß sprengte. Die Leute des Hauses waren unterdeß herangekommen. Welcher Schrecken für Ferber! In der Wanne lag die Leiche Norbert Burgmüllers, den weder Rufen noch Reiben, noch die herbeigeholten Aerzte ins Leben zurückrufen konnten. Ein epileptischer Anfall, wie sie ihn von Zeit zu Zeit packten, war ihm überkommen und das Wasser hatte den Bewusstlosen erstickt. Der wackere Freund that Alles, was er konnte, aber alle Belebungsversuche durch herbeigeholte Aerzte waren vergebens"* [123].

Im Nekrolog Christian Dietrich Grabbes, der drei Tage nach dem Tod des Musikers im Düsseldorfer Fremdenblatt erschien, nimmt der Freund nochmals Bezug auf die Krankheit Burgmüllers:

„Man warf dem Norbert bisweilen vor, er sey zu wenig fleißig. Hätten die Tadler einen reitzbaren, leicht durch Alltäglichkeiten gestörten, behinderten Genius zu schätzen gewußt, epileptische Anfälle und drückende Verhältnisse erwogen, so würden sie gestehen müssen: Norbert that, was er unter den Umständen konnte" [zit. n. 123].

(In den letzten Jahren haben die Werke des hochromantischen Burgmüllers eine erstaunliche Renaissance erfahren, insbesondere seine zwei Sinfonien, das Klavierkonzert, die vier Streichquartette und das Duo für Klavier und Klarinette.)

12.5.2. Gustave Flaubert (1821–1880)

„... il poussait une plainte ... et la convulsion le soulevait. A ce paroxysme, où tout l'être entrait en trépidation, succédait invariablement un sommeil profond et une courbature qui durait pendant plusieurs jours" [54]. (... „er stieß einen Klageruf aus..., und der Krampf schleuderte ihn empor. Diesem Anfall, der mit heftigen Zuckungen einherging, folgten stets ein tiefer Schlaf und eine allgemeine Mattigkeit, die mehrere Tage andauerte".)

Nicht nur aufgrund dieser realistischen Schilderung, die von Maxime Du Camp, einem durchaus umstrittenen Zeitgenossen, aber steten Bewunderer Flauberts, stammt, besteht kaum ein Zweifel darüber, dass einer der größten französischen Romanciers des 19. Jahrhunderts, Gustave Flaubert, an einer Epilepsie litt. Die ersten epileptischen Anfälle Flauberts werden aus dem Jahre 1843/44 berichtet – Flaubert war damals 22 Jahre alt. Auch wenn man dem französischen Epileptologen Henri Gastaut (1915–1995) sicher beipflichten muss, dass die epileptischen Anfälle keine nachteiligen Folgen für Flauberts intellektuelle Fähigkeiten bedeuteten [81], so beeinflussten sie doch nachhaltig das innere Gleichgewicht und das soziale Verhalten des Dichters: *„Ma vie active a fini à 22 ans ... J'ai mes nerfs, qui ne me laissent pas de repos."* („Mein aktives Leben endete mit 22 Jahren – ich habe meine Nerven, die mir keine Ruhe lassen" [28, 129].)

Das „Nervenleiden" Flauberts war schon von zahlreichen zeitgenössischen Ärzten als epileptisch erkannt worden – nicht zuletzt auch vom Vater des Dichters, Dr. A.-C. Flaubert, einem offenbar sehr erfahrenen und bei Patienten und Kollegen hoch angesehenen Arzt. Die ersten Anfälle Flauberts erfolgten offensichtlich aus dem Schlaf heraus [28], später gesellten sich Anfälle aus dem Wachen hinzu. Den Schilderungen des Dichters selbst und manchen Berichten seiner Zeitgenossen ist zu entnehmen, dass Flaubert das Herannahen seiner Anfälle spürte, also an Auraerscheinungen litt. Diese Auren waren optischer Natur: *„J'ai une flamme dans l'oeil gauche"* („Ich habe eine Flamme in meinem linken Auge"), gibt Maxime Du Camp die Aussage Flauberts wieder, als dieser im Beisein des Freundes einen Anfall erleidet; einige Sekunden später habe Flaubert dann geäußert: *„J'ai une flamme dans l'oeil droit; tout me semble cou-*

leur d'or .... je vois la lanterne de l'auberge". („Ich habe eine Flamme in meinem rechten Auge; alles erscheint mir von goldener Farbe... Ich sehe die Laterne der Herberge".) Dann setzt Du Camp die Beschreibung mit seinen eigenen Worten fort: *„Alors il poussait une plainte dont l'accent déchirant vibre encore dans mon oreille, et la convulsion le soulevait"* [32; 54]. („Dann stieß er einen Klageschrei aus, dessen herzzerreißender Ton immer noch in meinem Ohr gellt, und der Krampf warf ihn empor.")

Der Charakter dieser Auren lässt auf einen okzipitalen Ausgangspunkt des epileptisches Geschehens schließen, im Bereich des dort gelegenen Sehzentrums.

Über die Ätiologie dieser fokalen Epilepsie Flauberts ist nichts Näheres bekannt – es werden insbesondere perinatale Residualschädigungen, umschriebene Gefäßmalformationen und Alkoholabusus diskutiert [81; 129.]. Der Verlauf der Epilepsie bei Flaubert war sehr wechselhaft: Dem ersten Anfall mit 22 Jahren folgten innerhalb von 2 Wochen vier weitere Anfälle [28]; in der Folgezeit wurden die Anfälle immer seltener, blieben zwischenzeitlich jahrelang aus (z. B. während seiner Orientreise 1850/51), um dann wieder, etwa ab 1870/71, vermehrt aufzutreten. Ob das Brom, das zu jener Zeit das einzige Antiepileptikum mit objektivierbarer Wirkung darstellte, und das Flaubert in reichlichem Maße einnahm [129], seine Anfälle günstig beeinflusste, lässt sich heute nicht mehr eruieren.

Vor allem um die Jahrhundertwende wurde in (vorwiegend französischen) Fachkreisen leidenschaftlich und durchaus kontrovers diskutiert, ob Flauberts Tod im epileptischen Anfall erfolgte oder ungünstiger Ausgang eines apoplektischen Insultes war [28; 81; 129]; liest man heute die Schilderungen, die den Todestag Flauberts (8. Mai 1880) detailliert beschreiben, so spricht vieles dafür, dass der große Dichter nicht im epileptischen Anfall sondern an den Folgen einer Apoplexie starb.

12.5.3. Fjodor Michailowitsch Dostojewskij (1821–1881)

Ohne Zweifel ist Fjodor Michailowitsch Dostojewskij der bekannteste unter den „prominenten Epilepsiekranken". Das Leiden Dostojewskijs ist vielen Menschen als Faktum bekannt, die ansonsten kaum Berührungspunkte mit der Krankheit Epilepsie haben – ja, für manche wird die Lektüre von Dostojewskijs Werken die erste intensive Begegnung mit Personen sein, die an Epilepsie leiden. Denn wie kaum ein anderer hat Dostojewskij sein eigenes Krankheitsschicksal in seine tägliche Arbeit – in sein schriftstellerisches Werk also – einbezogen. Zahlreichen Personen seiner Erzählungen und Romane hat der russische Dichter eine Epilepsie verliehen, von denen die bekannteste und für die eigene Krankheit Dostojewskijs aussagekräftigste zweifellos die des Fürsten Myschkin in dem Roman „Der Idiot" ist. Es darf mit Sicherheit angenommen werden, dass zahlreiche Anfallsschilderungen, die Dostojewskij in seinen Werken gibt – die crescendoartige Ankündigung der Anfälle, ihre beeindruckende

Symptomatik, ihre dramatischen Auswirkungen auf die Menschen in der Umgebung des Anfallkranken –, dem eigenen Erleben des Dichters entstammen.

Die Epilepsie Dostojewskijs begann – nach eigener Aussage – in einer Osternacht während der Zeit seiner Verbannung (wegen Kontakten zu revolutionären Kreisen war Dostojewskij 1850 zum Tode verurteilt, aber unmittelbar vor Vollstreckung des Urteils zu 4-jähriger Verbannung nach Sibirien begnadigt worden), also etwa im Alter von 30 Jahren [124; 204]. Aber: Es gibt durchaus Gründe anzunehmen, dass es bereits vor der Verbannungszeit, also vor 1850, zu epileptischen Anfällen bei Dostojewskij gekommen ist. So schildert beispielsweise der Schriftsteller (Dimitrij Wassiljewitsch) Grigorowitsch (1822–1900), der mit Dostojewskij die Petersburger Ingenieurschule besuchte und zwischen 1842 und 1844 mit ihm zusammengewohnt hatte, Folgendes aus der gemeinsam verbrachten Zeit: „*Seine Krankheit, die sich schon früher während des Besuches der Schule entwickelte hatte, nahm zu. Ein paar Mal bekam er während unserer sehr seltenen Spaziergänge Anfälle. Als wir einst zusammen durch eine Straße gingen, ... wollte (Dostojewskij) auf dem selben Wege zurückkehren. Aber ehe er einige Schritte zurückgelegt hatte, trat ein so starker Anfall auf, daß ich mich gezwungen sah, ihn mit Hülfe einiger vorübereilenden Passanten nach dem nächsten Laden hinüberzubringen. Nur mit großer Mühe gelang es uns, ihn zum Bewußtsein zurückzurufen. Nach solchen Anfällen trat gewöhnlich ein Depressionszustand ein, der 2–3 Tage dauerte*" [204].

Auch der Arzt Dr. Janowsky, der in enger Beziehung zu Dostojewskij gestanden hatte, gab in mehreren schriftlichen Berichten an, dass es bei Dostojewskij bereits in den Jahren zwischen 1847 und 1849 zu epileptischen Anfällen gekommen war (237).

Schließlich weist auch das folgende literarische Detail daraufhin, dass die Epilepsie Dostojewskijs schon in seiner Sturm- und Drangzeit bestanden hat:

In der Erzählung „Die Zimmerwirtin" (andernorts auch als „Ein junges Weib" betitelt) beschreibt Dostojewskij eine epilepsiekranke Person (nämlich den Greis Murin) mit so vielen eindrücklichen Krankheitssymptomen, dass davon auszugehen ist, dass der Dichter sich zuvor intensiv mit dieser Krankheit auseinandergesetzt hat. Was liegt näher anzunehmen, dass die eigene Krankheit für Dostojewskij Anlass zur Beschäftigung mit dieser Thematik war? Diese Erzählung „Die Zimmerwirtin" erschien aber bereits 1847, also drei Jahre vor Beginn der Verbannung des Dichters.

Das Anfallsgeschehen selbst äußerte sich bei Dostojewskij offenbar in dramatischen Grand mal-Anfällen: „*Er stockte einen Augenblick, als suche er nach Worten, und öffnete schon den Mund ... plötzlich ertönte aus seinem weit geöffneten Mund ein merkwürdiger, langgezogener, sinnloser Schrei, und er fiel ohnmächtig zu Boden ... unter Krämpfen wand sich sein Körper und zuckte zusammen, in den Mundwinkeln zeigte sich Schaum*" [204].

Detaillierte Anfallsschilderungen finden sich vor allem in den Aufzeichnungen von Anna Grigorjewna, der zweiten Frau des russischen Dichter [77]. Der erste Anfall, den Anna selbst miterlebte, wird von ihr folgendermaßen beschrieben: *„Fjodor Michailowitsch war ganz besonders lebhaft und erzählte meiner Schwester irgendetwas Interessantes. Plötzlich brach er mitten in der Rede ab, wurde blaß, erhob sich vom Diwan und neigte sich langsam zu mir herüber. Erstaunt blickte ich in sein verändertes Gesicht. Plötzlich aber ertönte ein schrecklicher, kaum noch menschlich zu nennender Schrei, richtiger ein Geheul, und Fjodor Michailowitsch sank immer weiter nach vorn. Gleichzeitig schrie meine Schwester ...laut auf... und lief hysterisch weinend aus dem Zimmer... Später mußte ich noch sehr oft diesen unmenschlichen, bei Epileptikern zu Beginn des Anfalls häufigen Schrei hören... Ich fasste Fjodor Michailowitsch an den Schultern und setzte ihn mit Gewalt auf den Diwan. Wie groß aber war mein Entsetzen, als ich den Körper meines Mannes wie leblos vom Diwan heruntersinken sah und mir die Kraft fehlte, ihn zu halten... Ich kniete vor ihm nieder und hielt seinen Kopf die ganze Zeit während der Zuckungen auf meinen Knien. Helfen konnte mir niemand... Allmählich hörten die Zuckungen auf, und Fjodor Michailowitsch kam zu sich, war sich aber vorerst nicht bewußt, wo er sei, und unfähig, zu sprechen: Er wollte etwas sagen, vermochte aber nicht das richtige auszusprechen, und es war unmöglich, ihn zu verstehen. Erst nach einer halben Stunde vielleicht, konnten wir Fjodor Michailowitsch aufheben und ihn auf den Diwan legen."* [77].

Wahrscheinlich – und diese Annahme deckt sich mit der Auffassung Gastauts [80] – handelte es sich bei diesen ausgestalteten Anfällen um sekundär generalisierte Grand-mal-Anfälle, denen primär ein fokales Geschehen zugrunde lag. Für dieses zunächst umschriebene (fokale) Anfallsgeschehen spricht, dass den Anfällen Dostojewskijs meist eine ausgestaltete Aura vorausging, ein subjektives „Vorauswissen" des nahenden Anfalls, das offensichtlich von einem starken Glücksgefühl geprägt war. *„Ihr seid alle gesunde Menschen"*, sagte Dostojewskij einmal in einem Gespräch, *„aber ihr ahnt nicht, was für ein Glück jenes Glück ist, das wir Epileptiker in der Sekunde vor dem Anfall empfinden... Ich weiß nicht, ob diese Glückseligkeit Sekunden oder Stunden oder Monate währt, aber glauben sie mir aufs Wort, alle Freuden, die das Leben geben kann, würde ich dafür nicht eintauschen"* [124; 259]. Diese euphorischen Gefühle, dieses „furchtbare Gnadengeschenk seiner Epilepsie" [200], lässt Dostojewskij in noch ausführlicheren Beschreibungen den Fürsten Myschkin, eine offensichtlich autobiographische Figur, empfinden.

Die Intervalle zwischen den einzelnen Anfällen Dostojewskijs waren offensichtlich sehr unterschiedlich. Phasen mit mehrmonatiger Anfallsfreiheit konnten mit Zeiten abwechseln, in denen es täglich bis zu drei Anfällen kam; mitunter kam es auch zu einer bündelartigen Häufung mehrerer Anfälle innerhalb weniger Tage. Die Anfälle konnten sowohl aus dem Wachzustand als auch – und zwar häufiger! – aus dem Schlaf heraus auftreten.

Die Ursache der Epilepsie Dostojewskijs ist uns nicht bekannt. Der Anfallsablauf mit der initialen Glücksempfindung könnte dafür sprechen, dass die

Epilepsie des Dichters ihren Ursprung in einem der beiden Schläfenlappen des Gehirns hatte; von dort kam es dann wahrscheinlich jeweils zu einer raschen Ausbreitung des Anfallsgeschehens über das ganze Gehirn, so dass Dostojewskij das Bewusstsein und die Gewalt über sich und seinen Körper verlor. Was aber letztlich die epileptischen Anfälle in einem der Schläfenlappen auslöste – ob eine Narbe, eine Fehlbildung, eine Geburtsverletzung oder eine andere Störung –, ist uns völlig unbekannt. Inwieweit eine genetische Disposition, eine angeborene Veranlagung, bei der Ursache der Epilepsie Dostojewskijs eine zusätzliche Rolle spielt, lässt sich nur schwer eruieren. In der familiären Aszendenz, d. h. bei den Vorfahren des Dichters, sind epileptische Anfälle nicht bekannt; allerdings starb Dostojewskijs Sohn Aljoscha 3-jährig an einem ungewöhnlich lang anhaltenden epileptischen Anfall, an einem ‚status epilepticus‘ – diese Tatsache könnte doch dafür sprechen, dass es in der Dostojewskijschen Familie eine Neigung zu epileptischen Anfällen gegeben hat.

Zweifellos hat die Selbstwahrnehmung seiner Epilepsie den Dichter Dostojewskij ganz entscheidend geprägt, sein schriftstellerisches Werk in vielen Bereichen beeinflusst und ihn Sichtweisen und Erkenntnisse finden lassen, die ohne seine Krankheit in diesem Maße wohl nicht möglich gewesen wären. Vor diesem Hintergrund hat die – möglicherweise etwas pointierte – Aussage sicherlich ihre Berechtigung: ‚Ohne die Epilepsie Dostojewskijs wäre die Literatur des 19. Jahrhunderts ärmer geblieben‘.

12.5.4. Alfred Nobel (1833−1896)

In seinen ersten Lebensjahren hätte Alfred Nobel fast das Schicksal von fünf in frühester Jugend verstorbenen Geschwistern geteilt: Seine Kindheit war gekennzeichnet von zahlreichen Krankheiten, körperlicher Schwäche und Entbehrungen. Nach dem Urteil der Biographen war es nur der liebevollen und aufopfernden Pflege seiner Mutter zu danken, dass Alfred diese schwere Zeit lebend überstand.

In seinem autobiographischen (in sehr gutem Englisch verfassten) Gedicht, das er mit „A Riddle" („Ein Rätsel") betitelt hatte, lässt Nobel mit 18 Jahren (1851) diese schweren Jahre seiner Kindheit in der Erinnerung lebendig werden [66]:

My cradle looked a death-bed, and for years
a mother watched with ever anxious care,
so little chance, to save the flickerung light,
I scarce could musters strength to drain the breast,
and the convulsions followed, till I gasped
upon the brink of nothingness – my frame
a school for agony with death for goal.

(„Meine Wiege glich einem Totenbett und jahrelang wachte eine Mutter in ewig angstvoller Liebe, um das zitternde Flämmchen zu hüten, so gering die

Hoffnung auch war. Kaum brachte ich die Kraft auf, die Brust zu nehmen,
Zuckungen befielen mich, die mich aufstöhnen ließen am Rande des
Nichts — eine Schule tiefsten Schmerzes mit dem Tod als Ziel" [20].)

Hatte Nobel in seiner Kindheit epileptische Anfälle? Waren diese ‚convulsions‘,
die ‚Zuckungen‘, epileptischer Provenienz? Der große amerikanische Epileptologe des 20. Jahrhunderts, William Gordon Lennox, war dieser Ansicht. In
seinem epochalen Werk „Epilepsy and Related Disorders" schreibt er: *„Nobel
was subject to migraine, and to convulsions from infancy"* [134]. Ganz offensichtlich bezieht sich diese Bemerkung Lennox, auf das o.e. Gedicht Nobels.

Seine Schwächlichkeit machte den kleinen Alfred in der Gemeinschaft der
Gleichaltrigen offensichtlich zu einem Außenseiter. Nobel schildert dies später
mit eigenen Worten: *„Er ist jetzt im Knabenalter. Seine Schwächlichkeit läßt ihn
noch immer die kleine Welt, in der er lebt, als fremd empfinden. Bei den Spielen
anderer Kinder ist er nur nachdenklicher Zaungast. Ausgeschlossen von den Vergnügungen seiner Altersgenossen brütet so sein Geist über Zukünftigem ... Die
Vergangenheit und die Gegenwart mit ihren schmerzlichen Empfindungen schienen ihm nur ein Trittstein in die künftige Seligkeit zu sein"* [20]. Solche Gefühle,
solche Erlebnisse des sozialen Ausgesperrtseins können natürlich sehr verschiedene Ursachen haben — sie finden sich aber in dieser oder einer ähnlichen
Ausdrucksform besonders häufig bei epilepsiekranken Kindern und Jugendlichen. Insgesamt können diese autobiographischen Texte Nobels tatsächlich
Hinweis dafür sein, dass es bei dem jungen Alfred in früher Kindheit zu epileptischen Anfällen gekommen ist, die ihn später rückblickend veranlassten, von
„Zuckungen (convulsions)", Agonie" und „Ausgeschlossensein" zu sprechen.

Mit großer Wahrscheinlichkeit kann davon ausgegangen werden, dass beim
Stifter des Nobelpreises im Erwachsenenalter eine Epilepsie nicht vorgelegen
hat. Nobel — so muss der rückblickende Epileptologe konstatieren — war also
mit größter Wahrscheinlichkeit kein „genialer Epilepsiekranker", möglicherweise aber „ein genialer Mensch mit okkasionellen epileptischen Anfällen in
der Kindheit".

12.5.5. Vincent van Gogh (1853—1890)

Kaum eine andere Künstler-Pathographie hat ein solches Interesse bei Ärzten
und Kunstliebhabern gefunden wie die des Malers Vincent van Gogh. Die dabei
gestellten oder vermuteten Diagnosen waren allerdings überaus zahlreich und
unterschiedlich: u. a. Zyklothymie, Schizophrenie, Lues, Alkoholismus, Insola-
tion, chronische Intoxikation — und Epilepsie. War van Gogh tatsächlich epilepsiekrank? Auch hier gehen die Meinungen der Fachleute immer wieder auseinander. Viele angesehene und erfahrene Epileptologen, die sich mit van Gogh
und seiner Pathographie beschäftigt haben, haben an der Epilepsie-Diagnose
keinen Zweifel [79; 146].

In der Tat spricht vieles dafür, dass van Gogh an einer fokalen Epilepsie gelitten hat, die mit elementar-fokalen und partial-komplexen Anfällen einherging. Bereits der junge Assistenzarzt Dr. Felix Rey, der van Gogh im Krankenhaus in Arles während des ersten stationären Aufenthaltes behandelte, stellte die Diagnose einer Epilepsie und behandelte den Patienten folgerichtig mit Brom-Kalium, dem damals einzigen bekannten Antiepileptikum. (Dieses Medikament erwähnt van Gogh übrigens auch in den Briefen an seinen Bruder Theo.) Dr. Rey bezeichnete die Epilepsie van Gogh's als „petit mal intellectuel" [226.]. Dieser Epilepsiebegriff stammte von J. Falret, einem Zeitgenossen van Goghs und Dr. Reys, der mit dieser Bezeichnung epileptische Zustände charakterisierte, die später „psychomotorische Anfälle" oder „Schläfenlappen-Anfälle" genannt wurden und heute als partial-komplexe Anfälle bezeichnet werden [193].

Auch der leitende Arzt der Heilanstalt für Nerven- und Geisteskranke in St. Rémy, in der sich van Gogh – dem Vorschlag seines Arztes Dr. Rey folgend – aufnehmen lässt, Dr. Peyron, schließt sich der Epilepsiediagnose seines Kollegen an. In seinem Aufnahmebefund heißt es u. a.: „*Heute scheint er bei klarem Bewußtsein, aber da er weder die Kraft noch den Mut hat, in Freiheit zu leben, bat er selbst um Aufnahme in unserem Haus. Aufgrund der Vorgeschichte glaube ich, daß van Gogh an epileptischen Anfällen leidet, die in größeren Abständen auftreten*" [146]. Vor dem Hintergrund dieser Diagnose ist es logisch, dass Dr. Peyron die Behandlung mit dem Antiepileptikum Brom fortsetzt.

In den Krankenakten von Goghs, die während des einjährigen Aufenthaltes in St. Rémy geführt werden, sind mehrere epileptische Episoden beschrieben – u. a. auch ein Anfall im Beisein des Oberpflegers: „*Bei einem Spaziergang bekommt Vincent plötzlich einen starren Blick. Seine Arme verkrampfen sich, und er stürzt nach hinten. Dann steht er selbst wieder auf – ist hochgradig erregt*". Der Pfleger hat anschließend Mühe, van Gogh in die Anstalt zurückzubringen [145; 146].

Hier wird also das recht typische Bild eines tonischen Sturzanfalles mit postparoxysmaler Umdämmerung geschildert. Es ist wahrscheinlich, dass van Gogh 1889/90 immer wieder solche dramatischen Anfälle erlitt – mehrfach wird er im Freien bewusstlos aufgefunden [152; 236].

Noch vor den Aufenthalten in den Spitälern von Arles und St. Rémy erlebt auch der Maler-Kollege Signac einen epileptischen Anfall des Freundes: „*Vincent unterbricht unvermittelt ein ruhiges Gespräch, greift nach der vor ihm stehenden Terpentinflasche und trinkt (zu meinem) Entsetzen daraus, ohne sich anschließend an diesen Vorgang erinnern zu können*" [146]. Es besteht kaum ein Zweifel, dass es sich bei diesem Vorkommnis um einen partial-komplexen (früher: psychomotorischen) Anfall mit episodischer Verwirrtheit, „unsinniger" Handlung und anschließender Amnesie (Erinnerungslücke) gehandelt hatte.

1956 hat Gastaut in einer ausführlichen Analyse die von Dr. Rey früh und zutreffend gestellte Diagnose bestätigt [79]. Auch die Selbstzeugnisse van

Goghs, erhalten in mehreren hundert Briefen, deuten auf die Diagnose Epilepsie hin: *„Ich habe das bei meinen Anfällen so stark empfunden"*, schreibt van
Gogh beispielsweise in einem Brief an seine Schwester Wilhelmine, *„alle Leute,
die ich dann sehe, selbst wenn ich sie erkenne, was nicht immer der Fall ist,
scheinen von ganz weit her zu kommen und ganz anders zu sein, als sie in Wirklichkeit sind"* [258]. Dieser subjektiv empfundene Eindruck deutet − nach heutiger Anfall-Klassifikation − auf elementar-fokale Anfälle mit psychischen
Symptomen hin.

In einem seiner über 600 Briefe an seinen um 4 Jahre jüngeren Bruder Theo
schreibt van Gogh in seinem Todesjahr resignierend über offensichtlich drama-
tischere Anfälle: *„Mit der Arbeit ging es gut, das letzte Bild waren Blütenzweige;
Du wirst sehen: Unter meinen Arbeiten vielleicht das, was ich am geduldigsten
und besten gemacht habe − mit Ruhe und in einer größeren Sicherheit des Pin-
selstrichs gemalt. Und am nächsten Tag hingeschmissen wie ein Vieh"* [258] (s.
Abb. 7 im farbigen Bildanhang am Ende des Buches).

Auch wenn nicht alle unerklärlichen und „merkwürdigen" Verhaltensweisen
van Goghs als epileptische Symptomatik zu deuten sind (wie dies vorschnell in
vielen Abhandlungen über die Krankheit des Malers und in Beschreibungen
seines kurzen, hektisch anmutenden Lebens geschehen ist), so kann aber kaum
ein Zweifel daran bestehen, dass es in den beiden letzten Lebensjahren van
Gogh's in unregelmäßigen Abständen zu epileptischen Anfällen gekommen ist
(s. o.). Die Ätiologie der Epilepsie ist natürlich nicht eindeutig zu klären. Mit
einiger Wahrscheinlichkeit ist von einer symptomatischen Epilepsie auszugehen − eine schwere protrahierte Geburt, ausgeprägte Verhaltensauffälligkeiten
bereits in der Kindheit bei ungestörter Intelligenz, schließlich fokale und möglicherweise auch sekundär generalisierte epileptische Anfälle mit Hinweis auf
die Temporalregion als Ausgangspunkt des epileptischen Geschehens: Diese
Mosaiksteine passen am ehesten zu einer Residual- oder Defektepilepsie nach
frühkindlicher Hirnschädigung. Vielleicht spielt eine genetische Epilepsiebelas-
tung eine zusätzliche Rolle: Die Schwester der Mutter [146], der Bruder Theo
und die 9 Jahre jüngere Schwester Wilhelmine [258] litten zeitweise an epileptischen Anfällen.

Die Epilepsie van Goghs manifestierte sich − wie bereits erwähnt − erst in
seinen letzten beiden Lebensjahren, bemerkenswerter Weise also in der künstlerisch fruchtbarsten Phase seines Lebens. Inwieweit den therapieresistenten Anfällen ein auslösendes Moment für van Goghs Freitod zukommt, lässt sich
wohl nicht mehr eruieren; die brieflichen Selbstzeugnisse lassen aber den
Schluss zu, dass der Maler unter diesen Anfällen sehr gelitten hat. Seine letzten
Worte, die er auf dem Totenbett zu seinem Bruder sprach − zwei Tage nach
der sich selbst beigebrachten Schussverletzung −, lassen etwas von der selbst
empfundenen Tragik seines an Unglück und Enttäuschungen reichen Lebens
ahnen: *„La tristesse durera toujours"* [236]. („Die Traurigkeit wird ewig
bleiben.")

12.6. Ausleitung

Mit den beispielhaft vorgestellten „prominenten Epilepsiekranken" ist die Liste der berühmten Persönlichkeiten, die während ihres ganzen Lebens oder in bestimmten Lebensphasen epileptische Anfälle erlitten haben, keineswegs abgeschlossen. Als „geniale Epilepsiekranke" werden u. a. immer wieder genannt:

Die *Denker und Philosophen* Sokrates, Blaise Pascal, Emanuel Swedenborg und Friedrich Nietzsche;

Die *Dichter und Schriftsteller* Dante Alighieri, Francesco Petrarca, Molière, Jonathan Swift, Honoré de Balzac, George Gordon Noel Lord Byron, Alfred de Musset, Guy de Maupassant, Lewis Carrol, Heinrich Hansjakob, Algernon Charles Swinburne, Joaquim Maria Assis und Roald Dahl;

die *Musiker* Hector Berlioz, Georg Friedrich Händel, Niccolo Paganini, Richard Wagner und die spanische Sängerin Madame Malibran;

die *Wissenschaftler und Naturforscher* Aureolus Ph. B. Th. von Hohenheim (Paracelsus), Isaac Newton und Hermann von Helmholtz;

die *Eroberer und Staatsmänner* Kambyses, Alexander der Große, Caligula, Karl V., Wilhelm von Oranien, Peter der Große und Lenin;

und schließlich die *Persönlichkeiten der Kirche* Hildegard von Bingen, Heilige Brigitta von Schweden, Jeanne d'Arc, und Martin Luther.

Bei allen dieser aufgelisteten Persönlichkeiten gibt es im Lebenslauf Phasen, während denen es ein- oder mehrere Male zu „anfallsverdächtigen Episoden" gekommen ist; während bei einigen der aufgeführten Persönlichkeiten kaum Zweifel besteht, dass ihre „Episoden" epileptischer Provenienz waren (z. B. bei Lord Byron, H. Hansjakob, J. M. Assis oder Lenin), ist bei manch anderen nicht zweifelsfrei geklärt, ob es sich bei ihren Attacken wirklich um epileptische Anfälle gehandelt hat, oder ob diese „Prominenten" möglicherweise gar an einer länger währenden, chronischen Epilepsie gelitten haben.

Eines kann aber die Beschäftigung mit den „echten", d. h. eindeutigen prominenten Epilepsiekranken zeigen: Epileptisches Geschehen ist durchaus vereinbar mit hoher und höchster Intelligenz, sie ist kein Hindernis für geniale Leistungen. Es ist altes epileptologisches Erfahrungsgut, dass der Grand-mal-Anfall eben nicht zum Untergang von Nervenzellen führt, und dass auch rezidivierende Grand-mal-Anfälle (sofern sie nicht statusartig oder serienhaft auftreten) keineswegs zu einer intellektuellen Einbuße führen. Treten Epilepsie und motorische, sprachliche und/oder geistige Schwächen zusammen (wie z. B. bei dem österreich-habsburgischen Kaiser Ferdinand I. – s. Kap. 12.3.5.), so liegt der Grund für die Mehrfachschädigung, insbesondere für die Einbuße geistiger Fähigkeiten, nicht in der Epilepsie sondern in der zerebralen Grunderkrankung, die sowohl die Epilepsie als auch die zusätzlichen Defizite bedingt.

So mag es mitunter gut und nützlich sein, wenn der epileptologisch betreuende Arzt nicht nur aus eigener Erfahrung sondern auch mit dem Hinweis auf die „prominenten Anfallkranken" der unbegründeten Furcht, Epilepsie würde zwangsläufig zu einer Minderung der geistigen Fähigkeiten führen, entgegentreten kann.

Vor diesem Hintergrund ist die Aufforderung berechtigt, die die Epilepsy Foundation of America auf einem Poster mit einem berühmtem Gemälde des epilepsiekranken Malers von Gogh angebracht hat: *„If you think epilepsy stands in the way oft achievement − look again."* („Wenn Du denkst, Epilepsie steht einer Leistung im Wege, so schau nochmals hin.")

13. Anhang II: Epilepsie und Kunst

13.1. Einleitung: Kunst als Ausdrucksform

Not, Krankheit und Leid gehören notwendigerweise zum menschlichen Sein. Und so ist es durchaus verständlich, dass sich auch die Kunst − als eine besondere Ausdrucksform menschlichen Denkens und Handelns − dieses Themas annimmt.

Vor diesem Hintergrund ist es nicht erstaunlich, dass man in unterschiedlichen Kunstbereichen dem Motiv ,Epilepsie' bzw. ,epilepsiekranker Mensch' begegnen kann. Möglicherweise ist man aber überrascht, wie häufig diese Thematik künstlerisch gestaltet, gedeutet und verarbeitet wird − sei es in der darstellenden Kunst (Malerei, Plastik), in der schöngeistigen Literatur oder auch − wenn auch seltener − in der Musik. Aber die Häufigkeit der Präsenz des Epilepsie-Themas in der Kunst mag erneut Hinweis dafür sein, dass dieser Krankheit für die indirekt oder unmittelbar Betroffenen, insbesondere für ihre psycho-soziale Situation, ein ganz besonderer Stellenwert zukommt.

13.2. Illustration, Malerei, Graphik

13.2.1. Die belehrende (informative) Darstellung

Seit das Krankheitsbild der Epilepsie als Forschungsobjekt und als Lehrinhalt existiert, gibt es Bemühungen, die Erfahrungen und das Wissen über diese Krankheit in Wort und Bild weiterzugeben. Besonders in früheren Jahrhunderten nehmen dabei die bildlichen Darstellungen, die häufig das unmittelbare Anfallsgeschehen oder bestimmte Behandlungsprozeduren zum Thema haben, oftmals den Charakter kleiner Kunstwerke an (s. Abb. 3 im farbigen Bildanhang am Ende des Buches). Seit Fotografien, Filme und Videoaufnahmen die Dokumentation und die illustrative Information übernommen haben, hat die kunstfertige Darstellung medizinischer Inhalte ihre Bedeutung weitgehend verloren.

13.2.2. Die sakrale Malerei

Besonders im christlichen Mittelalter, aber auch in der beginnenden Neuzeit begegnet man immer wieder Darstellungen epilepsiekranker Menschen im Zusammenhang mit christlich-religiöser Ausgestaltung und Deutung.

Häufig werden dabei z. B. die wunderbaren *Heilungen* des Anfallkranken durch Christus selbst oder durch seine Heiligen wiedergegeben (s. Abb. 6 im farbigen Bildanhang am Ende dieses Buches). Mitunter dient die epilepsiekranke Person auch nur als *Attribut* zur Identifikation eines Heiligen (insbesondere des Heiligen Valentin − s. Kap. 6.3.). Über diese Funktion der Attribuierung hinaus gibt der dargestellte Epilepsiekranke durch die Ausgestaltung des Anfallsgeschehens, seine Stellung in der Bildkomposition oder durch die Berücksichtigung äußerlicher Merkmale (z. B. Kleidung) interessante Hinweise auf medizinische, soziale und religiöse Aspekte.

Votiv-Tafeln, die als Dank für erhaltene Hilfe oder als Bitte um Heilung zu bestimmten Wallfahrtsorten (z. B. nach Rufach im Oberelsaß − s. Kap. 6.3.) gebracht wurden, sind meist nicht von professionellen Künstlern sondern von Laien (evtl. von den Betroffenen selbst) verfertigt worden. Wohl vor allem aus diesem Grund ist die dargestellte Anfallssymptomatik häufig ganz unrealistisch wiedergegeben; mitunter überrascht aber das Bild auch durch eine auffallende Korrektheit in der Darstellung des Anfallsereignisses. Unabhängig davon kann sich der Betrachter nur selten der Unmittelbarkeit, der Offenheit und der gläubigen Zuversicht, die aus diesen Votiv-Bildern sprechen, entziehen.

13.2.3. Illustrationen literarischer Motive

Der Epilepsiekranke ist ein durchaus häufiges Motiv in der erzählenden Literatur (s. u.). Dies veranlasst immer wieder Künstler, dieses Motiv aufzugreifen und in ihrem Kunstbereich (z. B. in der Malerei) umzusetzen.

So haben beispielsweise bedeutende Maler (wie z. B. Raffael oder Rubens) die von den Synoptikern im Neuen Testament der Bibel berichtete Heilung des „mondsüchtigen" (epileptischen) Knaben durch Christus (s. Kap. 6.2.1.; s. Abb. 5 im farbigen Bildanhang am Ende des Buches) thematisch verarbeitet.

Wenn man sich der Meinung, beim „Damaskuserlebnis" des Völkerapostels Paulus habe es sich − in seinem äußerlichen Ablauf − um einen epileptischen Anfall gehandelt (s. Kap. 6.2.2.), so begegnet man in der christlichen Kunst natürlich überaus häufig der künstlerischen Interpretation dieses großen epileptischen Anfalls. (Der Sturz des Saulus [Paulus] vor Damaskus ist eines der häufigsten Bildmotive in der christlichen Kunst.)

Aber auch Epilepsiemotive in der „weltlichen" Literatur finden ihre Umsetzung ins Bildhafte − hierzu gehört die zeichnerische Darstellung des Hansguck-in-die-Luft, der in der Umdämmerung während seiner kurzen Absence ins Wasser fällt, ebenso wie Illustrationen Dostojewskijscher Romane, in denen wir ja häufig fiktiven epilepsiekranken Personen begegnen (z. B. Darstellung des Fürsten Myschkin [aus dem Roman „Der Idiot"] oder des ebenfalls epilepsiekranken Dieners Smerdjakow [aus Dostojewskijs letztem Roman „Die Brüder Karamasow"]).

13.2.4. Selbstdarstellung

Im Umgang mit medizinischer Thematik spielt in den letzten Jahren und Jahrzehnten die „Emanzipation des Kranken" eine bedeutsame Rolle. Das „Ja-

Sagen" zur eigenen Krankheit (und Behinderung) ist gerade heute ein wesentliches Moment der Krankheitsverarbeitung. Dies findet seinen Niederschlag nicht zuletzt in literarischen oder darstellenden Zeugnissen der Betroffenen selbst.

Die so entstandenen Arbeiten sind dabei oftmals nicht so sehr beeindruckend durch ihre „Kunstfertigkeit", als vielmehr durch die Momente der Wahrhaftigkeit und der Sinngebung, die die betroffenen „Künstler" in ihren Werken sichtbar werden lassen (s. Abb. 7 im farbigen Bildanhang am Ende des Buches).

13.2.5. Epilepsie als Kunstmotiv

Gerade in der modernen darstellenden Kunst wird die Epilepsie-Thematik gelegentlich von der Individualität des einzelnen Kranken losgelöst und als eigenständiges Motiv (per se) verarbeitet und interpretiert.

So beispielsweise in der Zeichnung „Die Symbolwelt der Epilepsie" des Künstlers Karlheinz Geier (s. Abb. 4 im farbigen Bildanhang am Ende des Buches), sie stellt in einer eindrücklichen Synopsis die Krankheit als kaum zu überwindender Berg (der „mitten im Lebensweg steht") dar − zusammen mit den in früheren Zeiten meist vergeblichen Bemühungen, der Krankheit Herr zu werden (Valentin-Segen, Päonie, Fraisen-Schlüssel, Votiv-Tafel, Blut eines Erhängten), und mit den Möglichkeiten der modernen Therapie (symbolisiert durch das ‚T' über dem Gang, der ins Licht führt).

13.3. Plastik

Besonders in der sakralen Kunst kann man der plastischen Darstellung des Epilepsiekranken immer wieder begegnen. Insbesondere werden, wie in der Malerei, Heilungen durch Christus und seine Heiligen thematisiert; gelegentlich dient der beigegebene Anfallkranke aber auch nur als kennzeichnendes Attribut (vor allem des Heiligen Valentin).

Gerade die plastischen Werke, die Heilungsszenen wiedergeben, zeigen nicht selten eine ausgeprägte Dramatik des Geschehens, wobei besonders häufig eine „Verkrampfung" der Gliedmaßen oder des ganzen Körpers oder auch „verzerrte Gesichtszüge" diese dramatische Szenerie unterstreichen und den Betrachter beeindrucken können.

Aber auch die moderne Kunst kann Wesentliches zur Interpretation und Verdeutlichung der Epilepsieproblematik beitragen − so z. B. die Keramik „Fallsucht" von Bodo Wentz (1983), in der der medizinische Anteil der Krankheit (Gehirn als Ausgangspunkt, „Versteifung" und „Verkrümmung" des ganzen Körpers als Anfallssymptome) in einen Zusammenhang mit den sozialen Auswirkungen der Krankheit gebracht wird (Schnecke als Metapher für Vereinsamung und Zurückgezogenheit; s. Abb. 2 im farbigen Bildanhang am Ende des Buches).

13.4. Die Musik

Musik und Epilepsie stellen keine allzu häufige Konjunktion dar – aber auch dieser Verbindung kann man gelegentlich begegnen.

Natürlich kann man der Musik des jungen romantischen Komponisten *Norbert Burgmüller* (1810–1836) nicht anhören, dass ihr Schöpfer der Epilepsie unterworfen war (die ja auch letztlich seinen frühen Tod herbeigeführt hat – s. Kap. 12.5.1.). Aber es ist doch erwähnenswert, dass die chronische Krankheit den hochbegabten Musiker in seinem Schaffensdrang und in seiner bemerkenswerten Kompositionskunst nicht merklich behindert hat – möglicherweise im Gegenteil: Es ist durchaus denkbar, dass die frühe Leiderfahrung des vielversprechenden Musikers zu der zügigen Entwicklung der erstaunlichen Kompositionsreife beigetragen hat, die schon die älteren und arrivierteren Kollegen des jungen Burgmüller beeindruckte hat – nämlich Felix Mendelssohn Bartholdy, Louis Spohr und Robert Schumann.

Es gibt aber auch „musikalische" Beispiele, in denen Komponisten versuchen, die Epilepsie-Thematik zu verarbeiten:

In seiner Kantate „Ich glaube, lieber Herr" (Bach-Werke-Verzeichnis 109) vertont *Johann Sebastian Bach* (1685–1750) die Gedanken eines unbekannten Kantaten-Dichters, der an den Beginn seines Textes den Dialog stellt, den Christus mit dem Vater des mondsüchtigen (fallsüchtigen) Knaben führt (Markus 9, 21 ff. – s. auch Kap. 6.2.1.), und der der Heilung des epilepsiekranken Kindes vorausgeht [56]. Es geht bei der Umsetzung von Wort in Ton dabei nicht um die Darstellung oder Interpretation des Anfallsgeschehens sondern vielmehr um die Verdeutlichung der Voraussetzungen für die Heilung des Leidens – eine Heilung, die hier als Bedingung den Glauben fordert.

Johann Kuhnau (1660–1722), Vorgänger Johann Sebastian Bachs in der Position des Thomaskantors in Leipzig, komponierte Ende des 17. Jahrhunderts sechs „biblische Sonaten" für Klavier („musicalische Vorstellung Einiger Biblischer Historien in 6 Sonaten auff dem Claviere zu spielen"). Die zweite Sonate hat die gestörte Gesundheit Sauls und die Heilversuche durch Davids Harfenspiel zum Thema. Im Begleittext zu dieser Sonate wird dem Leser eine Symptomatik der „Saulschen Zustände" präsentiert, die die Verdachtsdiagnose ‚Epilepsie' bei dem ersten israelitischen König untermauern könnte:

„Man kann sich den haeßlichen Anblick dieses Mannes bey seinem Paroxysmo fast einbilden. Die Augen verkehren sich und (es) springet – so zu reden – ein Feuer-Funcke nach dem andern heraus: das Gesichte siehet zerzerrt (aus) … das Hertz wirfft als ein ungestuemes und wuetendes Meer den Schaum durch den Mund aus …" [195].

Offensichtlich fühlte sich der Verfasser dieser Zeilen durch den biblischen Bericht gleichfalls an ein epileptisches Geschehen erinnert – zumindest seine Wortwahl deutet auf eine solche Annahme hin. Auch die Komposition Kuhnaus lässt eine Dramatik laut werden, die durchaus als Interpretation eines sehr dramatischen, möglicherweise epileptischen Geschehens angesehen werden kann.

„Komponierte Anfälle" in der Musik sind verständlicherweise eine Rarität – aber die Welt der Oper kennt doch zumindest zwei Beispiele:

In *Guiseppe Verdis* Oper ,Othello' „taumelt" der Titelheld im dritten Akt „in Krämpfen zu Boden" („… er war gesund und vergnügt und stöhnt, fällt, wird ohnmächtig wie … ein Epileptiker" heißt es im kommentierten Libertto Arrigo Boitos), und in der 1926 komponierten Oper ,Golem' von *Eugen d'Albert* erleidet die junge Lea, die vom Monster Golem umworben wird, in einer entscheidenden Szene einen epileptischen Anfall. Beide Komponisten – Verdi und d'Albert – gestalten die jeweiligen Szenen kompositorisch deutlich aus, so dass das epileptische Geschehen gewissermaßen in Musik transformiert wird.

13.5. Schöngeistige Literatur

Es ist tatsächlich erstaunlich, wie häufig man dem Epilepsiemotiv in der „ernsten" Literatur begegnet – besonders in der erzählenden Literatur („Belletristik"), aber auch in Dramen, weniger häufig in der Lyrik [62]. Es mögen vor allem die beeindruckenden klinischen Anfallsbilder sein (insbesondere das Bild des „großen" Anfalls [grand mal]), dann aber auch die unmittelbaren Auswirkungen des dramatischen Geschehens auf den Anfallsbeobachter und schließlich auch die Konsequenzen für die psycho-soziale Situation des Epilepsiekranken, die die Dichter und Schriftsteller zu allen Zeiten bewogen haben, sich dieses Themas anzunehmen.

Die umfangreiche Palette schöngeistiger Literatur mit Epilepsiemotiven reicht von *Aischylos* (um 500 v. Chr., „Orestie") über *Plautus* (um 200 v. Chr., „Die Gefangenen"), *Xenophon von Ephesos* (2. Jh. n. Chr., „Abrokomes und Anthia, die Liebenden von Ephesos"), über den *Anonymus*, der im 13. Jahrhundert die Liebesgeschichte von „Aucassin und Nicolette" schrieb, über *Karl Immermann* (1796–1840, „Die Epigonen"), *Edgar Allen Poe* (1809–1849, „Der Fall des Hauses Ascher") und *Fjodor Michailowitsch Dostojewskij* (1821–1881, u. a. „Der Idiot", „Die Brüder Karamasow") bis zu den zahlreichen Autoren des 20. Jahrhunderts, von denen beispielhaft aufgeführt sein sollen:

Thomas Mann (u. a. „Der Zauberberg"), *Heinrich Böll* („Ansichten eines Clowns"), *Siegfried Lenz* („Deutschstunde"), *Thornton Wilder* (u. a. „Die Brücke von San Luis Rey"), *André Gide* („Die Falschmünzer"), *Robert Musil* („Der Mann ohne Eigenschaften"), *Franz Werfel* („Höret die Stimme"), *Stefan Zweig* („Heroischer Augenblick"), *Christa Wolf* („Kassandra"), *Stefan Andres* („Der Knabe im Brunnen"), *Isabel Allende* (u. a. „Von Liebe und Schatten"), *Monika Maron* („Animal triste"), *Amos Oz* („Eine Frau erkennen"), *Elsa Morante* („La storia"), *Joseph Roth* („Hiob"), *Agatha Christie* (u. a. „Mord auf dem Golfplatz"), *Janet Frame* (u. a. „Ein Engel an meiner Tafel"), *Peter Härtling* (u. a.

„Das Windrad"), *Kenzaburo Oe* („Stille Tage"), *Arnold Stadler* („Mein Hund, meine Sau, mein Leben"), *Thomas Bernhard* („Amras"), *Umberto Eco* („Der Name der Rose"), *William Golding* („Herr der Fliegen"), *Paolo Maurensig* („Spiegelkanon"), *Klaus Merz* (u. a. „Im Schläfengebiet"), *Marsha Norman* („'Nacht, Mutter"), *Frank McCourt* („Die Asche meiner Mutter"), *Rosamunde Pilcher* („Die Muschelsucher"), *Christoph Ransmayr* („Die letzte Welt").*

Wir wollen die Hinweise auf das Epilepsiemotiv in der schöngeistigen Literatur abschließen mit einem Beispiel aus Thomas Manns „Zauberberg", in dem der Autor den dramatischen Anfall des russischen Lehrers Popów schildert, den dieser im Schweizerischen Sanatorium erleidet:

„Ein noch neuer Patient, der Lehrer Popów, ein magerer und stiller Mensch ... erwies sich, da eben das Essen im vollen Gange war, als epileptisch, indem er einen krassen Anfall dieser Art erlitt, mit jenem Schrei, dessen dämonischer und außermenschlicher Charakter oft geschildert worden ist, zu Boden stürzte und neben seinem Stuhle unter den scheußlichsten Verrenkungen mit Armen und Beinen um sich schlug ... Der Hofrat selbst war bei der Mahlzeit zugegen, und er war es, der, zusammen mit der Oberin und einigen jungen, handfesten Tafelgenossen, den Ekstatiker, blau, schäumend, steif und verzerrt, wie er war, aus dem Saal in die Halle schaffte, wo man die Ärzte, die Oberin und anderes Personal noch längere Zeit an dem Sinnlosen hantieren sah, der dann auf einer Bahre davongetragen wurde. Ganz kurze Zeit danach aber sah man Herrn Popów stillvergnügt, in Gesellschaft seiner stillvergnügten Braut, wieder am ... Tisch sitzen und, als sei nichts geschehen, sein Mittagessen beenden."

13.6. Ausleitung

Kunst ist nicht bestimmt oder definiert durch die Qualität der angewandten Technik, durch das Raffinement der Darstellung oder durch die realitätsgetreue Exaktheit sondern durch die Wahrhaftigkeit, die Kraft und die Eindrücklichkeit der Aussage.

So gesehen ist – auf unsere Thematik bezogen – die ‚Transfiguration' eines Raffael mit der Darstellung des Vaters, der Hilfe für seinen anfallkranken Sohn sucht (s. Abb. 5 im farbigen Bildanhang am Ende des Buches), zwar ein unvergleichliches Kunstwerk, aber in seiner epilepsiebezogenen Aussage nicht „besser" als die Zeichnung des selbstbetroffenen Patienten, die nachvollziehbar Zeugnis gibt von den Enttäuschungen, die dieser Epilepsiekranke vor dem Hintergrund seiner chronischen Krankheit im psycho-sozialen Miteinander erfährt.

---

* Ausführlichere Listen über das Epilepsiemotiv in der schöngeistigen Literatur finden sich in [62] und auf der Homepage des Deutschen Epilepsiemuseums (www. epilepsiemuseum.de).

So haben die künstlerischen Ausdrucksformen nicht professioneller Selbstbetroffener und die Kunstwerke der „großen Künstler" eine ähnliche Bedeutung und einen durchaus vergleichbaren Stellenwert bezüglich der darstellenden und interpretierenden Beschreibung des Epilepsiekranken, der Epilepsie und ihrer Auswirkungen – und zwar zu jedem Zeitpunkt im kultur-historischen Verlauf dieser „alten Krankheit".

Literaturverzeichnis

1. Abulqasim: Liber theoricae nec non practicae Alsaharavii, qui vulgo Acararius dicitur. Augsburg 1519
2. Ackerknecht, E.: Kurze Geschichte der Medizin. Stuttgart 1959
3. Agricola, J.: Das ander teyl gemainer Tewtscher Sprichwörter, mit jhrer außlegung. Eisleben 1530
4. Albich, S.: Tractatulus de regimine hominis. Leipzig 1484
5. Altenkirch, R.: Dr. med. Hermann Andreas Reimer, seine Familie und seine Heilanstalt für an Epilepsie leidende Kranke zu Görlitz. Görlitzer Magazin 1989
6. Anonym: Pallotti und Papst Pius IX. Informationen der Norddeutschen Pallottinerprovinz, Limburg, 51 (2000), 6
7. Apuleius: Verteidigungsrede oder Über die Magie (Apologia pro se de magia), lat. u. dt. hg. v. R. Helm (Schriften und Quellen der Alten Welt, hg. v. Zentralinstitut für Alte Geschichte und Archäologie der Akademie der Wissenschaften der DDR, Bd. 36). Berlin 1977
8. Aretaeus: Extant Works of (Aretaeus), von der Sydenham Society herausgegeben, 1856 [zit. nach 180]
9. Aristoteles: Vom Schlafen und Wachen. In: Die kleinen naturwissenschaftlichen Schriften des Aristoteles. Stuttgart 1855
10. Arts, N.: Epilepsy through the ages. An anthology of classic writings on epilepsy. Alphen aan den Rijn 2001
11. Bächtold-Stäubli, H. (Hrsg.): Handwörterbuch des deutschen Aberglaubens. Berlin, Leipzig 1927–1942
12. Baglivi, G.: Opera omnia medico-practica et anatomica. Nuremberg 1751
13. Bahrs, O., G. Ritter: Historische Aspekte zur sozialen Einstellung gegenüber Anfallskranken. In: Kruse, R. (Hrsg.): Epilepsie 84, 219–230 Reinbek 1985
14. Bailey, P., F.A. Gibbs: The surgical treatment of psychomotor epilepsy. J. Amer. med. Ass. 145 (1951), 365–370
15. Baissette, G.: Die Medizin bei den Griechen. In: Sournia, J.-C., J. Poulet, M. Martiny (Hrsg.): Illustrierte Geschichte der Medizin, Bd. 1 Salzburg 1980
16. Balke, A. Moll: Die Fürsorge für die Epileptischen. Stuttgart 1866
17. Barke, A., D. Klecha: Versteckt in der dunklen Ecke. Dtsch. Ärztebl. 100 (2003), 1662–1663
18. Becker, F.: Die Erbkrankheit der Karolinger. Mediz. Welt 11 (1937), 808–809
19. Beigel, H.: Dr. J. Russell Reynolds' ,Epilepsie – Ihre Symptome, Behandlung und ihre Beziehungen zu anderen chronisch-convulsiven Krankheiten'. Erlangen 1865
20. Bergengren, E.: Alfred Nobel – Eine Biographie. München, Esslingen 1965
21. Berger, H.: Psychophysiologie in 12 Vorträgen. Jena 1921
22. Berger, H.: Über das Elektrenkephalogramm des Menschen. Arch. Psychiat. Nervenkr. 87 (1929), 527–570
23. Berger, H.: Über das Elektrenkephalogramm des Menschen (7. Mitteilung). Arch. Psychiat. Nervenkr. 100 (1933), 201–320
24. Bernhard, I, W. Fix, A. Fuchs: Die Pfingstweide 1850–1966. Tettnang 2001
25. Bibel: Einheitsübersetzung. Numeri, 22. Kapitel. Kath. Bibelanstalt GmbH, Stuttgart 1980
26. Bibel: Nach der Übersetzung Martin Luthers. Deutsche Bibel-Gesellschaft, Stuttgart 1984

27. Bibl, V.: Erzherzog Karl Wien, Leipzig 1942
28. Binet-Sanglé, C.: L'épilepsie chez Gustave Flaubert. Chron. méd. 7 (1900), 641−650
29. Binswanger, O.: Die Epilepsie. Wien 1899
30. Bloch, M.: Die wundertätigen Könige. München 1998
31. Boenigk, H.-E., P. Fenner: Das Epilepsie-Zentrum Bethel. Ligarundbrief der Dt. Sekt. d. Intern. Liga geg. Epilepsie 83 (1985), 194−202
32. Bonnefis, Ph.: Flaubert − Aura epileptica. Magazine littéraire II (1988), 41−43
33. Borst, A.: Lebensformen im Mittelalter. Wien 1979
34. Bouchet, Cazauvieilh: De l'épilepsie considérée dans ses rapports avec l'aliénation mentale, recherches sur la nature et le siège de ces deux maladies, mémoire qui a remporté le prix au concours établi par Esquirol (2 septembre 1825). Arch. gén. Méd. 9 (1825), 510−542; 10 (1826), 5−50 [zit. nach 226]
35. Bravais, L. F.: Recherches sur les symptômes et le traitement de l'épilepsie hémiplegique. Paris 1827
36. Brazier, M. A.: The EEG in epilepsy, a historical note. Epilepsia [Amsterdam] 1 (1959/60), 328−336
37. Brunet, F.: Die spätantike und byzantinische Medizin. In: Sournia, J.-C., J. Poulet, M. Martiny (Hrsg.): Illustrierte Geschichte der Medizin, Bd. 2 Salzburg 1980
38. Burckhardt, C. J.: Richelieu. München 1984
39. Buschan, G.: Epilepsie in völkerkundlicher Betrachtung. Klein. Wschr. 15 (1936), 350−353
40. Calmeil, L. F.: De l'épilepsie, étudiée sous le rapport de son siège et de son influence sur la production de l'aliénation mentale. Méd. Diss. Paris 1824
41. Cao Yuan Fang: Zhu Bing Yuan Hou Lun. (A.D. 610). Beijing, China: Ren Min Wei Sheng Chu Ban She, 1955: 11−12, 241 [zit. nach 130]
42. Caton, R.: The electric currents of the brain (abstract). Br. Med. J. 2 (1875), 278
43. Celsus, A. C.: Über die Arzneiwissenschaft in acht Büchern, übers. und erkl. von Eduard Scheller, 2. Aufl. n. d. Textausg. von C.V. Daremberg neu durchges. von W. Frieboes. Braunschweig 1906, S. 156−158 [zit. nach 94]
44. Charcot, J. M.: Vorträge über Krankheiten des Nervensystems. Nach der Redaktion von Bourneville ins Dtsch. übertr. von B. Fetzer. Stuttgart 1874
45. Charcot, J. M.: Leçons du Mardi à la Salpêtrière. Paris 1887
46. Charcot, J. M.: Hysteria, mainly Hystero-Epilepsy. In: Arts, N. (ed.): Epilepsy through the ages. An anthology of classic writings on epilepsy. Alphen aan den Rijn 2001
47. Christe, O.: Erzherzog Carl von Österreich. Wien, Leipzig 1912
48. Conte Corti, E.: Vom Kind zum Kaiser. München 1950
49. Creutz, W.: Die Neurologie des 1.−7. Jahrhunderts n. Chr. Leipzig 1934
50. Dada, T. O.: The Social Problems of Epilepsy in Nigeria. Rehabilitation 67 (1968), 27−29
51. Dieckhöfer, K.: Die „Volksversammlungskrankheit" im alten Rom. Schweiz. Arch. f. Neurol., Neuroch. und Psychiat. 110 (1972), 317−329
52. Dieckhöfer, K.: Die Epilepsie im Zitat der römischen Schriftsteller Plautus, Seneca und Apuleius. Confin. psychiat. 15 (1972), 212−219
53. Diener, W.: Das älteste moderne Antiepileptikum: Kaliumbromid. Offenburg 1997
54. Du Camp, M.: Souvenirs littéraires 1884 [zit. nach 226]
55. Durant, W.: Kulturgeschichte der Menschheit, Bd. XVI: Die Renaissance. Lausanne 1935
56. Dürr, A.: Johann Sebastian Bach − Die Kantaten, 8. Aufl. Kassel, Basel, London, New York, Prag 2000
57. Ebbell, B.: Die ägyptischen Krankheitsnamen. Zeitschr. f. ägyptische Sprache und Altertumskunde 62 (1927), 13
58. Ebers, P.: Die ‚Epilepsie' von Charles Féré. Autorisierte Übersetzung von Dr. Paul Ebers. Leipzig 1896
59. Edelstein, L.: Der Hippokratische Eid. Zürich, Stuttgart 1969

60. Egli, M.: Von der psychiatrischen Betrachtungsweise zur Epileptologie: Rückblick auf die medizinische Entwicklung. In: 100 Jahre Schweizerische Epilepsieklinik in Zürich. Zürich 1986

61. Elferink, J. G. R.: Epilepsy and Its Treatment in the Ancient Cultures of America. Epilepsia 40 (1999), 1041−1046

62. Engelhardt, D. von, H. Schneble, P. Wolf (Hrsg.): ‚Das ist eine alte Krankheit' − Epilepsie in der Literatur. Stuttgart 2000

63. Fadiman, A.: Der Geist packt dich und du stürzt zu Boden. (Aus dem Amerikanischen übersetzt von L. v. Repport-Bismarck und Th. Rütten.) Berlin 2000

64. Falk, F.: Galens Lehre vom gesunden und kranken Nervensystem. Leipzig 1871 [zit. nach 121]

65. Fang Xian: Qi Xiao Liang Fang (1473). Beijing, China: Shang Wu Yin Shu Ju, 1959: 1663 [zit. nach 130]

66. Fant, K.: Alfred Nobel − A Biography. (Translated from the Swedish by Marianne Ruth.) New York 1993

67. Faust, P. P.: Aus der Geschichte des Priorats und der Epileptiker-Wallfahrt St. Valentin in Rufach. In: Kruse, R. (Hrsg.): Epilepsie 84, 198−209 Reinbek 1985

68. Feininger, B.: Hinfallend Gottes Wort verkünden? Die Epilepsie-Frage im Kontext des Alten Testaments. In: v. Engelhardt, D., H. Schneble, P. Wolf (Hrsg.): „Das ist eine alte Krankheit" − Epilepsie in der Literatur. Stuttgart 2000

69. Féré, Ch.: Les épilepsies et les épileptiques. Paris 1890

70. Ferrier, D.: The functions of the brain. London 1876

71. Fichtner, H.: Die Medizin im Avesta. Leipzig 1924

72. Fischgold, H., C. Dreyfus-Brisac: Das Elektroenzephalogramm. Übersetzt und bearbeitet von J. Kugler. Stuttgart 1968

73. Frank, G.: Dr. Th. Herpin's bewährte Heilmethode der Epilepsie. Quedlinburg, Leipzig 1854

74. Freund, A. A.: Traditionelle chinesische Medizin − Möglichkeiten und Grenzen in der Epilepsiebehandlung. einfälle 22 (2003), Nr. 86, 9−13

75. Friedlander, W. J.: The History of Modern Epilepsy. The Beginning, 1865−1914. Westport (Connecticut), London 2001

76. Fritsch, G. T., E. Hitzig: Über die elektrische Erregbarkeit des Großhirns. Arch. Anat. Physiol. [Lpz] (1870), 300−332

77. Fülöp-Miller, R., F. Eckstein (Hrsg.): Die Lebenserinnerungen der Gattin Dostojewskis. München 1925

78. Ganner, H.: Zur Geschichte der Epilepsie. Ber. nat.-med. Verein Innsbruck 72 (1985), 273−279

79. Gastaut, H.: La maladie du Vincent van Gogh envisagée à la lumière des conceptions nouvelles sur l'épilepsie psychomotrice. Ann. méd. psychol. 114 (1956), 196

80. Gastaut, H.: New Comments on the Epilepsy of Fjodor Dostojewsky. Epilepsia 25 (1984), 408−411

81. Gastaut, H.: Ein „genialer Epileptiker": Flaubert. Ligarundbrief der Dt. Sekt. d. Intern. Liga geg. Epilepsie 82 (1985), 118−120

82. Gélineau, A.: Les épileptiques célèbres. Chron. méd. 7 (1900), 545−557

83. Georges, K. E.. Lateinisch-Deutsches Wörterbuch, 7. Aufl. Leipzig 1879

84. Géoris, M.: Die Habsburger. (Aus der Reihe: ‚Die großen Dynastien Europas', herausgeg. unter der Leitung von Joël Schmidt) Lausanne 1968

85. Geyelin, H. R.: Fasting as a method for treating epilepsy. Med. Rec. 99 (1921), 1037−1039

86. Girard, P.: Geschichte der Neurologie. In: Sournia, J.-C., J. Poulet, M. Martiny (Hrsg.): Illustrierte Geschichte der Medizin, Bd. 3 Salzburg 1981

87. Gowers, W. R.: Das Grenzgebiet der Epilepsie. Neuausgabe der Deutschen Übersetzung von „The Border-Land of Epilepsy" (1907) mit einer Einführung von N. Arts und G. Krämer. Nijmegen 2000

88. Gowers, W. R.: Epilepsy and other chronic convulsive Diseases: Their Causes, Symptoms and Treatment. London 1881
89. Grensemann, H.: Die hippokratische Schrift „Über die heilige Krankheit", hrsg., übers. und erl. von Hermann Grensemann. Berlin 1968
90. Hammurabi: Die Gesetze Hammurabis, Königs von Babylon, um 2250 v. Chr., das älteste Gesetzbuch der Welt, übersetzt von Dr. Hugo Winckler, 2. Aufl. Leipzig 1903
91. Hauptmann, A.: Luminal bei Epilepsie. Münch. Med. Wschr. 59 (1912), 1907–1909
92. Heigel, J., T. Falkenstein, O. Wiffler et al. (Hrsg.): 1000 Jahre Kiedrich im Rheingau. Mainz 1979
93. Heinsius, M.: 70 Jahre Korker Anstalten 1892–1962. Kehl 1962
94. Heintel, H.: Quellen zur Geschichte der Epilepsie. Bern, Stuttgart, Wien 1975
95. Heintel, H.: Hermann Andreas Reimer und seine 1855 eröffnete „Heilanstalt für Epileptische" in Görlitz. Medizinhistorisches Journal 17 (1982), Heft 1/2, 157
96. Herm, G.: Glanz und Niedergang des Hauses Habsburg, 4. Aufl. Düsseldorf, Wien, New York 1992
97. Herpin, Th.: Du pronostic et du traitement curatif de l'épilepsie. Paris 1852
98. Herpin, Th.: Des Accès Incomplets de l'épilepsie. Paris 1867
99. Hoffmann, F.: Opera omnia physico-medica, 6 vols. Geneva 1748–60
100. Höfler, M.: Deutsches Krankheitsnamen-Buch. München 1899
101. Hovorka, O. von, A. Kronfeld: Vergleichende Volksmedizin. Stuttgart 1909
102. Immermann, K.: Grabbe. Erzählung, Charakteristik, Briefe. In: v. Franck, G.: (Hrsg.): Taschenbuch dramatischer Originalien, 2. Jg. Leipzig 1838 [zit. nach 123]
103. Ireland, W. W.: Herrschermacht und Geisteskrankheit. Stuttgart 1887
104. Jackson, J. H.: A study of convulsions. Trans. St. Andrew's med. Grad. Ass. 3 (1870), 162–204
105. Jackson, J. H.: On the anatomical, physiological, and pathological investigation of epilepsies. West Riding Lunatic Asylum Reports 3 (1873), 315
106. Jackson, J. H.: Eine Studie über Krämpfe. Übersetzt und eingeleitet von Otto Sittig (1925). Mit einer Einführung von N. Arts, C. Jagella und G. Krämer. Nijmegen 2001
107. Janz, D.: Leitbilder der Epilepsie bei Hippokrates und Paracelsus. Jb. Psychiat. Psychother. med. Anthropol. 14 (1966), 2–16
108. Jasper, H. H.: Electro-Encephalography in Epilepsy. In: Hoch, P. H., R. P. Knight (eds): Epilepsy – Psychiatric Aspects of Convulsive Disorders. New York 1947
109. Jayne, W. A.: The Healing Gods of Ancient Civilisations. New Haven 1929
110. Jilek, W., L. Jilek-Aall: Die soziale Stellung des Epileptikers. Eine trans-kulturelle Studie. In: Pfeiffer, W. M., W. Schoene (Hrsg.): Psychopathologie im Kulturvergleich. Stuttgart 1980
111. Jung, R.: Electroencephalographische Befunde bei der Epilepsie und ihren Grenzgebieten. Arch. Psychiat. Nervenkr. 109 (1939), 335–338
112. Jung, R.: Neurophysiologische Untersuchungsmethoden II: Das Electroencephalogramm. In: Handbuch der Inneren Medizin, Bd. V, Teil 1. Berlin, Göttingen, Heidelberg 1953
113. Jung, R.: Hans Berger und die Entdeckung des EEG nach seinen Tagebüchern und Protokollen. Jenaer EEG-Symposium „30 Jahre Electroencephalographie", 17.–19. Oktober 1959
114. Kanner, L.: The Names of the Falling Sickness. An Introduction to the Study of the Folklore and Cultural History of Epilepsy. Hum. Biol. 2 (1930), 109–127
115. Kanngiesser, F.: War Napoleon Epileptiker? Prager Med. Wschr. 38 (1913), 451–453
116. Kanngiesser, F.: Die Pathographie der Julisch-Claudischen Dynastie. Arch. Psychiatr. 53 (1914), 83–101
117. Karbowski, K.: Die Sternstunden der Epileptologie. Schweiz. Rundschau Med. (PRAXIS) 83 (1994), 477–482
118. Karbowski, K.: Meilensteine in der Geschichte der Epileptologie. In: Fröscher, W., F. Vassella (Hrsg.): Die Epilepsien – Grundlagen, Klinik, Behandlung. Berlin, New York 1994

119. Kinnier Wilson, J. V., E. H. Reynolds: Translation and Analysis of a Cuneiform Text Forming Part of a Babylonian Treatise on Epilepsy. Medical History, 34 (1990), 185–198

120. Kircheisen, F. M.: war Napoleon Epileptiker? Dtsch. Med. Wschr. 56 (1930), 1057–1058

121. Knoll, H.: Beitrag zur Geschichte der Epilepsie. Med. Diss. München 1954

122. Kohlhaas, E.: Er durchzechte die Nächte. FAZ: 26. April 2003

123. Kopitz, K. M.: Der Düsseldorfer Komponist Norbert Burgmüller: ein Leben zwischen Beethoven – Spohr – Mendelssohn. Kleve 1998

124. Kowalewska, S.: Jugenderinnerungen. Berlin 1897 [zit. nach 235]

125. Koževnikov, A. J.: Eine besondere Form der kortikalen Epilepsie. Herausgeg. von H. Heintel und H. Müller-Dietz. Hamburg 1974

126. Krause, F., H. Schum: Die epileptischen Erkrankungen, ihre anatomischen und physiologischen Unterlagen sowie ihre chirurgische Behandlung, 1. und 2. Hälfte. In: Krause, F. (Hrsg.): Die spezielle Chirurgie der Gehirnkrankheiten. Stuttgart 1931 und 1932

127. Kühn, C. G. (Hrsg.): Claudii Galeni opera omnia, Bd. VIII. Leipzig 1824 [deutsche Übers. zit. nach 94]

128. Kußmaul, A., A. Tenner: Untersuchungen über Ursprung und Wesen der fallsüchtigen Zuckungen bei der Verblutung sowie der Fallsucht überhaupt. Frankfurt 1857

129. La Varende, J. de: Flaubert. Hamburg 1958

130. Lai, C.-W., Y.-H. C. Lai: History of Epilepsy in Chinese Traditional Medicine. Epilepsia 32 (1991), 299–302

131. Lange-Eichbaum, W., W. Kurth: Genie, Irrsinn und Ruhm, 7. Aufl., Bd. 8 München 1992

132. Lebe, R.: War Karl der Kahle wirklich kahl? Wiesbaden 1981

133. Leca, A.-P.: Die Medizin im Alten Ägypten. In: Sournia, J.-C., J. Poulet, M. Martiny (Hrsg.): Illustrierte Geschichte der Medizin, Bd. 1 Salzburg 1980

134. Lennox, W. G.: Epilepsy and Related Disorders. Boston 1960

135. Lessiak, P.: Gicht – ein Beitrag zur Kunde deutscher Krankheitsnamen. Zeitschr. f. Deutsches Altertum und Deutsche Literatur 53 (1912), 101

136. Lexer, M.: Mittelhochdeutsches Taschenwörterbuch, 29. Aufl. Stuttgart 1959

137. Lombroso, C.: Der Verbrecher in anthropologischer, ärztlicher und iuristischer Beziehung. Hamburg 1887

138. Lombroso, C.: Entartung und Genie – Neue Studien. In: Kurella, H. (Hrsg.): Entartung und Genie. Leipzig 1894

139. Lombroso, C.: Die Epilepsie Napoleon I. Deutsche Revue 23 (1898), 60–73

140. Lyons, A. S., R. J. Petrucelli: Die Geschichte der Medizin im Spiegel der Kunst. Köln 1980

141. Maisonneuve, J. G. F.: Recherches et observations sur l'épilepsie, présentées à l'école de médecine de Paris, 1803

142. Malpighi, M.: Consultationum medicinalium centuria prima, quam in gratiam clinicorum evulgat Hieronymus Gaspari. Padua 1713 [zit. nach 10]

143. Manyam, B. V.: Epilepsy in Ancient India. Epilepsia 33 (1992), 473–475

144. Martin, A.: Warum galten Epilepsie und Geisteskrankheit (Frenesis) als ansteckend? Dtsch. Z. Nervenheilk. 30 (1906), 462–492

145. Matthes, A.: Vincent van Gogh: Leben und Leiden eines genialen Epilepsiekranken. Vortragsmanuskript 23. Mai 1987, Kehl-Kork

146. Matthes, A.: Sich und andern fremd. Zeit-Magazin 25 (1990), 32–39

147. Matthes, A., H. Schneble: Epilepsien – Diagnostik und Therapie für Klinik und Praxis, 6. Aufl. Stuttgart 1999

148. Mazars, G.: Die altiranische Medizin. In: Sournia, J.-C., J. Poulet, M. Martiny (Hrsg.): Illustrierte Geschichte der Medizin, Bd. 1 Salzburg 1980

149. Mazars, G.: Die Medizin in den Weden. In: Sournia, J.-C., J. Poulet, M. Martiny (Hrsg.): Illustrierte Geschichte der Medizin, Bd. 1 Salzburg 1980

150. Médioni, G.: Die griechische Medizin nach Hippokrates. In: Sournia, J.-C., J. Poulet, M. Martiny (Hrsg.): Illustrierte Geschichte der Medizin, Bd. 1 Salzburg 1980
151. Meier, P.: Paracelsus − Arzt und Prophet, 2. Aufl. Zürich 1993
152. Meier-Graefe, J.: Vincent. München 1925
153. Merritt, H. H.: Historical Review of the Pharmacological Approach to the Treatment of Epilepsy. In: Hoch, P. H., R. P. Knight (eds): Epilepsy − Psychiatric Aspects of Convulsive Disorders. New York 1947
154. Merritt, H. H., T. J. Putnam: Sodium diphenyl hydantoinate in the treatment of convulsive disorders. J. Amer. med. Ass. 111 (1938), 1068−1073
155. Mettlinger, B.: Ein regiment der jungen kinder. Wie man sy halten und erziechen sol von irer gepurt biß sy zu iren tagen kōmen. Augsburg 1497
156. Möller, T.: Geschichte der Epilepsie IV. Einfälle 20 (2001), Nr. 77, 17−23
157. Most, G. F.: Die Heilung der Epilepsie durch ein neues, grosses kräftiges und wohlfeiles Heilmittel, mit zahlreichen Beispielen belegt. Hannover 1822
158. Nietzsche, F.: Mogenröte − Gedanken über moralische Vorurteile. 2. Aufl. Leipzig 1887 (Nachdruck Augsburg 1985)
159. Norddeutscher Rundfunk: Der rheinische Schubert − Norbert Burgmüller zum 190. Geburtstag. Manuskript einer mehrteiligen Sendereihe, Februar 2000
160. Nörenberg, H.-W.: Das Göttliche und die Natur in der Schrift über die Heilige Krankheit. Inaug. Diss. Frankfurt/M 1968
161. Norvin, D.: Histoire de Napoléon. Paris 1838
162. Nothnagel, H.: Die Entstehung allgemeiner Convulsionen vom Pons und von der Medulla oblongata aus. Virchow's Arch. 44 (1868), 1−12
163. Nothnagel, H.: Epilepsie und Eklampsie. Vertigo. In: Eulenburg, A., H. Nothnagel, J. Bauer, H. v. Ziemssen und F. Jolly (Hrsg.): Handbuch der Krankheiten des Nervensystems II. Zweite Hälfte. 2. Aufl. Leipzig 1877
164. Obersteiner, H.: Über den status epilepticus. Wien. med. Wschr. 23 (1873), 544
165. Oesterle, H. J.: Die sogenannte Kopfoperation Karls III. 887. Arch. f. Kulturgesch. 61 (1979), 445−451
166. Osiander, J. F.: Volksarzneymittel und einfache, nicht pharmazeutische Heilmittel gegen Krankheiten des Menschen. Göttingen 1826
167. Padan, J.: Erstlinge der pädiatrischen Literatur. der kinderarzt 14 (1983), 1095−1098
168. Peiper, A.: Quellen zur Geschichte der Kinderheilkunde. Bern 1966
169. Penfield, W.: Surgery in the Treatment of Epilepsy. Obst. 58 (1934), 1041
170. Penfield, W., H. Jasper: Epilepsy and the Functional Anatomy of the Human Brain. Boston 1954
171. Pfeiffer, F.: Berthold von Regensburg. Vollständige Ausgabe seiner Predigten, 1. Bd. Wien 1862 [zit. nach 144]
172. Pictet, A.: Die alten Krankheitsnamen bei den Indogermanen. Zeitschrift für vergleichende Sprachforschung auf dem Gebiete des Deutschen, Griechischen und Lateinischen, herausgeg. von A. Kuhn. 5 (1856), 321−354
173. Pien Ch'io (translated and annotated by Unschuld PU). Nan-Ching. The Classic of Difficult Issues. Los Angeles: University of California Press, 1986: 527 [zit. nach 130]
174. Pies, N. J.: Biographisches und Bibliographisches aus der Geschichte der Epilepsie. München 1990
175. Pies, N. J.: C. W. Beardsmore: West & West syndrome − A historical sketch about the eponymous doctor, his work and his family. Brain & Development 25 (2003), 84−101
176. Plutarch: Römische Heldenleben, 5. Aufl. Stuttgart 1986
177. Pollak, K.: Die Heilkunde der Antike. Düsseldorf 1969
178. Preuss, J.: Biblisch-talmudische Medizin. Beiträge zur Geschichte der Heilkunde und der Kultur überhaupt. Berlin 1911
179. Reynolds, J. R.: Epilepsy: Its Symptoms, Treatment, and Relation to other Chronic Convulsive Diseases. London 1861

180. Reynolds, J. R.: Epilepsie – ihre Symptome, Behandlung und ihre Beziehung zu anderen chronisch-convulsiven Krankheiten. Übers. u. herausgeg. v. H. Beigel. Erlangen 1865
181. Rhazes: Continens. Venice 1509
182. Richet, Ch., E. Toulouse: Effects d'une Alimentation pauvre enchlorures sur le traitement de l'Epilepsie par le Bromure de Sodium. Comptes rendus d'Académie des Sciences 850. Paris 1899
183. Ritter, G.: Bemerkungen zur Sozialgeschichte der Epilepsie. Nervenarzt 46 (1975), 513–518
184. Rosen von Rosenstein, N.: Anweisung zur Kenntnis und Cur der Kinderkrankheiten. (Aus dem Schwedischen übersetzt von J. A. Murray.) Göttingen 1774
185. Rosenstein, S.: Über den Aberglauben und Mysticismus in der Medizin. Berlin 1866
186. Schiffer, S.: 1. Beiheft zur Orientalistischen Literaturzeitung, I, Berlin 1907, 38 [zit. nach 7]
187. Schipperges, H.: Jan Baptist van Helmont. In: v. Engelhardt, D., F. Hartmann (Hrsg.): Klassiker der Medizin I. München 1991
188. Schmidt, L.: Epilepsie als literarisches Motiv – Caesar bei Plutarch, Shakespeare und Wilder. Epilepsieblätter 4 (1991), 8–15
189. Schmitt, W.: Paracelsus – Werk und Wirkung. Sonderdruck aus Folge 13 der Salzburger Beiträge zur Paracelsusforschung. Wien 1975
190. Schneble, H.: Eine Krankheit ändert ihr Gesicht. Z. Allg. Med. 60 (1984), 631–639
191. Schneble, H.: Das Epilepsiezentrum Kork. Ligarundbrief der Dt. Sekt. d. Intern. Liga geg. Epilepsie 83 (1985), 202–209
192. Schneble, H.: Von der ‚Heiligen Krankheit‘ bis zum ‚Fallenden Siechtag‘ – Epileptologische Schriften und ihre Autoren aus Antike und Mittelalter. Reinbek 1987
193. Schneble, H.: Krankheit der ungezählten Namen – ein Beitrag zur Sozial-, Kultur- und Medizingeschichte der Epilepsie anhand ihrer Benennungen vom Altertum bis zur Gegenwart. Bern, Stuttgart, Toronto 1987
194. Schneble, H.: Antiepileptische Bromtherapie einst und jetzt. Nervenarzt 64 (1993), 730–735
195. Schneble, H.: Epilepsie im Alten Testament aus medizinischer Sicht. Epilepsieblätter 9 (1996), 21–24
196. Schneble, H.: Deutsches Epilepsiemuseum Kork. Epilepsieblätter 13 (2000), 60
197. Schneble, H.: Das epilepsiekranke Kind in der Literatur. In: v. Engelhardt, D., H. Schneble, P. Wolf (Hrsg.): „Das ist eine alte Krankheit" – Epilepsie in der Literatur. Stuttgart 2000
198. Schneble, H.: Epilepsie und Prophetie in der Literatur. In: v. Engelhardt, D., H. Schneble, P. Wolf (Hrsg.): „Das ist eine alte Krankheit" – Epilepsie in der Literatur. Stuttgart 2000
199. Schneble, H.: Beitrag „Epilepsie" In: Lexikon für Theologie und Kirche, 3. Aufl. Freiburg, Basel, Rom, Wien 2001
200. Schneider, R.: Dostojewski: „Der Idiot". Aus: Pfeiler im Strom. Wiebaden 1958
201. Schönfelder, Ph. J.: Kurtzer doch außführlicher Tractat von der Kinderwehe, Fraiß und Hinfallen der Jünglingen, Knaben, Mägdelein und Weibspersohnen. Allen Frommen gethreuen Wehe-Müttern und Seüg Ahmen zu sondern Trost, mit Fleiß auß vilen bewehrten Authoribus, auch vilfältiger hin und wider selbst aigner Experiens zusammengetragen und verfertiget. Ingolstatt 1675
202. Schott, H.: Die Epilepsie im Werk des Paracelsus. Vortrag anlässlich des 5. Colloquiums „Epilepsie in der erzählenden Literatur" am 22. Aug. 1997 in Lübeck (Vortragsmanuskript).
203. Schwager, H.-J.: Wohin mit den Epileptikern? Eine soziale Frage im Zeitalter der Industrialisierung. Epilepsieblätter 5 (1992), 44–48
204. Segaloff, T.: Die Krankheit Dostojewskys. München 1907
205. Ségur-Cabanac, V.: Kaiser Ferdinand I. (V.) der Gütige in Prag Brünn 1913

206. Seidler, E.: Kindliche Anfallsleiden in der pädiatrischen Literatur des 18. Jahrhunderts. Monatsschr. Kinderheikd. 112 (1964), 393–398
207. Seidler, E.: Traditionelle Elemente der Epileptikerfürsorge: Das Modell Kork. Ärzteblatt Baden-Württemberg 3 (1978), 183–191
208. Shakespeare, W.: Sämtliche Dramen. München 1967
209. Sharma, P. V.: Charaka-Samhita text with English translation. Vols. I and II. Varanasi: Chaukhambha Orientalia, 1981
210. Shen Jin Ao: Shen Shi Zun Sheng Shu (1773). Hubei, China: Hubei Quon Wen Shu Ju, 1874: 4 [zit. nach 130]
211. Sieveking, E. H.: Analysis of fifty-two cases of epilepsy observed by the author. Lancet 1 (1857), 527–528
212. Sigerist, H. E.: Große Ärzte. Eine Geschichte der Heilkunde in Lebensbildern. München 1932
213. Souques, A.: Les Connaissances neurologiques de Galien. Rev. neurol., I, Nr. 3, 1938, 297–340 [zit. nach 86]
214. Sournia, J.-C.: Die arabische Medizin. In: Sournia, J.-C., J. Poulet, M. Martiny (Hrsg.): Illustrierte Geschichte der Medizin, Bd. 2 Salzburg 1980
215. Stadler, H.: Päpste und Konzilien (Hermes Handlexikon). Düsseldorf 1983
216. Sticker, G.: Hiera Nousos. Quellen und Studien zur Geschichte der Naturwissenschaften und der Medizin 3 [Heft 4] (1933), 347–358
217. Storch, T.: Ann. med. History N. S. 2 (1930) [zit. nach 19]
218. Stritter, P.: Die Heilerziehungs- und Pflegeanstalten für schwachbefähigte Kinder, Idioten und Epileptiker in Deutschland und den übrigen europäischen Staaten. Hamburg 1902
219. Strümpell, A. von: Behandlung der allgemeinen Neurosen. In: v. Penzoldt, F., R. Stintzing (Hrsg.): Handbuch der Therapie innerer Krankheiten, 2. Aufl., 5. Band. Jena 1898
220. Sudhoff, K.: Die Krankheiten bennu und ṣibtu der babylonisch-assyrischen Rechtsurkunden. Sudhoffs Arch. Gesch. Med. 4 (1911), 353
221. Sudhoff, K.: Ein spätmittelalterliches Epileptikerheim zu Rufach im Oberelsaß. Arch. f. Gesch. d. Med. 6 (1913), 449–455
222. Sudhoff, K.: Theophrastus von Hohenheim gen Paracelsus: medizinische, naturwissenschaftliche und philosophische Schriften. München 1924
223. Sueton: Cäsarenleben Stuttgart 1986
224. Sun Si Miao: Qian Jin Yao Fang. (A.D. 652). Beijing, China: Lin Shui Wen Ming Shu Ju, 1944: 312 [zit. nach 130]
225. Sylvius (Franziscus) Deleboe: Opera medica. Geneva 1693
226. Temkin, O.: The Falling Sickness. A history of Epilepsy from the Greeks to the Beginning of Modern Neurology. Sec. Ed. Baltimore and London 1971
227. Theophrastus: The Characters of Theophrastus, ed. and transl. by J.M. Edmonds. Loeb 1929 [zit. nach 226]
228. Thorwald, J.: Im zerbrechlichen Haus der Seele. München 1986
229. Tissot, S. A.: Abhandlung von der Epilepsie oder fallenden Sucht. Berlin 1771
230. Trousseau, A.: Clinique Médical de l'Hôtel-Dieu de Paris, t. II. Paris 1862
231. Vanzan, A., F. Paladin: Epilepsy and Persian Culture: An Overview. Epilepsia 33 (1992), 1057–1064
232. Veith, I.: The yellow emperor's classics of internal medicine. Los Angeles: Cambridge University Press, 1966 [zit. nach 130]
233. Vié, J., H. Baruk: Geschichte der Psychiatrie. In: Sournia, J.-C., J. Poulet, M. Martiny (Hrsg.): Illustrierte Geschichte der Medizin, Bd. 6 Salzburg 1982
234. Villey, R.: Die Medizin in Rom: Galen. In: Sournia, J.-C., J. Poulet, M. Martiny (Hrsg.): Illustrierte Geschichte der Medizin, Bd. 2 Salzburg 1980
235. Vogel, P.: Von der Selbstwahrnehmung der Epilepsie – Der Fall Dostojewskij. Jb. Psychiat. Psychother. med. Anthropol. 14 (1966), 30–37
236. Vorberg, G.: Zusammenbruch II – Heinrich Leuthold, Alfred Rethel, Vincent van Gogh. München 1923

237. Voskuil, P. H. A.: The Epilepsy of Fyodor Mikhailovitch Dostojewsky (1821–1881). Epilepsia 24 (1983), 658–667

238. Walker, A. E.: The Current Status of Epilepsy in Some Developing Countries. Epilepsia 13 (1972), 99–106

239. Wandruszka, A.: Das Haus Habsburg. Wien 1978

240. Wang Ken Tang: Zheng Zhi Zhun Sheng (1589). Shanghai, China: Shanghai Wie Sheng Chu Ban She, 1957: 303 [zit. nach 130]

241. Wedel, W.: De morbo insputato. Jena 1687

242. Weisser, U.: Hippokrates, Galen. In: v. Engelhardt, D., F. Hartmann (Hrsg.): Klassiker der Medizin I. München 1991

243. Wenger, O.: Geschichte der Epilepsie. Ein Rückblick auf vier Jahrtausende. Mschr. Psychiat. Neurol. 106 (1942), Nr. 2–4, Separatum

244. Wieczorek, V.: In memoriam Hans Berger (1873–1941). Nervenarzt 62 (1991), 457–459

245. Wieser, H.-G., K. Karbowski: Geschichte der Schweizerischen und Internationalen Liga gegen Epilepsie. In: Krämer, G., H.-G. Wieser (Hrsg.): Epilepsie-Bericht Schweiz 2002. Bad Honnef 2002

246. Wieser, H. G., M. G. Yasargil:Selective amygdalohippocampectomy as a surgical treatment of mesiobasal limbic epilepsy. Surg. Neurol. 17 (1982), 445–457

247. Wilder, R.M.: The effect of Ketonemia on the course of epilepsy. Mayo Clin. Proc. 2 (1921), 307–308

248. Wilks, S.: Bromide and iodide of potassium in epilepsy. Med. Tms. Gaz. [London] (1861,2), 635

249. Willis, Th.: Opera omnia. Amsterdam 1682

250. Wohlers, M.: Heilige Krankheit – Epilepsie in antiker Medizin, Astrologie und Religion. (Nr. 57 der Reihe ‚Marburger Theologische Studien'.) Marburg 1999

251. Wong, M.: Die altchinesische Medizin. In: Sournia, J.-C., J. Poulet, M. Martiny (Hrsg.): Illustrierte Geschichte der Medizin, Bd. 1 Salzburg 1980

252. Würth, H.: Pers. Mitteilung 1990

253. Yang Meng Lan: Bai Bing Zhong Yi Zi Wo Liao Yang Quon Shu: Dian Xian. Beijing, China: Ren Min Wei Sheng Chu Ban She, 1983: 29–30 [zit. nach 130]

254. Zaragoza, J. R.: Die Medizin in Mesopotamien. In: Sournia, J.-C., J. Poulet, M. Martiny (Hrsg.): Illustrierte Geschichte der Medizin, Bd. 1 Salzburg 1980

255. Zauzich, K.-Th.: Hieroglyphen ohne Geheimnis. Mainz 1980

256. Zeissberg, H. von: Erzherzog Carl von Oesterreich. Wien, Leipzig 1895

257. Zellweger, H.: Blitz-, Nick- und Salaam-Krämpfe (Grußkrämpfe). In: Krämpfe im Kindesalter. Helv. paediat. Acta, Suppl. V (1948), 141

258. Zurcher, B.: Vincent van Gogh: Leben und Werk. München 1985

259. Zweig, St.: „Dostojewski". Aus: Drei Meister Frankfurt 1951

Register

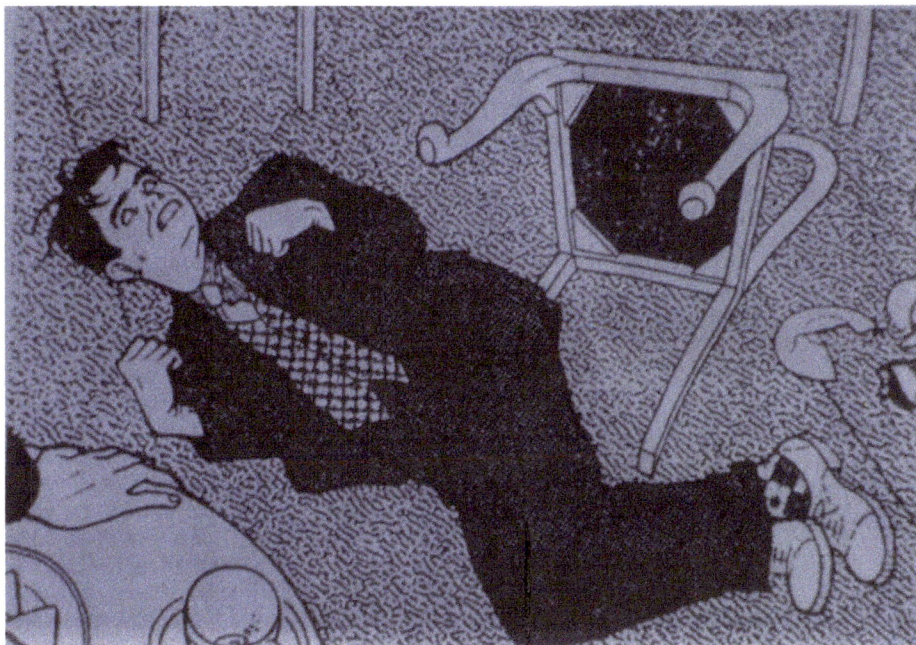

Abbildung 1: „Der Anfall im Restaurant" (Anonym; „Die Zeit", Nr. 39, September 1993)

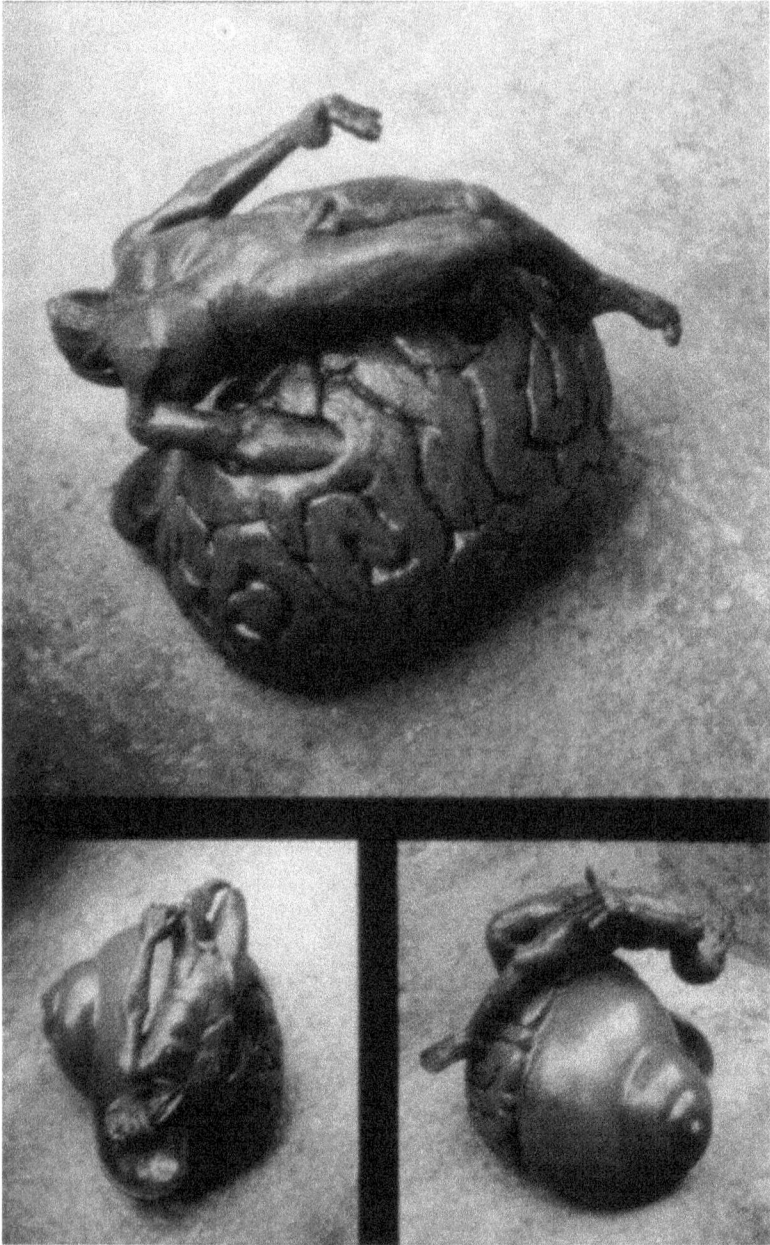

Abbildung 2: „Fallsucht" − medizinische und soziale Aspekte der Krankheit Epilepsie (Keramik von Bodo Wentz, 1983, Deutsches Epilepsiemuseum Kork)

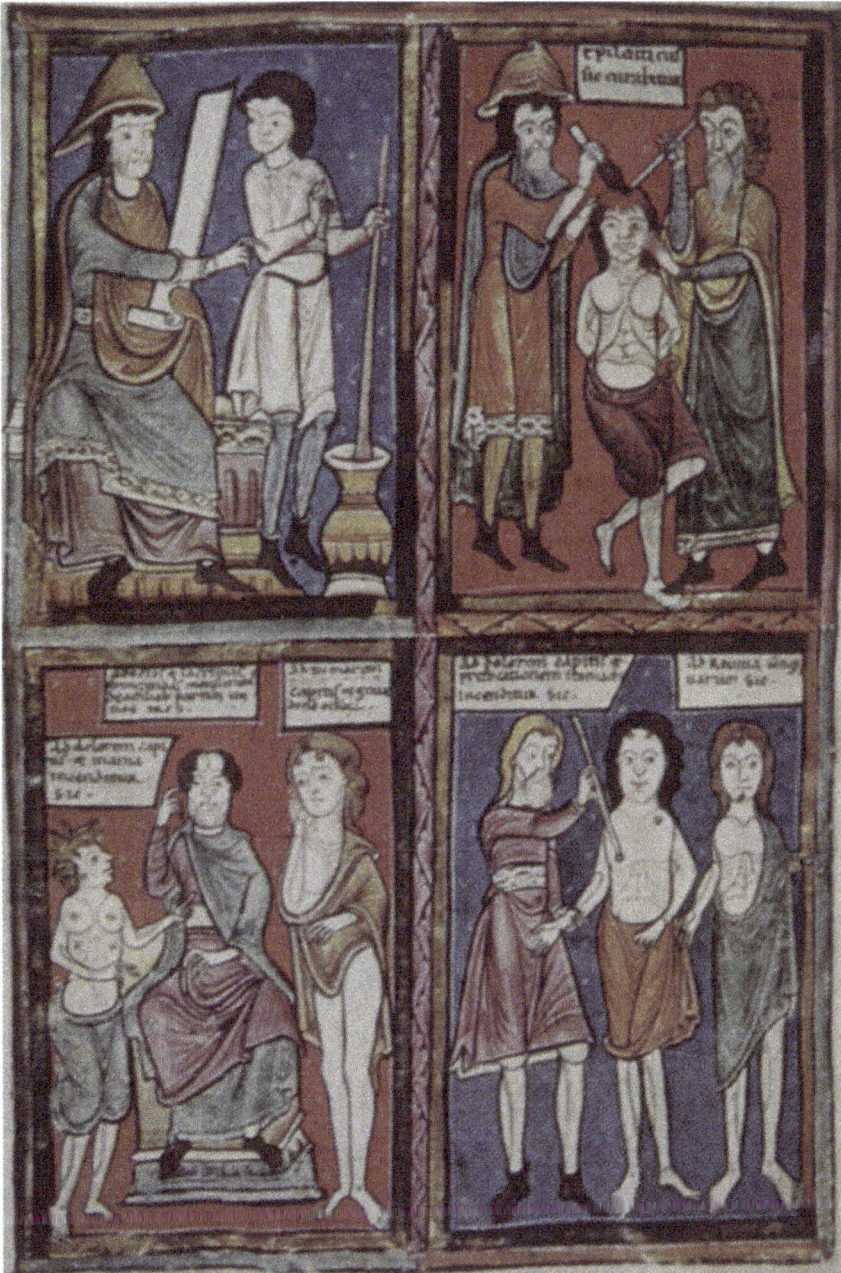

Abbildung 3: „Sic epilepticus curabitur" — So wird der Epileptiker geheilt werden — Kauterisation und Trepanation als Epilepsiebehandlung (Medizinische Sammelhandschrift, Ende des 12. Jahrhunderts, London, Britisches Museum; aus: Geschichte der medizinischen Abbildung, Heinz Moos Verlag München, Bd. I München 1967, S. 41)

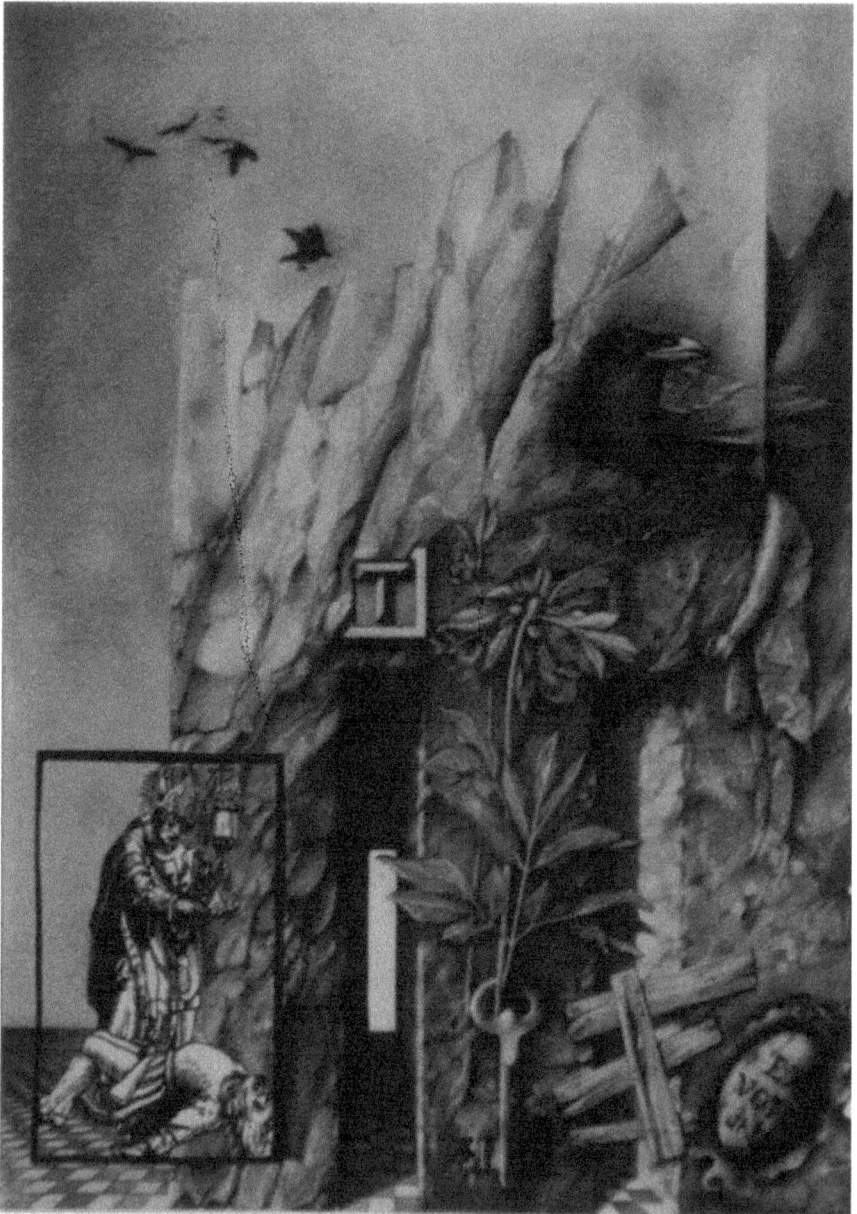

Abbildung 4: „Die Symbolwelt der Epilepsie", Zeichnung von Karlheinz Geier (1982, Epilepsie im Bild, Wehr 1985/86, S.117)

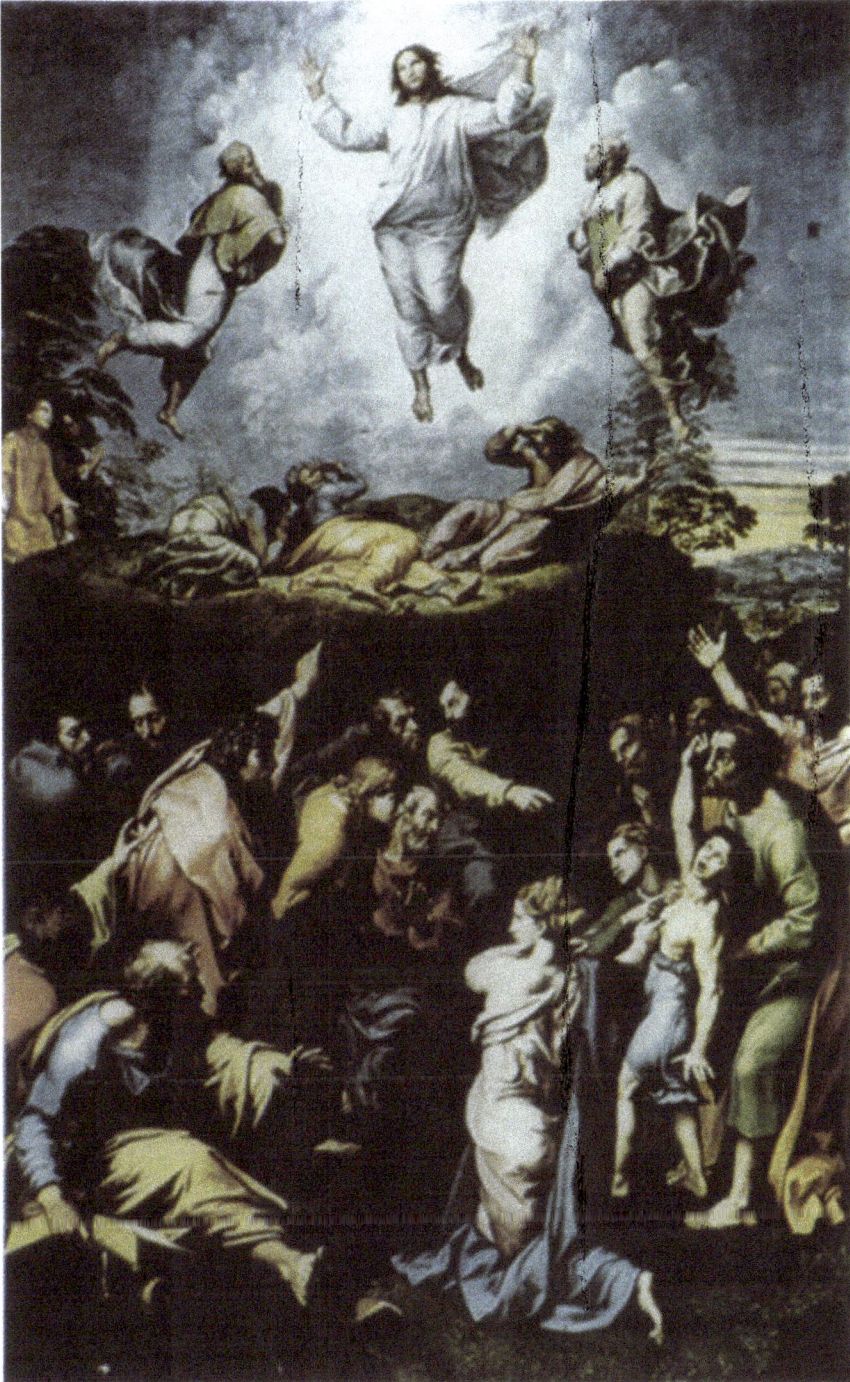

Abbildung 5: „Transfiguration" – die Verklärung Christie (obere Bildhälfte) und die Heilung des „mondsüchtigen" (epilepsiekranken) Knaben (untere Bildhälfte). (Letztes Gemälde von Raffael, 1519/20, Rom, Vatikanische Museen).

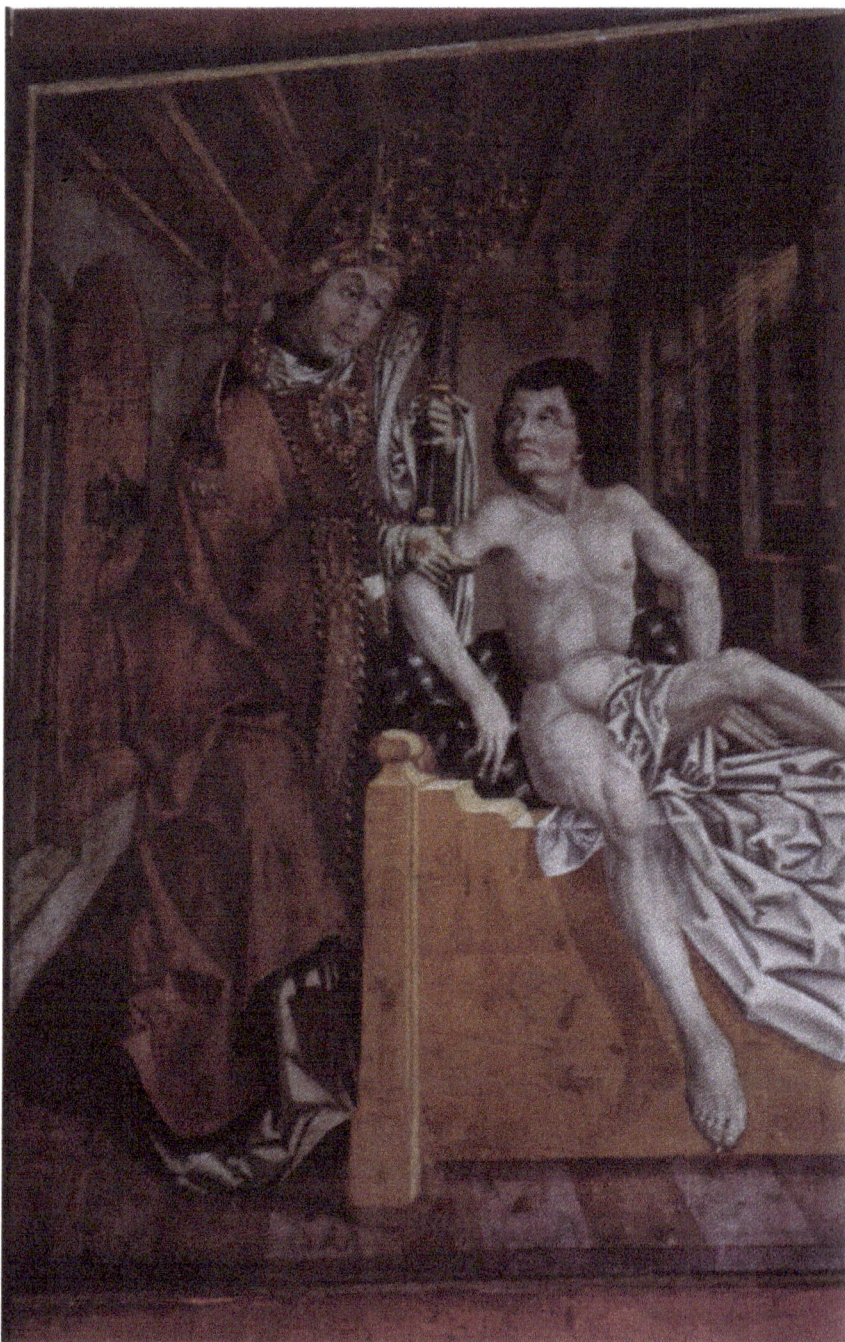

Abbildung 6: „Bischof Valentin heilt epilepsiekranken Jungen" (Altarbild aus der Filialkirche St. Valentin in Villnöss, Südtirol, um 1500)

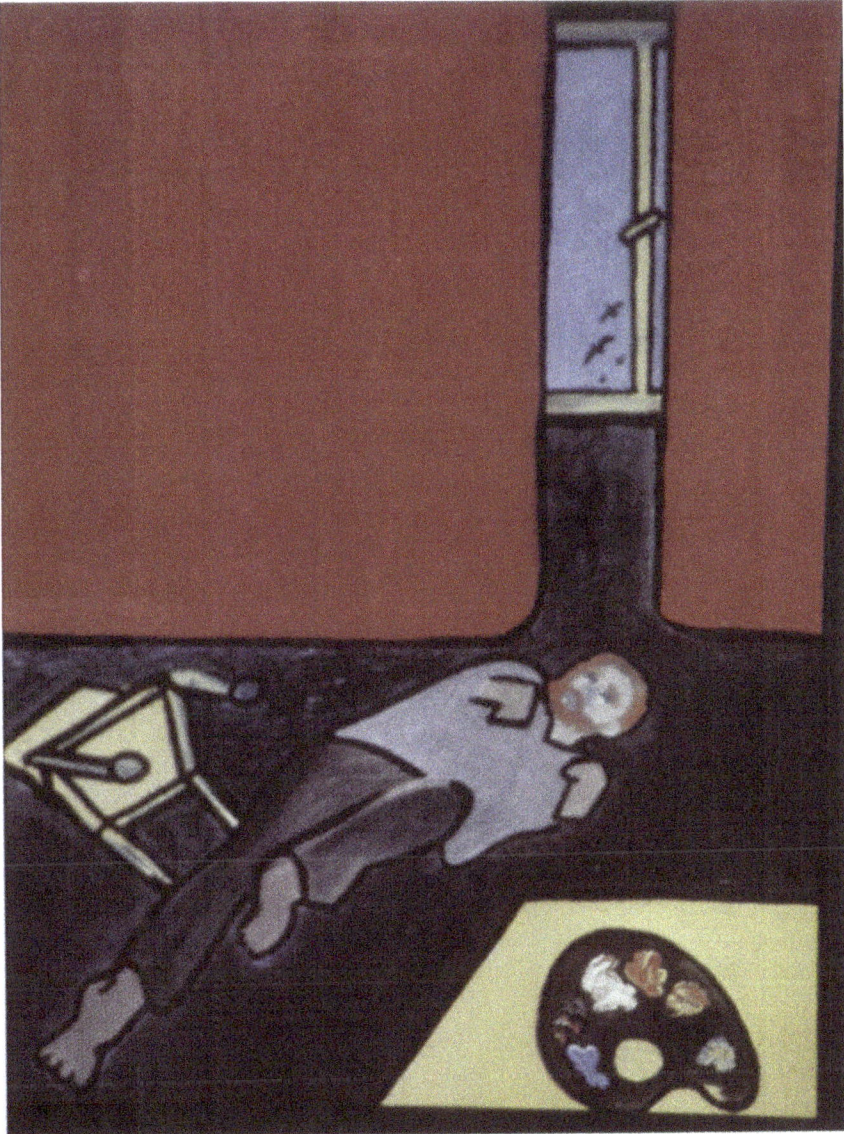

Abbildung 7: „Der rote Vorhang oder Hommage à Vincent (Selbstbetroffener Anonymus, um 1965, Deutsches Epilepsiemuseum Kork)

www.ingramcontent.com/pod-product-compliance
Lightning Source LLC
Chambersburg PA
CBHW062013210326
41458CB00075B/5380